TRIAS EXPERTEN WISSEN

Löh

# COPD

## Liebe Leserin, lieber Leser,

wenn es um die eigene Gesundheit geht, darf man nichts dem Zufall überlassen. »Für eine bessere Medizin und mehr Gesundheit im Leben«: So lautet das Qualitätsversprechen der Marke Thieme. Ärztlich Tätige, Pflegekräfte, Physiotherapeutinnen und -therapeuten oder Hebammen – sie alle verlassen sich darauf, dass sie von Thieme, dem führenden Anbieter von medizinischen Fachinformationen und Services, die entscheidenden Informationen zur richtigen Zeit am richtigen Ort bekommen. So können sie die Menschen, die sich ihnen anvertrauen, bestmöglich unterstützen. Auch Sie können sich auf die TRIAS Ratgeber mit dem Thieme Qualitätssiegel verlassen! Diese Informationsangebote helfen Ihnen dabei, die richtigen Entscheidungen zu treffen, wenn es um Ihre Gesundheit geht, selbst daran mitzuwirken, gesund zu werden, sich gesund zu erhalten oder das Fortschreiten einer Erkrankung zu vermeiden. Mit einem TRIAS Titel aus dem Hause Thieme überlassen Sie Ihre Gesundheit nicht dem Zufall!

Ihr TRIAS Team

TRIAS EXPERTEN WISSEN

Dr. med. Benjamin Löh

# COPD

Die beste Therapie finden. Neue Medikamente, Atemtechniken, Entspannung, Ernährung

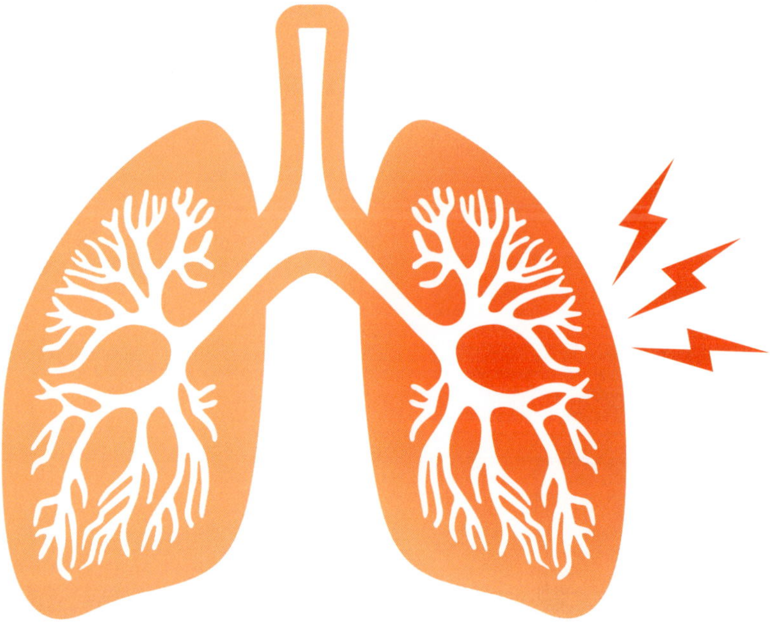

TRIAS

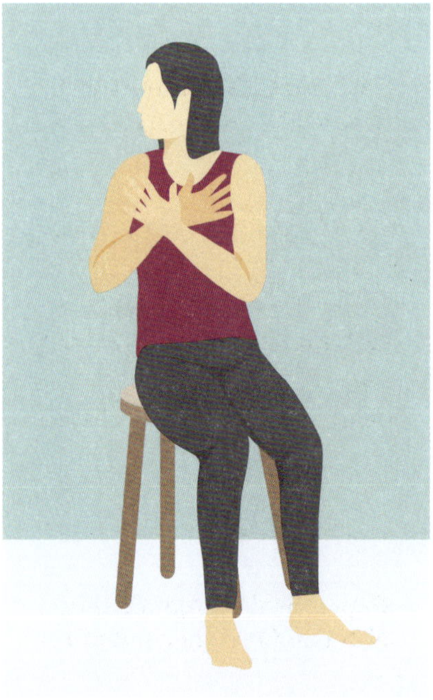

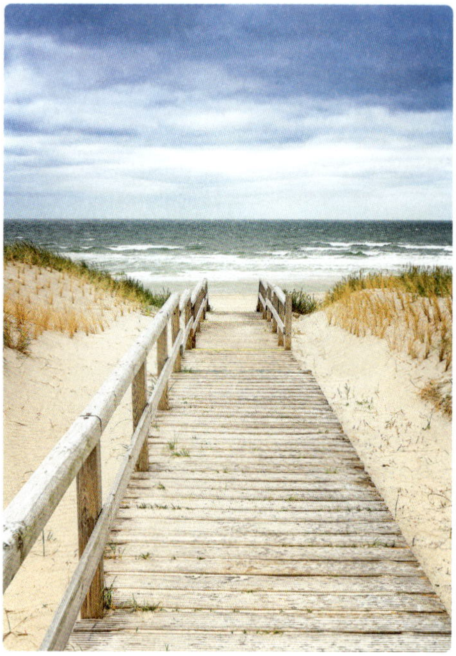

# *Liebe Leserin, lieber Leser,*

die chronisch obstruktive Lungenerkrankung (COPD) ist eine der häufigsten und am weitesten verbreiteten chronischen Erkrankungen weltweit. Laut dem GOLD-Report (Global Initiative for Chronic Obstructive Lung Disease) sind weltweit schätzungsweise 384 Millionen Menschen von COPD betroffen. Diese Zahl macht deutlich, dass COPD eine echte Volkskrankheit ist, deren Bedeutung in den nächsten Jahrzehnten weiter zunehmen wird. Besonders in Anbetracht der alternden Bevölkerung und der weltweit zunehmenden Luftverschmutzung wird COPD immer relevanter für die globale Gesundheit.

COPD ist eine chronische Erkrankung, die oft unterschätzt wird. Ein Grund dafür ist das weit verbreitete Missverständnis, dass sie ausschließlich durch Rauchen verursacht sei und erst im fortgeschrittenen Stadium erkannt werde. Zwar ist Rauchen der Hauptauslöser für COPD und verantwortlich für eine signifikante Zahl der Fälle, aber es gibt eben auch andere, oft übersehene Risikofaktoren. Dazu gehören Umweltfaktoren wie Luftverschmutzung, Schadstoffe am Arbeitsplatz und die natürliche Alterung der Lunge. Diese Faktoren tragen wesentlich dazu bei, dass COPD zunehmend bei Nichtrauchern und älteren Menschen diagnostiziert wird.

Auch in der Medizin wurde die COPD lange ignoriert. Erst seit den 1950er und 1960er Jahren findet sich die Erkrankung in der medizinischen Fachliteratur wieder. Zwei maßgebliche Theorien trugen wesentlich zum Verständnis von COPD bei: die niederländische Hypothese von Dick Orie und Henk Sluiter sowie die britische Hypothese, die insbesondere von Charles Fletcher und Richard Doll entwickelt wurde. Die niederländische Hypothese betonte die Gemeinsamkeiten von COPD mit Asthma, wobei der Fokus auf der Rolle von Entzündungen und Bronchitis lag. Im Gegensatz dazu betrachtete die britische Hypothese COPD als eine eigenständige Erkrankung, die unabhängig von Asthma und anderen entzündlichen Atemwegserkrankungen existiert.

Trotz dieser wissenschaftlichen Fortschritte verbreitete sich das Wissen über COPD in der breiten Allgemeinheit nur langsam. Erst im Laufe der letzten Jahrzehnte wurde COPD als bedeutendes Gesundheitsproblem erkannt und rückte in den öffentlichen Fokus. Trotzdem bleibt die Krankheit – wahrscheinlich seit der Mensch das Feuer nutzt und Rauch einatmet – ein Begleiter der Menschheit.

Ein weiteres Hindernis für das Verständnis von COPD ist das verzerrte Bild, das viele Menschen von der Erkrankung haben. Häufig wird COPD mit den schwersten Fällen in Verbindung gebracht – mit Patientinnen und Patienten, die sichtbar unter starker Atemnot leiden und auf Sauerstoffgeräte angewiesen sind. Dieses Bild wird der Realität jedoch nicht gerecht. Tatsächlich verläuft COPD bei vielen Betroffenen »still« und unbemerkt. Diese stille Progression führt dazu, dass die Krankheit oft erst spät diagnostiziert wird, was die Behandlungsoptionen und die Lebensqualität der Betroffenen erheblich beeinträchtigen kann.

Es ist wichtig zu erkennen, dass COPD, obwohl sie eine ernsthafte Erkrankung ist, nicht zwangsläufig ein Todesurteil bedeutet. Vielmehr handelt es sich in den meisten Fällen um eine gut behandelbare chronische Erkrankung, die vor allem die Lebensqualität beeinflusst. Der größte Verlust, den COPD mit sich bringt, ist oft die schrittweise Einschränkung der körperlichen Leistungsfähigkeit, die dazu führt, dass alltägliche Aktivitäten wie Treppensteigen oder Spazierengehen zunehmend zur Herausforderung werden.

Dieses Buch soll als umfassender Leitfaden dienen, der nicht nur medizinisches Wissen vermittelt, sondern auch praktische Ratschläge für den Alltag mit COPD bietet. Egal, ob Sie Patientin oder Patient, Angehörige bzw. Angehöriger oder medizinische Fachkraft sind: Ihnen allen soll dieser Ratgeber helfen, ein tieferes Verständnis der Krankheit zu entwickeln. Ziel ist es, Ihnen zu zeigen, dass COPD zwar eine Herausforderung darstellt, mit der richtigen Behandlung und einem angepassten Lebensstil jedoch ein aktives und erfülltes Leben möglich ist.

Wenn Sie an COPD erkrankt sind, soll dieses Buch durch fundierte Informationen, praktische Empfehlungen und Übungen dazu beitragen, Ihre Lebensqualität zu verbessern, und Ihnen helfen, die Kontrolle über Ihre Gesundheit zu behalten. Denn auch wenn COPD nicht heilbar ist, kann sie durch geeignete Maßnahmen effektiv gemanagt werden, um den Krankheitsverlauf positiv zu beeinflussen – damit Sie Ihr Leben weiter in vollen Zügen genießen können.

Ihr Dr. med. Benjamin Löh

*Mit Wissen, Entschlossenheit und der richtigen Unterstützung können Sie auch mit COPD Ihre Zukunft aktiv gestalten und an den kleinen und großen Momenten des Lebens teilhaben.*

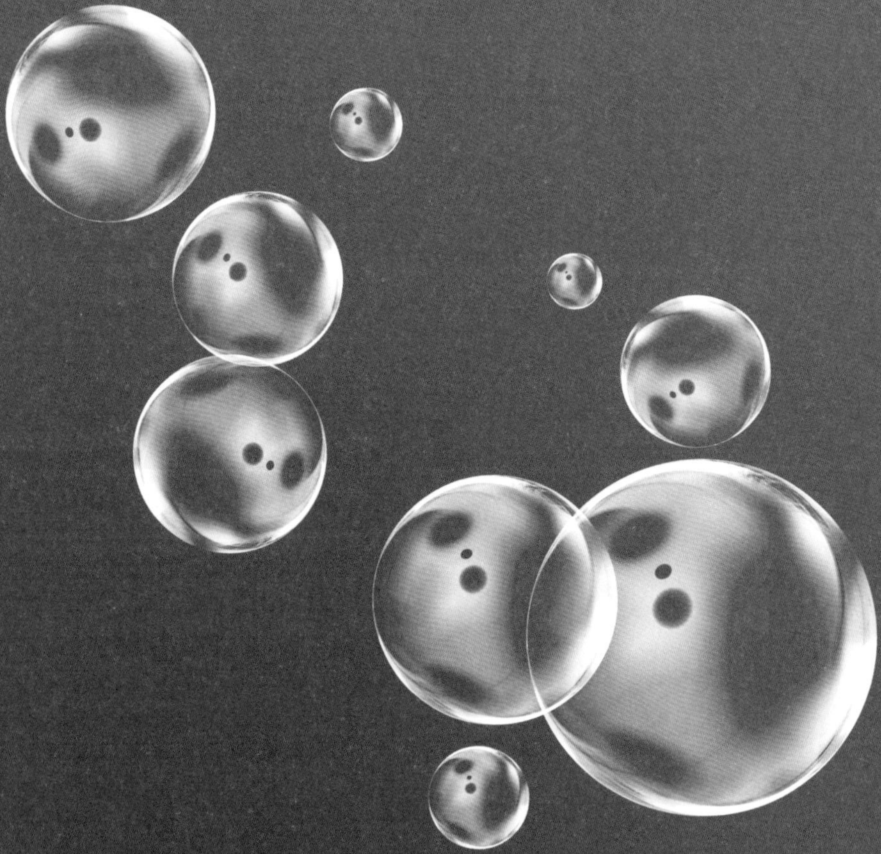

# COPD erkennen und behandeln

# WAS VERSTEHEN WIR UNTER COPD?

COPD entwickelt sich über viele Jahre hinweg, oft aufgrund langjähriger Exposition gegenüber Schadstoffen wie Tabakrauch oder Luftverschmutzung. Was passiert dabei im Körper?

COPD, die chronisch obstruktive Lungenerkrankung (englisch *chronic obstructive pulmonary disease*), ist eine weitverbreitete, langfristige Atemwegserkrankung, die durch eine dauerhafte Verengung der Atemwege und eine chronische Entzündung der Lunge gekennzeichnet ist. COPD umfasst zwei Hauptkomponenten: die chronische Bronchitis und das Lungenemphysem.

## COPD – eine Erkrankung der Bronchien und des Lungengewebes

COPD ist einzigartig in ihrer Doppelnatur, da sie sowohl die Atemwege (Bronchien) als auch das Lungengewebe selbst betrifft. Die chronische Bronchitis führt zu einer Entzündung und Verengung der Atemwege, während das Lungenemphysem eine irreversible Schädigung der Lungenbläschen verursacht, was die Sauerstoffaufnahme erheblich reduziert. Diese zwei Krankheitskomponenten machen COPD besonders komplex und herausfordernd in der Behandlung. Die Symptome verschlechtern sich im Laufe der Zeit, und die Atemnot, die zunächst nur bei körperlicher Anstrengung auftritt, kann schließlich auch in Ruhe auftreten.

COPD entwickelt sich in der Regel über viele Jahre als Folge einer anhaltenden Schädigung der Atemwege und des Lungengewebes. Im Vordergrund stehen meist inhalative Noxen (Schadstoffe), insbesondere Tabakrauch, aber auch beruflich oder umweltbedingt eingeatmete Schadstoffe wie Staub, Dämpfe oder Rauch. Die krankhaften Veränderungen beginnen schleichend und bleiben deshalb oft lange Zeit unbemerkt.

Auf die chronische Reizung reagiert die Lunge mit einer dauerhaften Entzündung (Abbildung unten). Betroffen sind vor allem die Bronchien und die kleinen Atemwege (Bronchiolen). Dort verdickt sich die Schleimhaut, die Atemwegswände verändern sich strukturell, und die Schleimproduktion nimmt zu. Gleichzeitig ist die Selbstreinigung der Atemwege gestört: Die Flimmerhärchen, die Schleim und eingeatmete Partikel normalerweise nach außen befördern, arbeiten nicht mehr ausreichend. Dadurch bleibt Sekret in den Atemwegen zurück und trägt zusätzlich zu deren Verengung bei.

Parallel dazu kann es zu Veränderungen im Bereich der Lungenbläschen (Alveolen) kommen (Abbildung unten). Diese sind für den Gasaustausch verantwortlich, also für die Aufnahme von Sauerstoff ins Blut und die Abgabe von Kohlendioxid. Werden ihre feinen Wände im Verlauf geschädigt und teils zerstört, entstehen größere, funktionell jedoch deutlich ungünstigere Lufträume. Diese Form der Überblähung des Lungengewebes wird als Emphysem bezeichnet. Zugleich verliert die Lunge an elastischem Rückstellvermögen, sodass sie sich beim Ausatmen nicht mehr ausreichend zusammenziehen kann.

Die Folge ist, dass Luft in der Lunge zurückbleibt. Dies bezeichnet man als **Air Trapping**, also als ein Zurückbleiben von Luft in den Atemwegen und Lungenabschnitten. Dadurch kommt es nach und nach zu einer Überblähung der Lunge und insbesondere das Ausatmen wird erschwert. Zusätzlich steht durch die Schädigung des Lungengewebes weniger funktionsfähige Oberfläche für den Gasaustausch zur Verfügung.

Aus dem Zusammenwirken von chronischer Entzündung, verengten Atemwegen, vermehrter

▼ Eine COPD kann Bronchien und Lungenbläschen betreffen.

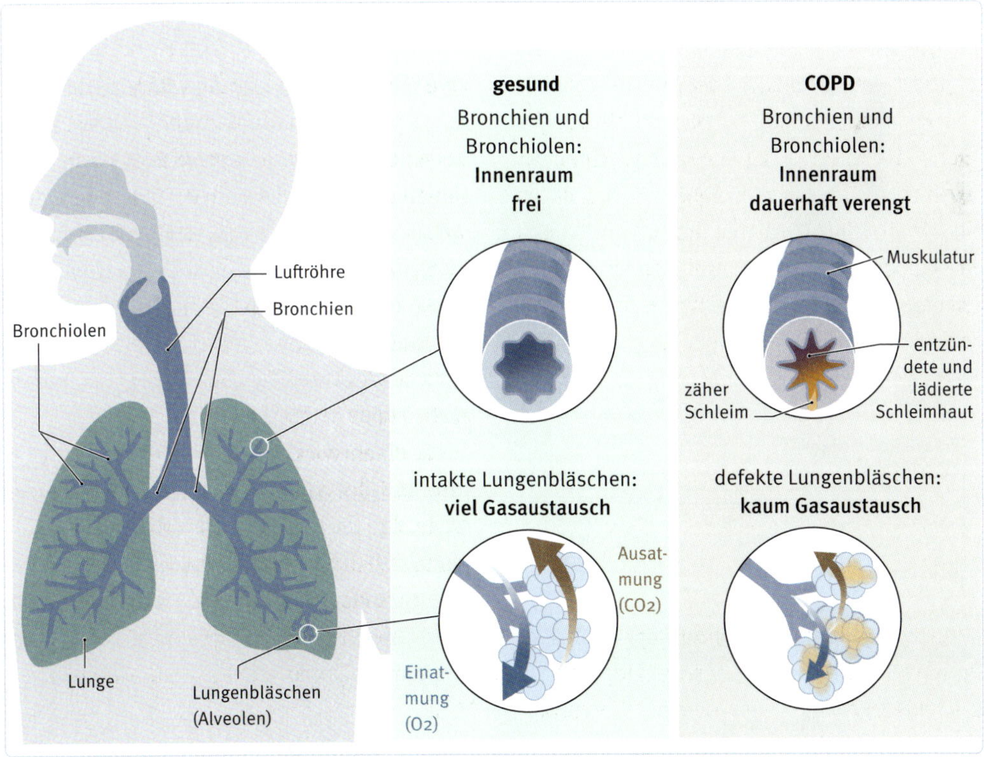

Schleimbildung, Air Trapping und beeinträchtigtem Gasaustausch entstehen schließlich die typischen Beschwerden der COPD: **A**temnot, **H**usten, **A**uswurf (die AHA-Symptome) und eine zunehmende Einschränkung der körperlichen Belastbarkeit. Atmen wird damit nicht nur erschwert, sondern im Verlauf auch zunehmend kraftaufwendig.

## Lungenfunktion im Verlauf des Lebens: die Fletcher-Peto-Kurven

Oft kommt es vor, dass Patienten oder Patientinnen den Eindruck haben, »plötzlich« an COPD zu erkranken, wenn die Symptome offensichtlich werden. In Wirklichkeit handelt es sich jedoch um eine Erkrankung, die sich über Jahrzehnte hinweg entwickelt. Die fortschreitende Verschlechterung der Lungenfunktion bleibt oft unbemerkt, bis sie einen Punkt erreicht, an dem die Symptome nicht mehr ignoriert werden können. Auch Ärztinnen und Ärzte übersehen manchmal die langfristigen Trends, da die Symptome zunächst subtil sind und sich erst allmählich verstärken. Diese schleichende Entwicklung der COPD unterstreicht die Bedeutung regelmäßiger Kontrollen und der frühzeitigen Erkennung von Lungenfunktionsstörungen.

Die Fletcher-Peto-Kurve

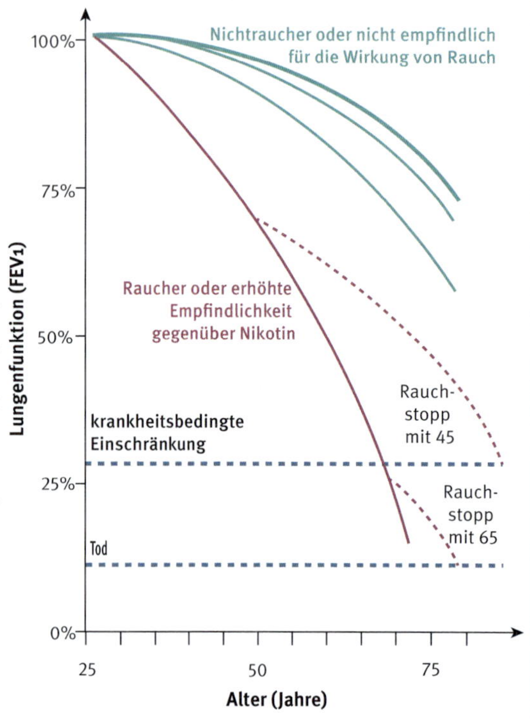


Daten basieren auf Fletcher, C., & Peto, R. (1977). The natural history of chronic airflow obstruction. British medical journal, 1(6077), 1645–1648.

Bereits in den 1970er Jahren stellten Fletcher und Peto ihre Kurven vor, die den Verlauf der Lungenfunktion im Laufe des Lebens beschreiben (Abbildung links). Diese Forschung, die auch in aktuellen Studien bestätigt wurde, zeigt, dass die Lungenfunktion in der Jugend ihren Höhepunkt erreicht – bei Frauen im Alter von etwa 18 Jahren und bei Männern im Alter von etwa 25 Jahren. Danach verschlechtert sie sich allmählich über das gesamte Leben. Dieser schleichende Verlust der Lungenkapazität ist ein normaler Alterungsprozess, kann jedoch durch äußere Faktoren wie das Rauchen erheblich beschleunigt werden.

In der Konsequenz können beispielsweise zwei Menschen in späteren Lebensjahren bei der gleichen Lungenfunktion ankommen, wobei der eine mit einer niedrigeren Ausgangslungenfunktion gestartet ist und der andere beispielsweise durch Rauchen einen stärkeren Abfall der Lungenfunktion erlebt hat. Dies verdeutlicht, dass Menschen unterschiedlich empfindlich auf Schadstoffe reagieren. Während einige Menschen trotz lebenslangen Rauchens keine COPD entwickeln, leiden andere bereits bei geringerer Exposition unter einer erheblichen Beeinträchtigung ihrer Lungenfunktion. Andererseits könnte man sagen, dass jeder Mensch, der nur alt genug wird, eine COPD entwickeln wird, da die Lungenfunktion im Laufe der Jahre unvermeidlich abnimmt.

## COPD darf nicht mit Asthma verwechselt werden

Aufgrund ähnlicher Symptome kann es vorkommen, dass eine COPD-Erkrankung anfänglich für Asthma gehalten wird. COPD und Asthma sind beide chronische Atemwegserkrankungen, die häufig ähnliche Beschwerden wie Atemnot, Husten und Auswurf verursachen. Wie unterscheiden sich die zwei Krankheitsbilder in ihren Ursachen, Auslösern und Krankheitsverläufen?

### URSACHEN UND AUSLÖSER:

- **COPD** entwickelt sich langsam über Jahre hinweg und wird hauptsächlich durch langjährige Schadstoffexposition verursacht, insbesondere durch Rauchen. Auch Umweltfaktoren wie Luftverschmutzung und berufliche Exposition gegenüber Chemikalien tragen zur Entstehung von COPD bei.
- **Asthma** hingegen beginnt oft plötzlich, häufig sogar an einem bestimmten Tag, und wird durch spezifische Auslöser wie Allergene (z. B. Pollen, Tierhaare) oder äußere Umstände (z. B. kalte Luft, körperliche Anstrengung) ausgelöst. Asthma tritt meist in der Kindheit oder Jugend auf und zeigt eine hohe Variabilität, wobei die Symptome von Tag zu Tag stark schwanken können.

### SYMPTOMATIK:

- **COPD** ist durch eine dauerhafte und fortschreitende Atemwegsverengung gekennzeichnet, die nicht reversibel ist. Die Symptome verschlimmern sich im Laufe der Zeit und Atemnot tritt zunehmend auch in Ruhe auf.
- **Asthma** ist durch plötzliche Anfälle von Atemnot, Husten und Engegefühl in der Brust gekennzeichnet, die oft nachts auftreten und durch Inhalationsmedikamente gelindert werden können. Zwischen den Anfällen sind die Betroffenen oft symptomfrei.

### VERLAUF UND PROGNOSE:

- **COPD** ist eine progressive Erkrankung, bei der die Lungenfunktion kontinuierlich abnimmt. Der Verlauf kann durch frühzeitige Diagnose und geeignete Therapie verlangsamt werden, ist jedoch irreversibel.
- **Asthma** zeigt einen wechselhaften Verlauf, wobei die Symptome durch geeignete Behandlung gut kontrolliert werden können. In vielen Fällen können die Symptome im Laufe des Lebens abnehmen oder sogar ganz verschwinden.

### DIAGNOSE UND BEHANDLUNG:

- **COPD** wird durch Lungenfunktionstest (Spirometrie) diagnostiziert, die eine anhaltende Einschränkung des Luftflusses zeigen. Die Behandlung konzentriert sich auf die Linderung der Symptome und die Verlangsamung des Krankheitsverlaufs durch medikamentöse Therapien, Raucherentwöhnung und Sauerstofftherapie.
- **Asthma** wird ebenfalls durch Lungenfunktionstests diagnostiziert, wobei die Verengung der Atemwege meist reversibel ist. Die Behandlung umfasst die regelmäßige Anwendung von bronchienerweiternden und entzündungshemmenden Medikamenten, um die Symptome zu kontrollieren und Anfälle zu verhindern.

COPD und Asthma sind zwei unterschiedliche Krankheitsbilder mit eigenen Ursachen und Verläufen, die unterschiedliche Behandlungsstrategien erfordern. COPD ist eine chronische, progressive Erkrankung, die sowohl die Bronchien als auch das Lungengewebe betrifft und durch eine irreversible Schädigung der Lungenfunktion gekennzeichnet ist. Asthma hingegen ist eine entzündliche Atemwegserkrankung, die oft durch spezifische Auslöser hervorgerufen wird und sehr variable Symptome aufweist.

# WIE DIE DIAGNOSE GESTELLT WIRD

Da sich COPD schleichend entwickelt, spielt eine frühe Diagnose eine wichtige Rolle. Dann sind die Chancen am größten, durch Therapien das Fortschreiten der Erkrankung zu verlangsamen.

## Symptome von COPD

COPD ist durch eine langsame, fortschreitende und irreversible Verengung der Atemwege gekennzeichnet. Diese Entwicklung über Jahrzehnte wird durch die langfristige Exposition gegenüber Schadstoffen wie Tabakrauch, Luftverschmutzung oder beruflichen Schadstoffen beschleunigt. Die genannten Faktoren tragen auch dazu bei, die natürlichen Alterungsprozesse der Lunge zu beschleunigen, was das Risiko für eine COPD erhöht. Die Symptome von COPD treten meist schleichend auf und können anfangs leicht übersehen oder anderen Ursachen zugeschrieben werden. Es ist jedoch entscheidend, sie frühzeitig zu erkennen, um eine angemessene Behandlung einzuleiten und das schnelle Fortschreiten der Krankheit zu verhindern.

Ein wichtiger Ansatzpunkt in der Diagnostik ist das gezielte Nachfragen nach den sogenannten »AHA-Symptomen«: Atemnot, Husten und Auswurf. Allein diese Beschwerden liefern viele wertvolle Informationen, die eine genauere Einschätzung der Erkrankung ermöglichen. Nach meinen Erfahrungen in der Klinik enthält die notierte Patientengeschichte manchmal nur vage Beschreibungen wie »Patient berichtet über vermehrte Kurzatmigkeit«. Doch diese Angabe lässt viel Spielraum und reicht häufig nicht, um den tatsächlichen Schweregrad und die spezifischen Merkmale der Symptome zu erfassen.

Eine differenzierte Befragung sollte daher detailliert klären, seit wann die Atemnot besteht, wie stark sie ausgeprägt ist, ob sie bei Belastung oder in Ruhe auftritt und ob sie sich vielleicht nachts oder in bestimmten Situationen verschlimmert. Der Husten sollte ebenfalls genau charakterisiert werden: Tritt er über den Tag verteilt auf oder hauptsächlich morgens? Gibt es bestimmte Auslöser wie kalte Luft oder körperliche Anstrengung? Auch der Auswurf sollte beschrieben werden – Farbe, Konsistenz und Menge können Hinweise auf einen Infekt oder eine Verschlimmerung der COPD geben. All diese Details sind entscheidend für eine genaue Diagnose und für die Planung der weiteren Therapie.

## Typisch: die AHA-Symptome

**1. ATEMNOT (DYSPNOE):** Die Atemnot ist das wohl markanteste und häufigste Symptom der COPD. Sie tritt typischerweise bei Belastung auf und entwickelt sich graduell. Das bedeutet, dass die Betroffenen zunächst bei körperlicher Anstrengung, wie beim Treppensteigen, beim schnellen Gehen oder beim Tragen schwerer Gegenstände, Atemnot verspüren. Im frühen Stadium der Krankheit tritt die Atemnot möglicherweise nur bei intensiver körperlicher Aktivität auf, doch im Laufe der Zeit kann sie schon bei geringeren Anstrengungen auftreten und schließlich auch in Ruhe spürbar sein. Dieser schleichende Prozess kann dazu führen, dass die Betroffenen die Symptome lange Zeit ignorieren oder als normale Alterserscheinungen abtun.

Im Gegensatz dazu ist die Atemnot bei Asthma oft variabel. Asthmatiker erleben häufig Tage, an denen sie trotz Anstrengung wenig oder keine Atemnot verspüren, während an anderen Tagen selbst einfache Tätigkeiten wie das Treppensteigen große Schwierigkeiten bereiten können. COPD-Patientinnen und -Patienten berichten zwar ebenfalls von »guten« und »schlechten« Tagen, doch diese Schwankungen sind in der Regel weniger ausgeprägt und nicht so grundlegend wie bei Asthma. Die Dyspnoe bleibt bei COPD relativ konstant, verschlechtert sich jedoch allmählich im Verlauf der Erkrankung.

**2. CHRONISCHER HUSTEN:** Ein anhaltender, chronischer Husten ist ein weiteres typisches Symptom von COPD. Dieser Husten kann bereits Jahre vor der eigentlichen Diagnose der COPD auftreten und ist häufig produktiv, was bedeutet, dass er mit der Absonderung von Schleim (Sputum) einhergeht. Besonders morgens nach dem Aufwachen ist der Husten oft stärker, da sich während der Nacht Schleim in den Atemwegen ansammelt. Der Husten wird oft als »Raucherhusten« abgetan. Treten Husten und Schleimproduktion gleichzeitig auf, handelt es sich um »Bronchitis«. »Chronische Bronchitis« hingegen heißt Husten und Schleimproduktion über einen Zeitraum von drei Monaten in zwei aufeinanderfolgenden Jahren.

**3. AUSWURF (SPUTUM-PRODUKTION):** Die erhöhte Produktion von Schleim in den Atemwegen ist ein zentrales Merkmal von COPD. Der Körper reagiert auf Schadstoffe wie Tabakrauch, Feinstaub oder chemische Reizstoffe, indem er Schleim produziert, um diese Fremdstoffe aus den Atemwegen zu transportieren. Diese Schleimproduktion wird durch Becherzellen, die in der Schleimhaut der Atemwege liegen, sowie durch die submukösen bronchialen Drüsen angeregt. Die Becherzellen produzieren hauptsächlich flüssiges Sekret, während die bronchialen Drüsen eine Mischung aus zähem und flüssigem Schleim produzieren. Dieser Schleim wird dann durch Husten ausgeschieden, was insbesondere morgens verstärkt auftritt, da sich während der Nacht Schleim in den Atemwegen ansammelt. Die Schleimproduktion ist dabei nicht nur ein Zeichen der chronischen Entzündung in den Atemwegen, sondern auch eine physiologische Reaktion, um die Atemwege sauber zu halten und zu schützen.

Für viele Betroffene ist der Umgang mit Sputum jedoch unangenehm und wird oft als abstoßend empfunden. Das Sammeln von Sputum

INFO

## Der Blaue Heinrich – ein Blick in die Medizingeschichte

Historisch gesehen spielte Sputum seit jeher eine zentrale Rolle in der Diagnose und Überwachung von Lungenerkrankungen. Ein bekanntes Beispiel ist der »Blaue Heinrich« aus dem 19. Jahrhundert, ein Sammelgefäß aus kobaltblauem Glas, das zur Zeit der Tuberkulose weit verbreitet war. An Tuberkulose Erkrankte nutzten dieses Gefäß, um ihren Auswurf hygienisch zu sammeln und einer ärztlichen Untersuchung zuzuführen. Der »Blaue Heinrich« zeigt, wie wichtig das Sammeln von Sputum für die medizinische Praxis war – und trotz aller High-Tech-Medizin nach wie vor ist.

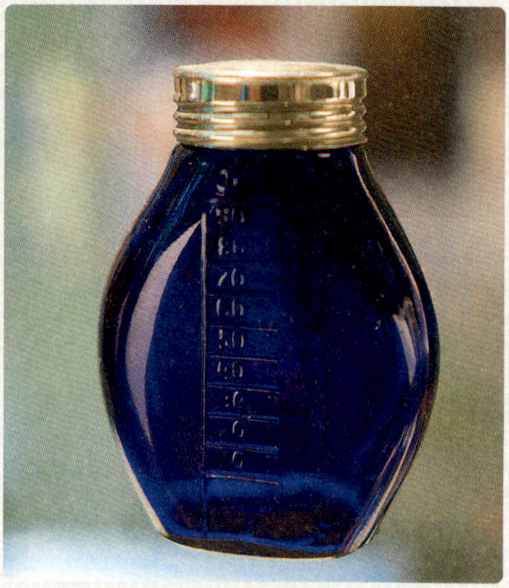

wird daher häufig vermieden. Dennoch ist es wichtig, sich bewusst zu machen, dass der Auswurf bei der Diagnose eine Fülle von Informationen über den Gesundheitszustand der Atemwege liefern kann. Die genaue Beobachtung des Sputums – seiner Farbe, Konsistenz und Menge sowie insbesondere der Veränderung im Zeitverlauf – kann Hinweise darauf geben, dass sich die Erkrankung verschlechtert hat, dass eine Infektion vorliegt oder dass eine akute Exazerbation (deutliche Verschlechterung der Erkrankung, S. 57) im Gange ist oder droht.

Die Untersuchung des Sputums ist auch deshalb so wichtig, weil sie Hinweise auf andere Erkrankungen geben kann, die oft mit COPD assoziiert sind. Eine dieser Erkrankungen sind Bronchiektasen. Dabei handelt es sich um eine dauerhafte Erweiterung der Bronchien, die mit einer übermäßigen Schleimproduktion und wiederholten Infektionen einhergeht. Patientinnen und Patienten mit Bronchiektasen haben oft sehr zähen, voluminösen Auswurf, der in bestimmten Positionen des Körpers (wie beim Vorbeugen) leichter abgehustet werden kann. Bei den Betroffenen ist die Gefahr chronischer Infektionen erhöht, insbesondere mit Keimen wie Pseudomonas aeruginosa, einem Bakterium, das für seine Resistenz gegenüber vielen Antibiotika bekannt ist und häufig chronische Infektionen bei Patienten mit Bronchiektasen oder COPD verursacht.

Eine weitere spezielle Erkrankung, die zu einer verstärkten Schleimproduktion führt und bei COPD auftreten kann, ist die allergische bronchopulmonale Aspergillose (ABPA). Diese Erkrankung entsteht durch eine Überempfindlichkeitsreaktion auf den Schimmelpilz Aspergillus, der in der Umwelt weit verbreitet ist. Der Schleimauswurf bei ABPA ist oft zäh und braun gefärbt. Diese Erkrankung erfordert eine spezielle Behandlung, oft mit Antimykotika (Pilzmedikamenten) und Kortison, um die Entzündung zu kontrollieren und die Schleimproduktion zu reduzieren.

**Hämoptysen (Bluthusten):** Ein besonderes und beunruhigendes Symptom bei COPD ist das Auftreten von Hämoptysen, also Bluthusten.

Bluthusten sollte immer ernst genommen werden, da er auf eine Vielzahl von Erkrankungen hinweisen kann, die von harmloseren Ursachen bis hin zu lebensbedrohlichen Zuständen reichen. Die erste und wichtigste Maßnahme bei Hämoptysen besteht darin, die Menge des ausgehusteten Blutes zu bestimmen. Auch sollte unterschieden werden, ob es sich um Blutbeimengungen oder Blut handelt. Dies ist entscheidend, um festzustellen, ob es sich um einen akuten Notfall handelt, der eine sofortige Rettung und Krankenhausbehandlung erfordert, oder ob eine dringliche Vorstellung in der Haus- oder Facharztpraxis ausreichend ist.

Natürlich ist es häufig schwierig, die Menge des Blutes im Sputum genau zu schätzen, insbesondere wenn es in einem Papiertaschentuch aufgefangen wird. Die Menge des Blutes sollte, wenn möglich, in Millilitern (noch einfachere Maßeinheiten: Teelöffel, Esslöffel, halbes Glas) abgeschätzt werden, damit eine präzise Beurteilung vorgenommen werden kann. Kleine Mengen von Blutflecken im Sputum, die sich auf ein paar Milliliter belaufen, können oft in einem ambulanten Setting weiter abgeklärt werden. Bei größeren Mengen oder wenn das Blut kontinuierlich austritt, handelt es sich jedoch um einen potenziell lebensbedrohlichen Zustand, der sofortige medizinische Intervention erfordert.

Es ist wichtig, Patientinnen und Patienten zu beruhigen, da Blut im Sputum nicht zwangsläufig ein Zeichen für Lungenkrebs ist. Tatsächlich steckt in der Minderheit der Fälle Krebs hinter den Hämoptysen. Es gibt zahlreiche andere Ursachen für Bluthusten, die von Infektionskrankheiten wie Bronchitis oder Lungenentzündung, über Lungenembolien bis hin zu Gefäßanomalien oder einer schweren Exazerbation der COPD reichen können. Dennoch sollte Bluthusten immer umgehend ärztlich abgeklärt werden, um die Ursache zu identifizieren und entsprechende Behandlungsmaßnahmen einzuleiten.

## Weitere Symptome von COPD

Neben den häufigen und offensichtlichen Symptomen gibt es auch eine Reihe von selteneren oder weniger bekannten Anzeichen, die auf COPD hinweisen können. Diese Symptome werden oft übersehen, sind aber ebenso bedeutsam für die Diagnose und das Management der Krankheit.

**MÜDIGKEIT UND ERSCHÖPFUNG:** Viele COPD-Patientinnen und -Patienten leiden unter ständiger Müdigkeit und Erschöpfung, selbst nach ausreichend Schlaf. Diese Symptome sind auf die erhöhte Anstrengung zurückzuführen, die der Körper unternehmen muss, um die beeinträchtigte Lungenfunktion zu kompensieren. Da die Atmung bei COPD erschwert ist, muss der Körper mehr Energie aufwenden, um den Sauerstoffbedarf zu decken, was zu einem erhöhten Energieverbrauch und folglich zu Müdigkeit führt.

Um die Ursachen von Müdigkeit und Erschöpfung weiter abzuklären, können verschiedene Untersuchungen hilfreich sein. Eine Blutgasanalyse (BGA) kann durchgeführt werden, um eine mögliche Hyperkapnie (erhöhten Kohlendioxidgehalt im Blut) zu erkennen, die bei COPD-Patientinnen und -Patienten auftreten kann. Zusätzlich kann eine nächtliche Polygraphie sinnvoll sein: Dabei wird mithilfe eines kleinen Gerätes gemessen, ob eine nächtliche Hypoxämie (Sauerstoffmangel im Blut) und/oder Schlafapnoe vorliegen, die zu einer weiteren Verschlechterung der Schlafqualität und somit zu erhöhter Müdigkeit führen können. Weiterhin können Blutuntersuchungen, einschließlich eines Blutbildes, zur Bestimmung der Schilddrüsenfunktion, des Eisenspiegels und des Vitamin-D-Status dazu beitragen, andere potenzielle Ursachen der Erschöpfung zu identifizieren und auszuschließen.

**SCHLAFSTÖRUNGEN:** Schlafstörungen sind ein häufiges Begleitsymptom bei Menschen mit

COPD und tragen wesentlich zur Krankheitslast bei. Die nächtliche Verschlechterung der Atemnot, auch als Orthopnoe-artige Symptome bekannt, kann zu häufigem Aufwachen und einem gestörten Schlaf führen. Diese nächtliche Dyspnoe wird durch die vermehrte Atemarbeit und die potenziell verringerte Sauerstoffsättigung während des Schlafs verstärkt. Zudem kann der chronische Husten, der bei COPD-Patientinnen und -Patienten häufig auftritt, den Schlaf immer wieder unterbrechen, was zu Tagesmüdigkeit führt. Solche Schlafstörungen haben nicht nur Auswirkungen auf das subjektive Wohlbefinden, sondern können auch die allgemeine Gesundheit und den Verlauf der COPD negativ beeinflussen.

**ENGEGEFÜHL IN DER BRUST:** Einige Patientinnen und Patienten berichten von einem unangenehmen Druck oder einem Engegefühl in der Brust, das oft als beunruhigend empfunden wird. Dieses Symptom kann sowohl mit der Atemnot als auch unabhängig davon auftreten und die Lebensqualität erheblich beeinträchtigen. Oft ist das Engegefühl in der Brust ein Ausdruck der Überblähung der Lunge, die bei Betroffenen häufig vorkommt. Diese Überblähung kann manchmal eine Art Muskelkater auslösen, der durch die ständige Atemanstrengung entsteht. Zusätzlich kann es zu Verspannungen im Rückenbereich kommen, da die Atemmuskulatur durch die erschwerte Atmung ständig beansprucht wird.

Es ist wichtig, kardiale, also das Herz betreffende Ursachen auszuschließen, da das Engegefühl in der Brust leicht mit Herzproblemen verwechselt werden kann, was die Diagnose von COPD erschweren kann. Eine gründliche Abklärung durch die Ärztin oder den Arzt ist daher unerlässlich, um die richtige Diagnose zu stellen und eine angemessene Behandlung einzuleiten.

**GEWICHTSVERLUST UND APPETITLOSIGKEIT:** Im fortgeschrittenen Stadium der COPD kann es zu ungewolltem Gewichtsverlust kommen. Dies ist oft eine Folge der erhöhten Atemarbeit, die der Körper leisten muss, um genügend Sauerstoff zu bekommen. Der erhöhte Energieverbrauch kann dazu führen, dass Patientinnen und Patienten Gewicht verlieren, insbesondere wenn sie keinen Appetit haben. Dieser Gewichtsverlust kann die allgemeine körperliche Schwäche weiter verstärken und die Prognose der Krankheit verschlechtern.

**DEPRESSIONEN UND ANGSTZUSTÄNDE:** Die chronische und fortschreitende Natur der COPD führt bei vielen Betroffenen zu erheblichen psychischen Belastungen. Depressionen und Angstzustände sind bei Menschen mit COPD weit verbreitet. Häufig resultieren diese psychischen Symptome aus der Einschränkung der körperlichen Leistungsfähigkeit, der zunehmenden Abhängigkeit von anderen und der damit verbundenen sozialen Isolation. Wenn sich das Leben zunehmend um die Bewältigung der Erkrankung dreht, kann dies zu einem Gefühl der Hilflosigkeit und Entfremdung führen.

Die Angst, insbesondere durch Episoden von Atemnot ausgelöst, kann zusätzlich eine große Belastung darstellen und die Lebensqualität erheblich beeinträchtigen. Während eine »Major Depression«, also eine Depression, die stationär oder in der Tagesklinik einer Psychiatrie behandelt wird, bei Menschen mit COPD relativ selten ist, treten depressive Verstimmungen und negative Emotionen deutlich häufiger auf (S. 103). Diese emotionalen Zustände können das Krankheitsmanagement erschweren und sollten daher frühzeitig erkannt und in die ganzheitliche Behandlung integriert werden. Eine multidisziplinäre Betreuung, die auch psychologische Unterstützung umfasst, ist entscheidend, um die psychische Gesundheit der Patientinnen und Patienten zu fördern und ihre Lebensqualität zu verbessern.

INFO

Die Symptome von COPD sind vielfältig und entwickeln sich oft schleichend über viele Jahre hinweg. Während Atemnot, chronischer Husten und vermehrter Auswurf die bekanntesten Anzeichen sind, gibt es auch weniger offensichtliche Symptome wie Müdigkeit, Brustenge und psychische Belastungen, die ernst genommen werden sollten. Besonders wichtig ist das Verständnis von Exazerbationen, da diese akuten Verschlechterungen der Krankheit das Fortschreiten von COPD erheblich beschleunigen können.

**EXAZERBATIONEN BEI COPD** Ein besonderes Merkmal von COPD sind die sogenannten Exazerbationen (S. 57). Eine Exazerbation ist eine akute Verschlechterung der COPD-Symptome (also insbesondere Atemnot, Husten und Schleimproduktion), die über die üblichen täglichen Schwankungen hinausgeht. Exazerbationen können durch verschiedene Faktoren wie Atemwegsinfektionen, Luftverschmutzung, extreme Wetterbedingungen oder andere Stressoren ausgelöst werden. Während einer Exazerbation erleben die Patienten eine plötzliche Zunahme der Atemnot, verstärkten Husten und eine vermehrte Produktion von Auswurf. Diese Episoden sind ernst und können zu einem schnellen Abfall der Lungenfunktion führen, was das Risiko für Komplikationen und eine Hospitalisierung erhöht.

Exazerbationen sind nicht nur akut belastend, sondern können auch langfristig das Fortschreiten der Krankheit beschleunigen. Jede Exazerbation kann zu einem dauerhaften Verlust der Lungenfunktion führen, weshalb es von entscheidender Bedeutung ist, sie frühzeitig zu erkennen und angemessen zu behandeln. Präventive Maßnahmen wie Impfungen gegen Grippe (S. 45) und Pneumokokken (S. 46) sowie eine konsequente medikamentöse Therapie können in jedem Fall dazu beitragen, die Häufigkeit und Schwere von Exazerbationen zu reduzieren.

Generell gibt es mehrere Formen von COPD, die durch unterschiedliche Faktoren verursacht werden (Tabelle S. 20).

## Diagnose und Tests bei COPD

Trotz aller technischen Fortschritte bleibt das Arzt-Patient-Gespräch ein zentraler Bestandteil der COPD-Diagnostik. Denn ein sorgfältig geführtes Gespräch kann wertvolle frühzeitige Hinweise auf eine COPD liefern und ermöglicht es, die Erkrankung im individuellen Kontext des Patienten oder der Patientin besser zu verstehen. Dies ist entscheidend, da COPD eine heterogene Erkrankung ist, die sich bei den Betroffenen jeweils unterschiedlich äußern kann.

### Klinische Anamnese: Der Wert des ärztlichen Gesprächs

Bei der Anamnese geht es nicht nur um die Erfassung von Symptomen, sondern auch um ein umfassendes Verständnis der gesamten Lebensgeschichte der oder des Betroffenen. Dies schließt die Exposition gegenüber Risikofaktoren, frühere Erkrankungen und psychosoziale Umstände mit ein.

**EINFACHE FRAGEN, GROSSE WIRKUNG:** Gezielte, einfache Fragen können wertvolle Erkenntnisse über die Symptome und das Krankheitsbild liefern. Fragen wie »Haben Sie morgens häufiger Husten oder gibt es bestimmte Auslöser?« oder »Haben Sie Schwierigkeiten, alltägliche Aufgaben zu bewältigen, und wenn ja, in welcher Form?« sind entscheidend, um Symptome zu identifizieren, die Patientinnen und Patienten möglicherweise als normal oder unbedeutend abtun.

## Welche Formen von COPD gibt es?

| Begriff | relevante Faktoren | Beschreibung |
|---|---|---|
| **COPD, genetisch determiniert (COPD-G)** | Alpha-1-Antitrypsin-Mangel, genetische Mutationen | COPD, die durch genetische Faktoren verursacht wird, wie z. B. Alpha-1-Antitrypsin-Defizienz oder andere genetische Mutationen |
| **COPD im Zusammenhang mit abnormer Lungenentwicklung (»development«, COPD-D)** | unzureichende Lungenreifung, bronchopulmonale Dysplasie (Unterentwicklung) | COPD, die aufgrund von Entwicklungsstörungen der Lunge, wie unzureichender Lungenreifung oder bronchopulmonaler Dysplasie, entsteht |
| **COPD im Zusammenhang mit Umweltbelastungen (»environment«, COPD-E)** | Luftverschmutzung, berufliche Exposition | COPD, die durch Umweltfaktoren wie Luftverschmutzung oder berufliche Exposition verursacht wird |
| **COPD im Zusammenhang mit Rauchen (»cigarette«, COPD-C)** | Tabakrauchen, In-Utero-Exposition gegenüber Tabakrauch, Passivrauchen | COPD, die durch das Rauchen von Tabak oder anderen Substanzen verursacht wird, einschließlich Passivrauchen und pränataler Exposition gegenüber Tabakrauch |
| **COPD im Zusammenhang mit Biomassen- und Schadstoffexposition (»pollutant«, COPD-P)** | Innenraum-Luftverschmutzung durch Biomassebrennstoffe, Schadstoffexposition in Innenräumen | COPD, die durch das Einatmen von Rauch und Schadstoffen aus Biomasse oder anderen Schadstoffen in Innenräumen verursacht wird |
| **COPD im Zusammenhang mit Infektionen (COPD-I)** | Infektionen im Kindesalter, Tuberkulose, HIV | COPD, die durch frühere Infektionen wie Tuberkulose oder HIV verursacht oder verschlimmert wird |
| **COPD und Asthma (COPD-A)** | vorhandenes Asthma, überlappende Symptome von Asthma und COPD | COPD, die in Verbindung mit Asthma auftritt, auch bekannt als Asthma-COPD-Overlap-Syndrom (ACOS) |
| **COPD aus unbekanntem Grund (COPD-U)** | unbekannte Ursachen | COPD, bei der keine klare Ursache identifiziert werden kann |

Diese scheinbar simplen Fragen können eine bedeutende Rolle bei der frühzeitigen Erkennung von COPD spielen.

**GANZHEITLICHE ERFASSUNG DER EXPOSITION:** Die Anamnese sollte nicht ausschließlich den Raucherstatus des Patienten bzw. der Patientin erfassen, sondern auch weitere relevante Expositionsfaktoren berücksichtigen, etwa berufliche Belastungen durch schädliche Stoffe oder Umweltverschmutzung sowie frühere Atemwegsinfektionen. Auch Probleme in der Lungenreifung, beispielsweise durch Frühgeburtlichkeit, und frühkindliche Infektionen können eine wichtige Rolle bei COPD spielen. Ebenso ist die familiäre Vorgeschichte von Lungenerkrankungen von Bedeutung, um mögliche genetische Prädispositionen frühzeitig zu erkennen und in die Diagnostik mit einzubeziehen.

### Die mMRC-Skala und Fragebögen

Dyspnoe, d. h. Atemnot, ist das Hauptsymptom der COPD und variiert in ihrer Intensität je nach Stadium der Erkrankung. Zur umfassenden Beurteilung der Dyspnoe ist es wichtig, den Grad der Atemnot sowohl in Ruhe als auch bei körperlicher Belastung zu erfassen. Die mMRC-Skala (modified Medical Research Council Dyspnoea Scale) ist hierbei ein wertvolles Instrument, das den Schweregrad der Atemnot erfasst und die daraus resultierenden funktionellen Einschränkungen des Patienten oder der Patientin einordnet:

## Einteilung des Schweregrads einer Dyspnoe bei einer COPD-Erkrankung

| mMRC-Grad | Symptomatik |
|---|---|
| 0 | Dyspnoe nur bei schweren Anstrengungen |
| 1 | Dyspnoe bei schnellem Gehen oder bei leichten Anstiegen |
| 2 | langsameres Gehen als bei Gleichaltrigen aufgrund von Dyspnoe oder Stehenbleiben bei normalem Schritttempo |
| 3 | Dyspnoe bei einer Gehstrecke von etwa 100 m |
| 4 | Dyspnoe beim An- oder Ausziehen. Das Verlassen des Hauses ist nicht möglich. |

Zusätzlich zur mMRC-Skala bietet der COPD Assessment Test (CAT) eine umfassendere klinische Beurteilung, die nicht nur die Atemnot, sondern auch andere Symptome und deren Auswirkungen auf das tägliche Leben der Betroffenen erfasst. Der CAT-Fragebogen hilft dabei, die Gesamtbelastung durch COPD zu messen, und bietet eine strukturierte Grundlage für die Diskussion über das Fortschreiten der Krankheit und die Effektivität der Behandlung. Den Link zu dem Fragebogen finden Sie im Serviceteil des Buches (S. 177).

### Körperliche Untersuchung und diagnostische Bewertung

Die körperliche Untersuchung ermöglicht es, wichtige klinische Zeichen zu erkennen, die auf den Schweregrad der Erkrankung und mögliche Komplikationen hinweisen.

**ATEMGERÄUSCHE:** Beim Abhören der Lunge können pathologische Atemgeräusche wie Giemen (Pfeifen) und Brummen festgestellt werden, die auf eine signifikante Verengung der Atemwege hindeuten. Giemen ist ein charakteristisches Zeichen einer Atemwegsobstruktion (Verengung der Atemwege) und tritt häufig während der Ausatmung auf. Eine verlängerte Ausatmung deutet auf eine gestörte Luftströmung hin, was typisch für COPD ist. Es ist jedoch wichtig zu beachten, dass laute Atemgeräusche nicht zwangsläufig eine stärkere Verengung bedeuten. Tatsächlich können die Atemgeräusche auch bei fortgeschrittener Erkrankung leiser werden oder in bestimmten Lungenabschnitten ganz fehlen, was auf eine schwere Überblähung oder Atelektasen (Kollaps der Alveolen) hindeuten kann.

**ZEICHEN DER RECHTSHERZBELASTUNG:** Die Untersuchung sollte gezielt auf Zeichen einer Rechtsherzbelastung (Cor pulmonale) achten, die bei chronischem Sauerstoffmangel und Lungenhochdruck (pulmonaler Hypertonie) auftreten kann. Dazu gehören eine Betonung des zweiten Herztons mit Spaltung, periphere Ödeme, eine Halsvenenstauung und eine vergrößerte Leber (Hepatomegalie).

**SAUERSTOFFMANGEL UND UHRGLASNÄGEL:** Anzeichen einer chronischen Hypoxämie (Sauerstoffmangel im Blut) umfassen eine bläuliche Verfärbung (Zyanose) der Lippen und Fingernägel sowie die Ausbildung von Uhrglasnägeln und Trommelschlägelfingern (Abbildung S. 22). Diese Veränderungen deuten auf eine langanhaltende Sauerstoffunterversorgung des Gewebes hin.

**ATEMFREQUENZ UND ATEMMUSTER:** Die Atemfrequenz ist oft erhöht (Tachypnoe) und das Atemmuster kann flach und schnell sein. Eine paradoxe Einziehung der unteren Thoraxwand während der Einatmung kann auf eine schwere Überblähung der Lunge hinweisen.

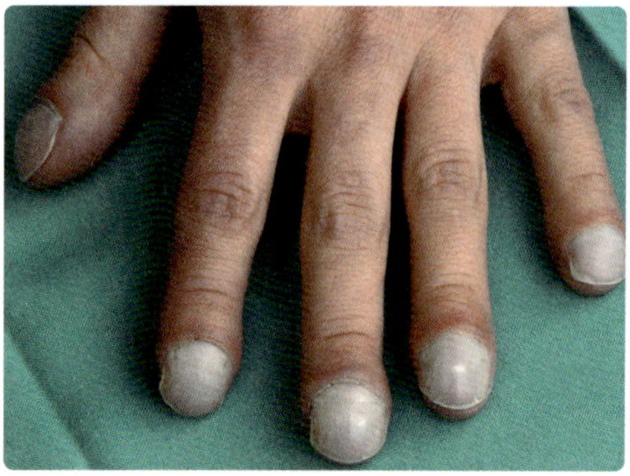

▲ Anzeichen einer Hypoxämie: Uhrglasnägel

**HERZTÖNE:** Eine veränderte Herztönung, insbesondere eine Betonung und Spaltung des zweiten Herztons (S2), kann auf eine pulmonale Hypertonie und eine damit einhergehende Rechtsherzbelastung hinweisen. Dies ist bei fortgeschrittener COPD ein häufiges Begleitphänomen.

**KACHEXIE:** Eine Gewichtsreduktion und Muskelschwund, die zusammen als Kachexie bezeichnet werden, treten bei fortgeschrittener COPD häufig auf. Die Erfassung des Ernährungszustands ist wichtig, da sich bei Kachexie die Prognose verschlechtert und eine ernährungstherapeutische Intervention erforderlich wird.

**KLOPFSCHALL UND ATEMVERSCHIEBLICHKEIT:** Beim Abklopfen der Lunge kann ein hypersonorer Klopfschall auf eine Überblähung hinweisen. Die Atemverschieblichkeit des Zwerchfells ist oft eingeschränkt, was auf eine Abnahme der elastischen Rückstellkräfte der Lunge bei COPD hinweist.

**AUSSCHLUSS VON DIFFERENTIALDIAGNOSEN:** Die körperliche Untersuchung dient auch dem Ausschluss von Differentialdiagnosen, wie Herzinsuffizienz, Lungenembolie oder interstitiellen Lungenerkrankungen, die ähnliche Symptome hervorrufen können. Eine sorgfältige Abgrenzung ist entscheidend, um die richtige Diagnose zu stellen und eine passende Therapie einzuleiten.

## Spirometrie: Präzise Funktionsdiagnostik

Der Standard der Diagnostik und seine Grenzen: Die Spirometrie ist die Schlüsseluntersuchung für die Diagnose von COPD. Sie misst die Menge und den Fluss der Luft, die ausgeatmet werden kann, und identifiziert obstruktive Atemwegserkrankungen wie COPD (Abbildung S. 23). Die Diagnose von COPD wird bestätigt, wenn das Verhältnis von $FEV_1$ zu FVC nach Bronchodilatation (Erweiterung der Atemwege durch Entspannung der glatten Bronchialmuskulatur) weniger als 0,7 beträgt (S. 29). Allerdings erfasst die Spirometrie allein nicht das ganze Ausmaß der Erkrankung. Der Arzt oder die Ärztin muss die Ergebnisse der Spirometrie im Kontext der klinischen Präsentation und der Anamnese des Patienten bzw. der Patientin interpretieren.

Die Durchführung der Spirometrie sowohl vor als auch nach der Gabe eines Bronchodilatators ist essenziell, um reversible von irreversiblen Atemwegsobstruktionen zu unterscheiden. Eine geringe Reversibilität spricht eher für eine COPD, während eine signifikante Verbesserung nach Bronchodilatation auf Asthma hinweisen kann.

Regelmäßige Spirometriekontrollen sind wichtig, um den Krankheitsverlauf zu überwachen und den Erfolg therapeutischer Maßnahmen zu bewerten. Eine beschleunigte Verschlechterung der $FEV_1$ (S. 29) könnte auf eine Verschlimmerung der Erkrankung hinweisen und eine Anpassung der Therapie erfordern.

## Radiologische Untersuchungen: Bildgebung der Lunge

Radiologische Untersuchungen sind unerlässlich, um strukturelle Veränderungen der Lunge zu beurteilen, die durch COPD verursacht werden. Sie liefern zusätzliche Informationen, die nicht durch Lungenfunktionstests allein gewonnen werden können.

**RÖNTGEN-THORAX-AUFNAHME:** Ein Thorax-Röntgenbild ist oft der erste Schritt in der bildgebenden Diagnostik. Es kann Anzeichen einer Lungenüberblähung, wie ein abgeflachtes Zwerchfell, einen vergrößerten Retrosternalraum und vergrößerte Lungenfelder zeigen. Der Retrosternalraum ist der Raum hinter dem Brustbein, der sich bei fortgeschrittener COPD durch eine überblähte Lunge vergrößern kann. Diese Zeichen sind charakteristisch für COPD, besonders im fortgeschrittenen Stadium. Röntgenaufnahmen können auch verwendet werden, um andere Erkrankungen wie Lungenkrebs oder Herzinsuffizienz auszuschließen, die ähnliche Symptome verursachen können.

**HOCHAUFLÖSENDE COMPUTERTOMOGRAPHIE (HRCT):** Die HRCT ist wesentlich empfindlicher als die konventionelle Röntgendiagnostik und ermöglicht eine detaillierte Beurteilung der Lungenstrukturen. Sie ist besonders nützlich, um das Ausmaß eines Emphysems, also die Zerstörung der Lungenbläschen, zu beurteilen. Mit der HRCT können auch Bronchiektasen, also Erweiterungen der Bronchien, oder andere strukturelle Veränderungen sichtbar gemacht werden, die bei Menschen mit COPD auftreten können.

**MRT UND PET-CT:** In speziellen Fällen können MRT (Magnetresonanztomographie) und PET-CT-Scans wertvolle Zusatzinformationen liefern. Das MRT bietet einen ausgezeichneten Weichteilkontrast, ist jedoch aufgrund der schlechten räum-

▼ Die Spirometrie misst die Menge und den Fluss der Luft, die ausgeatmet werden kann.

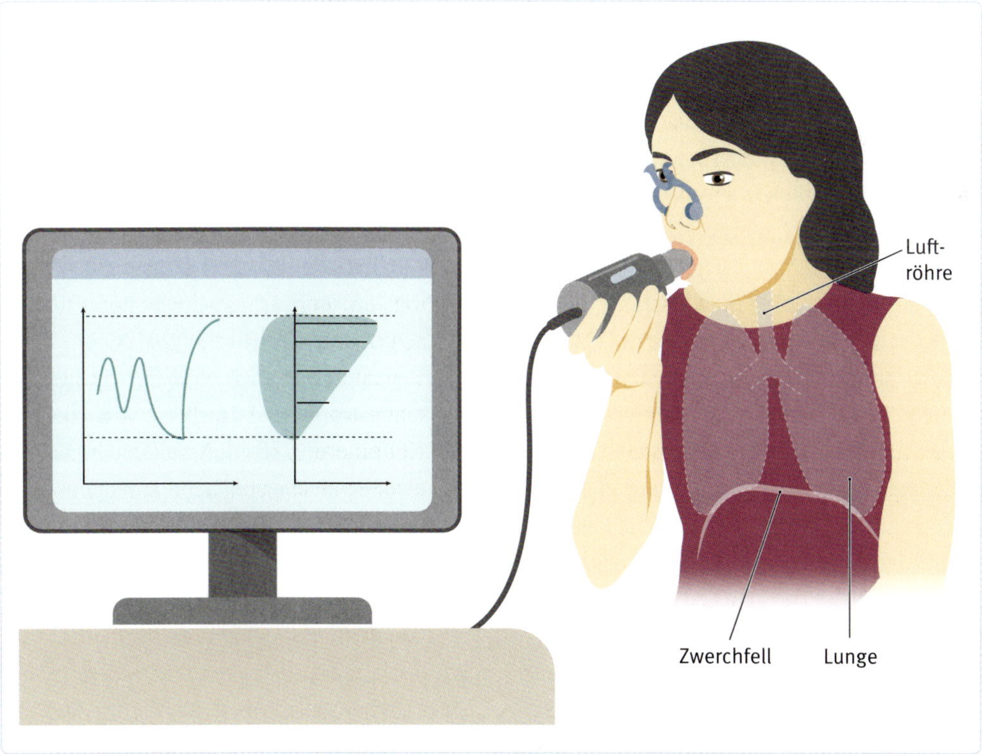

lichen Auflösung durch die ständige Bewegung der Lunge weniger geeignet für eine detaillierte Darstellung der Lungenstrukturen. Daher wird das MRT typischerweise für spezielle Fragestellungen eingesetzt, beispielsweise zur Beurteilung der Lungendurchblutung oder zur Darstellung von entzündlichen Prozessen.

Das PET-CT hingegen spielt eine wichtige Rolle im Staging von Lungenkrebs. Durch die Kombination von Positronen-Emissions-Tomographie (PET) und Computertomographie (CT) können sowohl metabolische Veränderungen als auch anatomische Details erfasst werden, was insbesondere bei der Beurteilung von Tumoren und der Unterscheidung zwischen malignen (bösartigen) und benignen (gutartigen) Veränderungen von großer Bedeutung ist.

## Labordiagnostik und Biomarker

**BLUT-EOSINOPHILEN:** Die Bestimmung der Eosinophilenzahl (Anzahl weißer Blutkörperchen des angeborenen Immunsystems) im Blut hat sich als nützlicher Marker erwiesen, um bei COPD das Risiko von Exazerbationen einzuschätzen und Entscheidungen über den Einsatz von inhalativen Kortikosteroiden zu treffen. Betroffene mit hohen Eosinophilenwerten sprechen häufig besser auf diese Therapie an.

**ALPHA-1-ANTITRYPSIN (AAT)-TEST:** Bei Betroffenen mit einem untypischen COPD-Verlauf, insbesondere bei jüngeren Menschen, die nicht rauchen, sollte ein Alpha-1-Antitrypsin-Mangel ausgeschlossen werden. Dies ist eine seltene genetische Ursache für COPD, die durch einen einfachen Bluttest diagnostiziert werden kann. Das frühzeitige Erkennen eines AAT-Mangels ermöglicht eine gezielte Therapie und kann den Krankheitsverlauf positiv beeinflussen.

**CRP UND PROCALCITONIN:** Diese Entzündungsmarker können Hinweise auf eine akute Exazerbation oder eine bakterielle Infektion geben, die eine spezifische Behandlung erfordert. Ihr Einsatz sollte jedoch im klinischen Kontext interpretiert werden, da sie auch durch andere Faktoren erhöht sein können.

## Begleiterkrankungen von COPD

Menschen mit COPD haben häufig multiple Begleiterkrankungen (Komorbiditäten), die den Krankheitsverlauf und die Lebensqualität maßgeblich beeinflussen. Kardiovaskuläre Erkrankungen wie koronare Herzkrankheit und Herzinsuffizienz sind weit verbreitet und erfordern eine sorgfältige Überwachung und Behandlung. Ebenso sind psychische Erkrankungen wie Depressionen und Angstzustände häufig, die oft unerkannt bleiben und die Therapie der COPD negativ beeinflussen können.

Ein umfassendes Managementkonzept für COPD muss die gleichzeitige Behandlung von Komorbiditäten beinhalten. Hierbei ist die interdisziplinäre Zusammenarbeit zwischen Fachärztinnen und -ärzten für Pneumologie, Kardiologie, Psychiatrie und anderen entscheidend. Menschen mit COPD und multiplen Begleiterkrankungen benötigen oft eine individuelle, auf ihre speziellen Bedürfnisse zugeschnittene Therapie, um das bestmögliche Behandlungsergebnis zu erzielen.

## Screening und Frühdiagnostik

In bestimmten Risikogruppen, bei langjährigen Raucherinnen und Rauchern, Menschen mit berufsbedingter Exposition gegenüber Lungenschadstoffen und Personen mit einer familiären Vorgeschichte von Lungenerkrankungen, ist ein gezieltes Screening auf COPD sinnvoll. Früherkennung durch regelmäßige Lungenfunktionstests kann helfen, die Krankheit in einem frühen Stadium zu diagnostizieren und frühzeitig therapeutische Maßnahmen einzuleiten, die das Fortschreiten der COPD verlangsamen können.

EXKURS

# Lungenkrebsscreening – eine Option im Kampf gegen den Krebs

*In Deutschland wurde das Lungenkrebsscreening ab April 2026 als gesetzliche Vorsorgeuntersuchung für Menschen mit erhöhtem Risiko durch langjähriges Rauchen eingeführt. Es kann Tumore entdecken, aber auch COPD-typische Veränderungen wie ein Lungenemphysem zeigen.*

Lungenkrebs gehört zu den häufigsten Krebserkrankungen überhaupt – und leider auch zu den tödlichsten. In Deutschland ist er die häufigste krebsbedingte Todesursache. Jährlich werden rund 57 000 Neuerkrankungen festgestellt, etwa 45 000 Menschen sterben pro Jahr an dieser Erkrankung. Damit verursacht Lungenkrebs ungefähr ein Viertel aller Krebstodesfälle.

Das Problem: In frühen Stadien verursacht Lungenkrebs meist keine klaren Beschwerden. Viele Betroffene fühlen sich lange völlig gesund. Husten, Luftnot oder Schmerzen treten häufig erst auf, wenn die Erkrankung bereits fortgeschritten ist. Genau hier setzt das Lungenkrebsscreening an: Es soll Tumore entdecken, bevor sie Symptome verursachen. Der Unterschied zwischen frühem und spätem Stadium ist dabei entscheidend.

Wird ein Lungenkrebs im Stadium I entdeckt – also als kleiner, auf die Lunge begrenzter Herd (z. B. Stadium IA, Tumor ≤ 3 cm) – liegen die Fünf-Jahres-Überlebensraten nach Operation bei etwa 80 bis 90 Prozent. In sehr frühen Stadien sogar noch höher.

Im Stadium IV, wenn bereits Metastasen (»Absiedlungen«) in anderen Organen vorliegen, liegt die Fünf-Jahres-Überlebensrate trotz moderner Immuntherapie meist bei unter 10 bis 15 Prozent. Die Therapien werden immer besser, aber eine dauerhafte Heilung ist in diesem Stadium selten. Das Screening verfolgt daher ein klares Ziel: Tumore entdecken, bevor sie sich ausbreiten.

## Ganz wichtig: Screening ist keine Diagnostik bei Beschwerden

Das Lungenkrebsscreening richtet sich ausdrücklich an Menschen ohne Symptome. Wer Beschwerden hat – etwa Bluthusten, anhaltenden Husten, unerklärliche Gewichtsabnahme, neu aufgetretene Luftnot oder Brustschmerzen –, sollte rasch ärztlich untersucht werden. Dann handelt es sich nicht mehr um Früherkennung, sondern um eine gezielte diagnostische Abklärung.

## Wie funktioniert das Lungenkrebsscreening?

Untersucht wird mit einem Niedrigdosis-CT (Low-Dose-CT, LDCT) des Brustkorbs. Diese Untersuchung hat mehrere Vorteile:

- deutlich reduzierte Strahlenbelastung
- schmerzfrei
- insgesamt nur wenige Minuten Dauer
- der eigentliche Scan dauert nur wenige Sekunden
- kein Kontrastmittel erforderlich

Die Strahlenbelastung liegt typischerweise bei etwa 0,8 bis 1,5 Millisievert (mSv). Zum Vergleich: Die natürliche Strahlenbelastung in Deutschland beträgt pro Jahr etwa 2 bis 3 mSv. Ein Niedrigdosis-CT entspricht also ungefähr einigen Monaten natürlicher Hintergrundstrahlung oder mehreren Langstreckenflügen. Das Risiko durch die Strahlung gilt im Verhältnis zum möglichen Nutzen als gering.

## Der Ablauf

Am Anfang steht ein ärztliches Beratungsgespräch. Hier wird geprüft, ob die Voraussetzungen erfüllt sind, und Nutzen sowie mögliche Risiken werden besprochen.

Ein Pneumologe bzw. eine Pneumologin (Lungenfachärzte) sind besonders geeignete Ansprechpartner. Als Internist bzw. Internistin mit Spezialisierung auf Lungenerkrankungen können sie nicht nur das Krebsrisiko einschätzen, sondern auch andere mögliche Befunde wie Emphysem, Narben oder Verkalkungen fachkundig beurteilen und die weitere Abklärung koordinieren.

Nach den gesetzlichen Regelungen können nach entsprechender Schulung auch Hausärztinnen bzw. Hausärzte, Internisten und Internistinnen oder Arbeitsmediziner und -medizinerinnen die Anspruchsvoraussetzungen prüfen und überweisen.

Anschließend erfolgt die Untersuchung in einer spezialisierten radiologischen Praxis mit klaren Qualitätsstandards. Oft kommen computergestützte Analyseprogramme zum Einsatz, zusätzlich erfolgt häufig ein Zweitbefund. Ist der Befund unauffällig, wird das Screening in der Regel nach zwölf Monaten wiederholt.

## Wer kann teilnehmen?

Teilnahmeberechtigt sind Personen mit erhöhtem Risiko:

- Alter zwischen 50 und 75 Jahren
- mindestens 25 Jahre Raucheranamnese
- mindestens 15 Packungsjahre (siehe unten)
- bei ehemaligen Raucherinnen und Rauchern: Rauchstopp nicht länger als 10 Jahre

INFO

### Was sind Packungsjahre?

Ein Packungsjahr entspricht 20 Zigaretten pro Tag über ein Jahr.

Berechnung:

(Zigaretten pro Tag ÷ 20) × Jahre

Beispiel: 15 Packungsjahre entsprechen 10 Zigaretten täglich über 30 Jahre oder 20 Zigaretten täglich über 15 Jahre.

## Was bedeutet ein »positiver Befund«?

Viele Menschen erschrecken, wenn im CT »etwas« gesehen wird. Doch hier ist die wichtigste Information:
Ein auffälliger Befund bedeutet in den meisten Fällen keinen Krebs.
In großen internationalen Studien (NLST, NELSON) zeigte sich:

- Etwa 20 bis 25 Prozent der Untersuchten hatten zunächst einen kontrollbedürftigen Befund.
- Bei vielen dieser Personen wurde eine kurzfristige Kontrolle nach etwa drei Monaten empfohlen.
- Der tatsächliche Anteil echter Krebserkrankungen pro Screening-Runde lag jedoch nur bei etwa 1 bis 2 Prozent.

Mit anderen Worten: Die meisten auffälligen Befunde sind gutartig.

## Was wird typischerweise gesehen?

Häufig entdeckt man sogenannte Rundherde oder kleine Knoten in der Lunge. Diese können durch Narben alter Entzündungen, frühere Infektionen oder gutartige Gewebeveränderungen entstehen. Ein Vergleich hilft: Beim Hautkrebsscreening sind viele Muttermale auffällig, aber nur wenige sind tatsächlich bösartig.
Woran erkennt man verdächtige Befunde? Wichtige Kriterien sind:

- Größe (das wichtigste Risikomerkmal)
- Wachstum im Verlauf
- unregelmäßige oder »strahlige« Begrenzung
- innere Struktur
- Dichteverteilung

Kleine, glatt begrenzte Herde ohne Wachstum sind meist harmlos.

## Wie geht es bei einem auffälligen Befund weiter?

Das Vorgehen erfolgt schrittweise und risikoadaptiert. Häufig genügt eine erneute CT-Kontrolle – entweder nach drei Monaten oder im regulären Zwölf-Monats-Intervall.
Bei größeren Herden (meist > 8–10 mm) kann ein PET-CT sinnvoll sein, um die Stoffwechselaktivität zu beurteilen.
Weitere Optionen sind:

- Bronchoskopie
- CT-gestützte Punktion
- in ausgewählten Fällen Operation zur Entfernung und Diagnosesicherung

Das Ziel ist immer: Sicherheit gewinnen, aber unnötige Eingriffe vermeiden.

## Wie häufig kommt es zu unnötigen Operationen?

Das ist eine berechtigte Sorge. In großen Studien lag der Anteil operierter gutartiger Befunde im niedrigen einstelligen Prozentbereich der operierten Personen. Bezogen auf alle gescreenten Personen bedeutet das: Weniger als 1 Prozent wurden letztlich wegen eines gutartigen Befundes operiert. Moderne Programme sind heute deutlich präziser als in frühen Studienphasen, sodass Überbehandlungen weiter reduziert wurden.

## Was bringt das Screening insgesamt?

Große Studien zeigen:

- 20 bis 24 Prozent weniger Lungenkrebssterblichkeit
- deutlich mehr frühe Tumorstadien
- mehr kurative (heilende) Operationen

Das Screening verhindert nicht jeden Krebs. Aber es rettet nachweislich Leben.

## Die richtige Haltung – das Mindset

Das Lungenkrebsscreening ist ein Angebot, kein Zwang. Es bedeutet, Verantwortung zu übernehmen und Vorsorge ernst zu nehmen. Aber es bedeutet nicht, in ständiger Sorge zu leben. Ein auffälliger Befund ist kein Urteil. In den meisten Fällen bleibt es bei Kontrollen. Die beste Haltung ist eine ruhige, sachliche Begleitung durch erfahrene Ärztinnen und Ärzte.

## Situation in Österreich und der Schweiz

In Österreich existiert derzeit kein flächendeckendes nationales Screeningprogramm wie in Deutschland. Es gibt jedoch Pilotprogramme, u. a. in Wien im Rahmen wissenschaftlicher Studien wie der LEAD-Studie, in denen Hochrisikopersonen untersucht werden. Die Teilnahme erfolgt meist über spezialisierte Zentren.
In der Schweiz bestehen Empfehlungen für ein Screening bei Hochrisikopersonen. Sie werden jedoch nicht in allen Kantonen einheitlich umgesetzt. Interessierte sollten sich an Hausärzte, Pneumologen oder onkologische Zentren im jeweiligen Kanton wenden.
**Fazit**: Das Lungenkrebsscreening ist eine moderne Form der Vorsorge für Menschen mit erhöhtem Risiko. Es ersetzt nicht den Rauchstopp – dieser bleibt die wichtigste Maßnahme. Aber es bietet eine reale Chance, Lungenkrebs früh zu entdecken und damit die Heilungschancen erheblich zu verbessern.

▼ **Lungenkarzinom-Früherkennung mittels Low-Dose-CT bei COPD:** Die 59-jährige Patientin ist aktive Raucherin (zuletzt reduzierter Konsum, 30 Packungsjahre).
**Links:** Das HRCT ihrer Lunge zeigt einen Herdbefund im Unterlappen (grüner Pfeil).
**Rechts:** PET-CT mit deutlicher Stoffwechselaktivität des Herdes (grüner Pfeil) – hochgradig malignomsuspekt, d.h. es besteht der Verdacht auf einen bösartigen Tumor. Es erfolgte die operative Entfernung des unteren Lungenlappens.

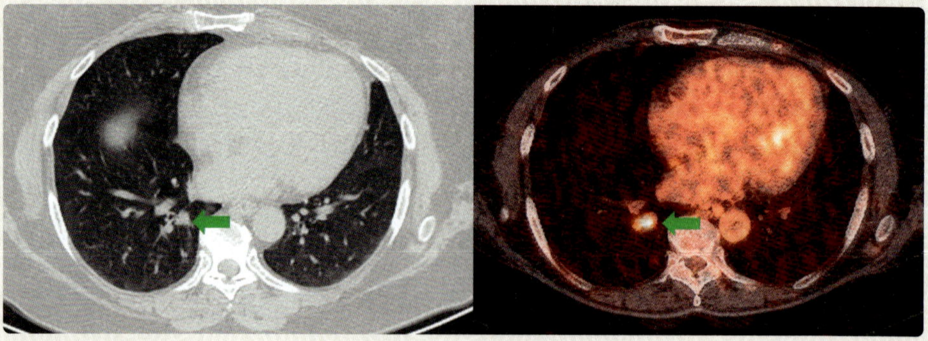

**NUTZUNG VON LUNG IMAGING ZUR FRÜHERKENNUNG:** Aktuelle Entwicklungen zeigen, dass Lungenscreening-Programme, die ursprünglich für die Früherkennung von Lungenkrebs entwickelt wurden, auch effektiv zur Frühdiagnose von COPD eingesetzt werden können (S. 25). Hier ist insbesondere der Nachweis eines Emphysems relevant, aber auch Veränderungen der Bronchien durch eine chronische Bronchitis als Teil der COPD. Personen, die in diesen Programmen verdächtige Lungenbefunde zeigen, sollten zusätzlich auf COPD untersucht werden, besonders wenn sie rauchen oder geraucht haben.

## Werte und Tests verstehen

In der Diagnostik und Verlaufsbeobachtung von COPD sind präzise und vielfältige Tests erforderlich, um den Funktionszustand der Lungen, die strukturellen Veränderungen sowie die systemischen Auswirkungen der Erkrankung zu erfassen. Dieser Abschnitt beschreibt ausführlich die wichtigsten Verfahren, deren Ergebnisse und Normwerte.

### Lungenfunktionstests: Ein Überblick über Verfahren und Parameter

Lungenfunktionstests sind essenziell, um die Atemkapazität und -effizienz der Lunge zu beurteilen. Sie helfen, die Schwere einer COPD zu bestimmen, das Fortschreiten der Krankheit zu überwachen und die Therapie anzupassen. Zu den wichtigsten Tests gehören die Spirometrie, die Bodyplethysmographie und die Messung der Diffusionskapazität.

**SPIROMETRIE: DIE STANDARDUNTERSUCHUNG IN DER LUNGENFUNKTIONSDIAGNOSTIK**
Die Spirometrie ist die Standarduntersuchung zur Diagnose und Überwachung von COPD. Sie misst das Volumen und die Geschwindigkeit der Luft, die ein- und ausgeatmet werden kann. Diese Untersuchung ist auch in Hausarztpraxen möglich und bietet eine einfache, aber effektive Möglichkeit, obstruktive Atemwegserkrankungen zu erkennen. Komplexere Lungenfunktionsdiagnostik, wie die Bodyplethysmographie oder die Messung der Diffusionskapazität, erfolgt in der Regel durch eine Lungenfachärztin bzw. einen Lungenfacharzt.

- **$FEV_1$** (forciertes exspiratorisches Volumen in 1 Sekunde): Dies ist die Luftmenge, die in der ersten Sekunde einer forcierten Ausatmung nach maximaler Einatmung ausgeatmet werden kann. $FEV_1$ ist ein zentraler Parameter zur Beurteilung des Schweregrads der Atemwegsobstruktion bei COPD. Ein erniedrigter $FEV_1$-Wert zeigt eine Verengung der Atemwege an.
- **FVC** (forcierte Vitalkapazität): Dies ist das Gesamtvolumen der Luft, das nach einer maximalen Einatmung forciert ausgeatmet werden kann. Bei Menschen mit COPD ist die FVC häufig vermindert, was auf eine eingeschränkte Lungenfunktion hinweist.
- **$FEV_1$-FVC-Verhältnis**: Das Verhältnis von $FEV_1$ zu FVC wird verwendet, um das Vorliegen einer Atemwegsobstruktion zu bestätigen. Ein $FEV_1$-FVC-Verhältnis von weniger als 0,7 nach Bronchodilatation passt zum Vorliegen von COPD.

Normwerte der Spirometrie:

- **$FEV_1$**: Normalerweise beträgt das $FEV_1$ mehr als 80 Prozent des Sollwerts, der auf Alter, Geschlecht, Größe und ethnischer Zugehörigkeit basiert.
- **FVC**: Auch die FVC sollte mehr als 80 Prozent des Sollwerts betragen.
- **$FEV_1$-FVC-Verhältnis**: Ein Wert von 0,7 oder höher gilt als normal.

Erweiterte Spirometrie-Parameter:

- **PEF** (Peak Expiratory Flow): Der maximale Luftfluss während einer forcierten Ausatmung. Ein niedriger PEF kann auf eine erhebliche Obstruktion hinweisen.
- **FEF25–75** (Forciertes exspiratorisches Flussvolumen zwischen 25 Prozent und 75 Prozent der FVC): Dieser Parameter gibt den mittleren exspiratorischen Fluss in der mittleren Phase der forcierten Exspiration an und ist ein empfindlicher Marker für eine frühzeitige Atemwegsobstruktion.

**BODYPLETHYSMOGRAPHIE: PRÄZISE MESSUNGEN IN DER KABINE** Die Bodyplethysmographie, auch als Ganzkörperplethysmographie bekannt, ist ein fortschrittlicher Lungenfunktionstest, der eine genauere Messung der Lungenvolumina und des Atemwegswiderstands ermöglicht. Im Gegensatz zur Spirometrie, die oft in Hausarztpraxen durchgeführt wird, erfolgt die Bodyplethysmographie typischerweise in einer spezialisierten Lungenarztpraxis oder einem Krankenhaus. Dabei sitzt der Patient bzw. die Patientin in einer geschlossenen, durchsichtigen Kammer, die oft als »Telefonhäuschen« beschrieben wird.

Warum die Kabine? Die Bodyplethysmographie misst die Druckschwankungen innerhalb der Kabine, die durch die Atembewegungen des Betroffenen verursacht werden. Diese Druckschwankungen sind äußerst gering, weshalb sehr empfindliche Instrumente benötigt werden, um sie genau zu erfassen. Diese Messungen ermöglichen eine genaue Bestimmung der Lungenvolumina und des Atemwegswiderstands.

**TLC (TOTALE LUNGENKAPAZITÄT):** TLC repräsentiert das gesamte Luftvolumen, das die Lunge nach maximaler Einatmung aufnehmen kann. Eine erhöhte TLC deutet oft auf eine Lungenüberblähung hin, die bei fortgeschrittener COPD häufig vorkommt.

Normwerte:

- 80 bis 120 Prozent des Sollwerts gelten als normal.
- Werte über 120 Prozent weisen auf eine Überblähung hin.

**RV (RESIDUALVOLUMEN):** RV ist das Luftvolumen, das nach maximaler Ausatmung in der Lunge verbleibt. Ein erhöhtes RV zeigt an, dass die Lunge nicht vollständig entleert werden kann, was typisch für COPD ist.

Normwerte:

- Normal sind 75 bis 120 Prozent des Sollwerts.
- Werte über 120 Prozent deuten auf Luftfang und Überblähung hin.

**FRC (FUNKTIONELLE RESIDUALKAPAZITÄT):** FRC misst das Luftvolumen, das nach normaler Ausatmung in der Lunge verbleibt. Erhöhte Werte sind typisch für COPD-Patientinnen und -Patienten mit Lungenüberblähung.

Normwerte:

- 75 bis 120 Prozent des Sollwerts sind normal.

**FUNKTIONSWEISE DES PNEUMOTACHOGRAPHEN:** Der Pneumotachograph ist ein wichtiges Gerät in der Bodyplethysmographie und der Spirometrie. Er misst den Luftstrom, indem er den Druckunterschied über einen Widerstand hinweg aufzeichnet, während der Patient oder die Patientin ein- und ausatmet. Diese Druckunterschiede werden in elektrische Signale umgewandelt, die dann in Volumen- und Flusskurven dargestellt werden. Der Pneumotachograph ermöglicht somit eine präzise Erfassung der Atemmechanik, die für die Diagnose und Überwachung von COPD von großer Bedeutung ist.

**DIFFUSIONSKAPAZITÄT DER LUNGE FÜR KOHLENMONOXID (DLCO):** Die Diffusionskapazität der Lunge (DLCO) misst die Fähigkeit der Lunge, Gase – insbesondere Sauerstoff – aus den Lungenbläschen (Alveolen) ins Blut zu übertragen. Der DLCO-Test ist besonders nützlich, um die Schwere des Emphysems, einer häufigen Form der COPD, zu beurteilen.

**DURCHFÜHRUNG DES DLCO-TESTS:** Beim DLCO-Test inhaliert der Patient bzw. die Patientin eine sehr geringe Menge Kohlenmonoxid (CO) zusammen mit einem zweiten, nicht diffundierenden Gas wie Helium oder Methan. Das Kohlenmonoxid wird im Blut durch das Hämoglobin (den roten Blutfarbstoff) sehr schnell aufgenommen. Da die Menge des eingeatmeten Kohlenmonoxids extrem gering ist, ist der Test völlig unbedenklich – die aufgenommene Menge ist viel kleiner als die Menge, die beim Rauchen einer Zigarette aufgenommen wird. Kohlenmonoxid ist allerdings nur einer von vielen schädlichen Stoffen, die in Zigaretten enthalten sind.

#### WARUM IST DIE DIFFUSION EINGESCHRÄNKT?

Bei einem Emphysem, einer häufigen Form der COPD, werden die feinen, mikroskopisch kleinen Lungenbläschen, in denen der Gasaustausch normalerweise stattfindet, zerstört. An ihrer Stelle bilden sich größere, weniger effiziente Blasen (sogenannte »Bullae«). Diese größeren Blasen haben im Verhältnis zu ihrem Volumen eine wesentlich geringere Oberfläche als die winzigen Alveolen, was bedeutet, dass weniger Sauerstoff aus der Luft ins Blut gelangt. Dies führt zu einer reduzierten Diffusionskapazität der Lunge.

**MESSUNG DES ALVEOLARVOLUMENS (VA):** Zusätzlich wird durch das nicht diffundierbare Gas (Helium oder Methan) das Volumen der Lungenbläschen (Alveolarvolumen) bestimmt. Dies ist ein wichtiger Parameter zur Beurteilung der Lungenkapazität und -struktur, insbesondere bei Menschen, bei denen die Lungenbläschen durch das Emphysem geschädigt sind.

Normwerte der Diffusionskapazität:

- DLCO: Ein normaler DLCO-Wert liegt bei 80 bis 120 Prozent des Sollwerts.
- DCLO/VA: Das Verhältnis zwischen Diffusionskapazität und Alveolarvolumen sollte ebenfalls in einem normalen Bereich liegen, um eine gesunde Lungenfunktion anzuzeigen.

**FAZIT**

Das Verständnis der Lungenfunktionstests, der radiologischen Befunde und der Laborwerte ist entscheidend, um COPD korrekt zu diagnostizieren, den Krankheitsverlauf zu überwachen und die Therapie anzupassen.

# THERAPIEOPTIONEN

Zur Behandlung von COPD eignen sich verschiedene Therapien, von inhalativen Medikamenten über Sauerstofftherapie bis hin zu chirurgischen Eingriffen. Ziel ist es, Symptome zu lindern und das Fortschreiten der Erkrankung zu verlangsamen.

Die Behandlung der COPD hat in den letzten Jahrzehnten erhebliche Fortschritte gemacht, insbesondere durch die Entwicklung und Verfeinerung inhalativer Medikamente.

## Inhalative Medikamente bei COPD

Das Besondere dieser Medikamente besteht darin, dass sie durch die optimale Kombination von Wirkstoff und Inhalationsgerät ihre Wirkung entfalten. Sie stellen die bevorzugte Behandlungform dar, da sie durch Inhalation direkt in die Atemwege gelangen. In diesem Kapitel werden die verschiedenen Medikamentengruppen und ihre Anwendung bei COPD ausführlich beschrieben.

### Welche Vorteile hat die Inhalationstherapie?

Ich bekomme häufig die Frage gestellt, ob es nicht auch eine Tablette gebe, wenn ich eine inhalative Therapie vorschlage. Dabei ist es wichtig zu betonen, dass die Inhalationstherapie viele Vorteile bietet:

- **Gezielte Wirkung**: Inhalative Medikamente wirken direkt an den Stellen, die von der Erkrankung betroffen sind. Die gezielte Wirkung ermöglicht eine schnellere und effektivere Linderung der Symptome wie Atemnot und Husten.
- **Geringere systemische Nebenwirkungen**: Im Vergleich zu oral oder intravenös verabreichten Medikamenten, die im ganzen Körper verteilt werden, haben inhalative Medikamente eine deutlich geringere sys-

INFO

## Welche modernen Inhalatoren werden heute eingesetzt?

Fortschrittliche Inhalationsmethoden haben die Therapie von COPD revolutioniert und ermöglichen eine bessere Kontrolle der Symptome bei weniger Nebenwirkungen:

**Dosieraerosole:** Diese Geräte setzen bei Betätigung eine festgelegte Menge an Medikament frei. Sie sind kompakt und bieten eine schnelle und effektive Verabreichung des Medikaments. Sie erfordern jedoch eine gute Koordination zwischen dem Auslösen des Aerosols und dem Einatmen.

**Trockenpulverinhalatoren:** Diese Geräte nutzen die Atemkraft des Patienten oder der Patientin, um das Medikament in die Lunge zu transportieren. Sie sind besonders nützlich, da sie keine Treibmittel benötigen und eine hohe Dosisstabilität bieten.

**Vernebler:** Vernebler wandeln flüssige Medikamente in einen feinen Nebel um, der tief in die Lunge inhaliert werden kann. Sie sind besonders bei Menschen mit schwerer COPD oder bei Exazerbationen nützlich, da sie eine hohe Dosis des Medikaments über eine längere Inhalationszeit abgeben können.

temische Wirkung. Das bedeutet, dass das Risiko von Nebenwirkungen in anderen Organen und Systemen wie dem Herz-Kreislauf-System oder dem Verdauungstrakt deutlich reduziert ist. Die Lunge wiegt etwa 500–1200 Gramm, was ca. 0,5–1,0 Prozent des Körpergewichts entspricht. Es bietet sich also an, gezielt diesen Anteil des Körpers zu behandeln.

— **Moderne Inhalationstechnologien:** Die Entwicklungen in der Inhalationstechnologie haben es ermöglicht, dass die Wirkstoffe heute in feinster Form in die Lunge gelangen, dort gleichmäßig verteilt werden und bis in die kleinsten Atemwege hinein wirken. Diese Technologien umfassen Dosieraerosole, Pulverinhalatoren und Vernebler, die eine genaue Dosierung und eine optimale Verteilung des Medikaments in der Lunge sicherstellen. Auf die verschiedenen Inhalationsgeräte und ihre Vor-und Nachteile werden wir an anderer Stelle noch genauer eingehen (S. 38).

### Bronchodilatatoren: Bronchienerweiternde Medikamente als Basistherapie

Bronchodilatatoren sind die zentrale Säule der COPD-Therapie. Sie wirken, indem sie die Muskeln um die Atemwege entspannen und so die Atemwege erweitern. Dadurch erleichtern sie das Atmen und lindern Atemnot. Bronchodilatatoren werden hauptsächlich inhalativ verabreicht, damit sie direkte Wirkung auf die Atemwege erzielen und systemische Nebenwirkungen minimieren.

#### Beta-2-Agonisten: Nachahmung des Adrenalins

Beta-2-Agonisten sind eine Klasse von Bronchodilatatoren, die die Wirkung des körpereigenen Hormons Adrenalin nachahmen. Adrenalin ist ein Stresshormon, das im Körper in Situationen ausgeschüttet wird, die zu einer »Kampf-oder-Flucht«-Reaktion führen. Einer der physiologischen Effekte von Adrenalin ist die Erweiterung der Bronchien, um die Atmung zu erleichtern. Beta-2-Agonisten wurden so entwickelt, dass sie gezielt den Beta-2-Rezeptor in den Atemwegen aktivieren und somit eine Bronchodilatation (Erweiterung der Bronchien) bewirken. Der Begriff Beta-2 wird betont, weil es weitere Rezeptoren für das Adrenalin gibt. So führen Alpha-Rezeptoren zu einer Verengung der Blutgefäße (Vasokonstriktion), was den Blutdruck erhöht. Beta-1-Rezeptoren andererseits kommen hauptsächlich im Herzen vor und führen bei Aktivierung zu einer Steigerung der Herzfrequenz und der Kontraktionskraft des Herzens.

Moderne Beta-2-Agonisten wirken vor allem auf den Beta-2-Rezeptor (in einem Verhältnis von bis zu 200:1), wodurch unerwünschte Wirkungen wie eine Tachykardie (Herzrasen) minimiert werden. Allerdings kann es auch bei diesen Medikamenten zu Herzklopfen kommen, wenn auch deutlich weniger als bei älteren Generationen.

#### SABA (SHORT-ACTING BETA2-AGONISTS, AUF DEUTSCH: KURZWIRKSAME BETA-2-AGONISTEN):

- **Wirkstoffbeispiele**: Salbutamol, Fenoterol (mit der Endung »-ol«)
- **Wirkweise:** SABA beginnen ihre Wirkung bereits 2 bis 5 Minuten nach der Inhalation, was sie ideal für die schnelle Linderung von Atemnot macht. Ihr Wirkungshöhepunkt tritt nach etwa 15 Minuten ein, und die Hauptwirkung hält etwa 2 Stunden an. Danach lässt die Wirkung allmählich nach, wobei die Bronchodilatation insgesamt 4 bis 6 Stunden anhält.
- **Anwendung:** SABA werden hauptsächlich zur akuten Behandlung von Atemnot eingesetzt und sind die erste Wahl bei plötzlichen Atembeschwerden, da sie schnell wirken und effektiv sind. Zusätzlich können sie präventiv vor körperlicher Anstrengung genutzt werden, um Atembeschwerden vorzubeugen. Während der Körper bei Belastung bereits Adrenalin ausschüttet, unterstützen SABA diese natürliche Bronchodilatation und sorgen dafür, dass die Atemwege maximal offen bleiben. Eine regelmäßige, zu häufige Anwendung, beispielsweise alle 2 bis 3 Stunden, wäre jedoch, außer in der Exazerbation ärztlich verordnet, nicht ratsam, da dies den Körper unter ständigen Stress setzen würde. Dies könnte zur Tachyphylaxie führen, einem Zustand, bei dem die Beta-2-Rezeptoren auf den Zellen unempfindlicher werden. Dies geschieht, indem die Rezeptoren nach wiederholter Stimulation vermehrt in das Zellinnere verlagert (internalisiert) werden und dadurch weniger verfügbar sind, um auf die Medikamente zu reagieren. Infolgedessen nimmt die Wirksamkeit der SABAs ab, was zu einer verminderten Bronchodilatation führen kann.

#### LABA (LANGWIRKSAME BETA-2-AGONISTEN):

- **Wirkstoffbeispiele:** Formoterol, Salmeterol, Indacaterol, Olodaterol, Vilanterol (erkennbar an der Endung »-terol«)
- **Wirkweise:** LABA wirken über 12 bis 24 Stunden und werden regelmäßig eingesetzt, um die Atemwege langfristig offen zu halten und Symptome zu reduzieren. Während die erste Generation von LABA, wie Salmeterol, eine langanhaltende Wirkung von etwa 12 Stunden bietet, ist der Wirkbeginn langsamer, was sie weniger geeignet für die schnelle Linderung von Symptomen macht. Formoterol, ebenfalls mit einer Wirkungsdauer von 12 Stunden, ist besonders wertvoll, da es schnell wirkt und so sowohl zur Dauertherapie als auch zur akuten Symptomlinderung eingesetzt werden kann. Die neueste Generation von LABA, wie Indacaterol, Olodaterol und Vilanterol, bietet eine Wirkung von bis zu 24 Stunden und muss daher nur einmal täglich eingenommen werden. Die Gruppe nennt man daher auch ultralang wirksame Beta-Agonisten (ULABA).

INFO

## Expertenwissen zu LABA:

- **Salmeterol** ist eine sehr lipophile (fettlösliche) Substanz, die sich zunächst in der Plasmamembran der Zellen anreichert und dann sekundär über die Beta-2-Rezeptoren wirkt. Diese Eigenschaft erklärt den langsameren Wirkbeginn, aber auch die langanhaltende Wirkung.
- **Formoterol** hingegen wirkt nach einem anderen Prinzip: Es zeigt eine schnelle Bindung an die Beta-2-Rezeptoren, nur wenig langsamer als Salbutamol (ein SABA), löst sich aber nur sehr langsam wieder von den Rezeptoren, was die lange Wirkungsdauer von etwa 12 Stunden ermöglicht.
- Die Ultra-LABA (ULABA) wie **Indacaterol**, **Olodaterol** und **Vilanterol** wurden noch weiter optimiert, um eine einmal tägliche Anwendung zu ermöglichen, indem ihre Bindungsdynamik und Lipophilie gezielt verbessert wurden.
- Ein wichtiger Aspekt im Studienprogramm dieser LABA war es, sicherzustellen, dass keine **Tachyphylaxie** auftritt, also kein Wirkungsverlust bei langfristiger Anwendung. Auch nach einem halben Jahr der Therapie zeigte sich, dass die Lungenfunktion unmittelbar vor der nächsten Dosis (Tal-$FEV_1$) verbessert war, was die Nachhaltigkeit der Wirkung bestätigt.

- **Anwendung:** Tägliche Anwendung, meist in Kombination mit anderen Medikamenten. LABA sind für die Dauertherapie gedacht, sie sollen eine konstante Bronchodilatation gewährleisten und die Lebensqualität der Patientinnen und Patienten verbessern.

### Anticholinergika: Hemmung des Parasympathikus

Anticholinergika wirken durch Hemmung des Parasympathikus, des Teils des Nervensystems, der die Ruhe- und Verdauungsfunktionen reguliert. Diese Medikamente blockieren die Wirkung von Acetylcholin, einer Substanz, die über den Nervus vagus (den Hauptnerv des Parasympathikus) die Muskeln der Bronchien zur Kontraktion anregt. In der Lunge ist insbesondere der M3-Rezeptor für die Verengung der Atemwege verantwortlich. Anticholinergika blockieren diesen Rezeptor und verhindern so die verengende Wirkung von Acetylcholin auf die Atemwege. Die Namen der Substanzen enden in der Regel auf »-ium«.

#### SAMA (»SHORT-ACTING MUSCARINIC ANTAGONISTS« – KURZWIRKSAME ANTICHOLINERGIKA):

- **Wirkstoff:** Ipratropiumbromid
- **Wirkweise:** SAMA blockieren die Wirkung von Acetylcholin an den muskarinischen Rezeptoren, was zu einer Bronchodilatation führt. Die Wirkung setzt nach ca. 5 Minuten ein, wobei die Hauptwirkung nach 20 bis 30 Minuten eintritt und etwa 4 bis 6 Stunden anhält. Ipratropiumbromid ist ein typisches Beispiel für ein kurzwirksames Anticholinergikum, das häufig in der Akuttherapie oder ergänzend zu SABA eingesetzt wird. Im Vergleich zu SABA setzt die Wirkung von SAMA etwas langsamer ein, sie werden jedoch oft besser vertragen. SAMA reduzieren auch die Aktivität der

bronchialen Drüsen, was zu einer verminderten Schleimproduktion führt.
- **Verträglichkeit:** Moderate Mundtrockenheit ist eine häufige Nebenwirkung, während Harnverhalt und Sehstörungen seltener auftreten. Tachykardie (schneller Puls) kommt weniger häufig vor als bei SABA.
- **Anwendung:** Ipratropiumbromid ist nur in flüssiger Form erhältlich und wird entweder als Inhalationslösung oder als Dosieraerosol verabreicht. Ein Pulverinhalator steht für diesen Wirkstoff nicht zur Verfügung.

### LAMA (LANGWIRKSAME ANTICHOLINERGIKA):

- **Wirkstoffbeispiele:** Tiotropium, Glycopyrronium, Umeclidinium, Aclidinium (alle Namen enden auf »-ium«)
- **Wirkweise:** LAMA blockieren die Wirkung von Acetylcholin an den muskarinischen Rezeptoren und wirken bis zu 24 Stunden, wobei sie die Bronchien erweitern und die Schleimproduktion in den bronchialen Drüsen reduzieren. Die Wirkung beginnt nach wenigen Minuten, die Hauptwirkung setzt nach etwa 30 Minuten ein. Sie sind besonders wirksam zur Verhinderung von Exazerbationen, verbessern die Lungenfunktion, lindern Symptome und erhöhen die körperliche Belastungsfähigkeit.
- **Verträglichkeit:** LAMA sind in der Regel gut verträglich. Nebenwirkungen wie Mundtrockenheit können auftreten, sind jedoch meist moderat.
- **Anwendung:** LAMA werden regelmäßig einmal oder zweimal täglich angewendet, oft in Kombination mit einem langwirksamen Beta-Agonisten (LABA) zur optimalen Kontrolle der COPD-Symptome. Vorsicht ist bei einer Variante des grünen Stars geboten, dem »Winkelblockglaukom«. In seltenen Fällen kann ein akuter Anstieg des Augeninnendrucks ausgelöst werden.

## Kortikosteroide: Entzündungshemmung in den Atemwegen

Inhalative Kortikosteroide (ICS) sind eine zentrale Säule in der Behandlung von Asthma und eine wichtige Option in der Behandlung von COPD, besonders wenn eine entzündliche Komponente vorliegt. Diese inhalativen Medikamente wirken durch die Hemmung der Entzündungsprozesse in den Atemwegen, die bei COPD häufig eine Verschlechterung der Symptome verursachen. Sie verringern die Produktion von entzündungsfördernden Botenstoffen und reduzieren die Ansammlung von entzündlichen Zellen in den Atemwegen. Dies führt zu einer Reduzierung von Schwellungen und Schleimbildung sowie einer Verringerung der Hyperreaktivität der Bronchien.

### ICS (INHALATIVE KORTIKOSTEROIDE):

- **Wirkstoffbeispiele:** Budesonid, Fluticason, Beclometason, Mometason
- **Wirkweise:** ICS wirken gezielt in den Atemwegen, wo sie die Entzündung hemmen. Sie reduzieren die Produktion von entzündungsfördernden Zytokinen und verhindern die Infiltration von Entzündungszellen, was zu einer Verringerung der Schwellung und der Schleimproduktion führt. Dadurch wird die Lungenfunktion verbessert, die Symptome werden gelindert und das Risiko von Exazerbationen wird verringert. Bei Patientinnen und Patienten mit hohen Eosinophilenzahlen im peripheren Blut zeigen ICS besonders gute Ergebnisse, da diese eine stärkere entzündliche Komponente besitzen.
- **Verträglichkeit:** Inhalative Kortikosteroide sind in der Regel gut verträglich. Häufige Nebenwirkungen sind Mundtrockenheit, Heiserkeit und orale Pilzinfektionen (Mundsoor). Diese Nebenwirkungen lassen sich durch das Spülen des Mundes nach der

Anwendung reduzieren. Eine potenzielle Nebenwirkung ist eine erhöhte Pneumonierate, besonders bei älteren Erkrankten oder solchen mit stark eingeschränkter Lungenfunktion. Trotz dieser Bedenken sollten Menschen mit COPD keine Angst vor ICS haben, da der Nutzen bei der Verringerung von COPD-Exazerbationen oft überwiegt, insbesondere in gut überwachten Therapien.

- **Anwendung:** ICS werden in der Regel ein- oder zweimal täglich angewendet. Bei Asthma sind ICS unverzichtbar und bilden oft die Basistherapie. Bei COPD hingegen sind sie optional und nur in Kombination mit anderen Medikamenten wie langwirksamen Beta-Agonisten (LABA) sinnvoll. Diese Kombinationen helfen, sowohl die entzündungshemmende als auch die bronchienerweiternde Wirkung zu maximieren und die Symptomkontrolle sowie die Prävention von Exazerbationen zu verbessern.
- **Neue Entwicklungen:** Eine der neuesten Entwicklungen in der COPD-Therapie ist die Einführung der Triple-Therapie, die ICS, LABA und LAMA in einem Inhalator kombiniert (s. u.). Diese Therapieform bietet umfassenden Schutz gegen Exazerbationen und verbessert die Lungenfunktion und die Lebensqualität der Patientinnen und Patienten, insbesondere wenn sie unter häufigen Exazerbationen leiden oder hohe Eosinophilenzahlen aufweisen.

Inhalative Kortikosteroide (ICS) sind bei der Therapie von COPD nicht für alle Patientinnen und Patienten erforderlich, sondern sollten gezielt eingesetzt werden, wenn bestimmte Indikationen vorliegen. Ein entscheidender Faktor für den Einsatz von ICS ist eine gleichzeitige Asthmaerkrankung. Bei Menschen, die sowohl an COPD als auch an Asthma leiden, ist die Gabe von ICS unerlässlich, vorzugsweise in Form einer Triple-Therapie, die ICS, einen langwirksamen Beta-Agonisten (LABA) und einen langwirksamen Muskarin-Antagonisten (LAMA) kombiniert. Diese Kombinationstherapie hilft, die entzündlichen Prozesse sowohl bei Asthma als auch bei COPD zu kontrollieren, und bietet einen umfassenden Schutz vor Exazerbationen.

Darüber hinaus ist der Einsatz von ICS besonders sinnvoll zur Prävention von Exazerbationen bei COPD-Patientinnen und -Patienten mit erhöhten Eosinophilenzahlen im Blut. Besonders bei einer Eosinophilenzahl von über 300 Zellen/µl zeigt sich eine gute Wirksamkeit von ICS, da die Erkrankten dann tendenziell stärker von einer entzündungshemmenden Therapie profitieren. Bei Eosinophilenzahlen unterhalb von 300 Zellen/µl ist der Nutzen von ICS weniger eindeutig und unterhalb von 100 wahrscheinlich nicht mehr vorhanden.

INFO

## Fragen Sie Dr. House: Die richtige Anwendung ist entscheidend

Es gibt eine bekannte Szene aus der Fernsehserie »Dr. House«, in der eine Patientin über Atemprobleme klagt, obwohl sie ein vom Arzt verschriebenes Dosieraerosol benutzt. Als House nachfragt, wie sie es angewendet hat, erwidert sie, sie sei ja nicht dumm, und demonstriert, wie sie das Dosieraerosol links und rechts am Hals – wie ein Parfum – auf ihre Haut sprüht. Wir sehen: Selbst die besten Medikamente können bei falscher Anwendung nicht wirken.

## Inhalationsgeräte: Anleitung und Tipps zur Verwendung

Bei der Behandlung von COPD werden, wie zuvor beschrieben, inhalative Therapien bevorzugt. Hier gibt es eine Reihe von Vorteilen, insbesondere durch die gezielte Wirkung direkt am richtigen Ort. Allerdings gibt es auch Herausforderungen bei der Anwendung. Die richtige Handhabung der Inhalationsgeräte ist entscheidend für den Behandlungserfolg und es kann zu Problemen kommen, wenn sie nicht korrekt verwendet werden.

Ein Beispiel verdeutlicht, wie auch erfahrene Anwender in Schwierigkeiten geraten können: Ein Bekannter, der Patientinnen und Patienten in der richtigen Inhalationstechnik schult und selbst Asthma hat, bemerkte, dass sein Pulverinhalator plötzlich nicht mehr so effektiv war wie zuvor. Er begann daraufhin, bei jeder Inhalation mit maximaler Geschwindigkeit zu ziehen, um die volle Dosis zu inhalieren. Doch das führte dazu, dass das Pulver stark verwirbelt wurde und sich hauptsächlich im Rachen absetzte, anstatt in die Bronchien zu gelangen. Die Lehre daraus ist, dass es nicht auf die Stärke, sondern die Technik bei der Inhalation ankommt.

Es gibt verschiedene Arten von Inhalationsgeräten, die jeweils unterschiedliche Vor- und Nachteile haben (Kasten unten). Die Wahl des richtigen Geräts hängt von verschiedenen Faktoren ab, einschließlich der Art des Medikaments, der Fähigkeit des Patienten, das Gerät korrekt zu bedienen, und den persönlichen Vorlieben.

### Dosieraerosole (Metered Dose Inhalers, MDI)

Dosieraerosole sind kompakte, druckbetriebene Geräte, die bei Betätigung eine festgelegte Menge eines Medikaments in Form eines feinen Sprays freisetzen.

- **Funktionsweise:** Das Medikament wird in einem unter Druck stehenden Behälter gespeichert und bei Betätigung des Geräts als Aerosol freigesetzt. Sie müssen das Aerosol tief einatmen, um sicherzustellen, dass das Medikament die unteren Atemwege erreicht.
- **Anwendung:** Schütteln Sie das Dosieraerosol kräftig vor jeder Anwendung.

INFO

### Pulverinhalatoren und Dosieraerosole: Vor- und Nachteile

**Pulverinhalatoren** werden häufig bevorzugt, weil sie keine Koordination zwischen dem Auslösen und der Inhalation erfordern, wie es bei Dosieraerosolen notwendig ist. Bei einem Pulverinhalator genügt es, zügig (aber nicht rasend schnell) und tief einzuatmen, um das Medikament aufzunehmen. Dies hat den Vorteil, dass auch Erkrankte, die Schwierigkeiten mit der Koordination haben, das Medikament effektiv einnehmen können.

**Dosieraerosole** verwenden ein Treibmittel, um das Medikament in die Lunge zu befördern. Hier ist es wichtig, dass die Patientin oder der Patient das Aerosol zu Beginn eines langsamen, tiefen Atemzuges auslöst, was eine gewisse Koordination erfordert. Dies kann für ältere oder geschwächte Patienten schwierig sein.

Die Wahl des richtigen Geräts hängt also von den individuellen Fähigkeiten des Patienten oder der Patientin ab.

1. Atmen Sie vollständig aus, setzen Sie das Mundstück des Inhalators an die Lippen und drücken Sie den Auslöser des Geräts, während Sie gleichzeitig tief einatmen.
2. Halten Sie den Atem für 5 bis 10 Sekunden an, um das Medikament in der Lunge zu halten.
3. Atmen Sie langsam aus.

— **Tipps:** Wenn Probleme mit der Koordination bestehen, können Sie einen Spacer verwenden. Dabei handelt es sich um eine Kunststoffkammer, die in mehreren Atemzügen leer geatmet wird.

Norfluran, auch bekannt als HFA-134a, ist ein häufig verwendetes Treibmittel in Dosieraerosolen (DA). Es ist ein Fluorkohlenwasserstoff (HFA), der die Ozonschicht nicht schädigt, jedoch ein erhebliches Treibhauspotenzial besitzt. Das »Global Warming Potential« von Norfluran beträgt 1530, es ist also um diesen Faktor klimaschädlicher als die gleiche Menge $CO_2$. Die Suche nach umweltfreundlicheren Alternativen zu Norfluran ist im Gange. Es ist wichtig zu betonen, dass die Verwendung von Inhalationsgeräten ohne Treibmittel, wie Pulverinhalatoren, eine umweltfreundlichere Option darstellt. Auch der sogenannte Respimat, bei dem ein feiner Sprühnebel erzeugt wird, stellt eine Option dar. Hier wird das Aerosol mechanisch mit Hilfe einer Feder erzeugt.

### Pulverinhalatoren

Pulverinhalatoren setzen das Medikament in Pulverform frei und nutzen den Atemstrom des Patienten bzw. der Patientin, um das Pulver in die Lunge zu transportieren. Sie sind einfach zu bedienen und benötigen kein Treibmittel.

— **Funktionsweise:** Das Medikament wird als feines Pulver freigesetzt, wenn Sie durch das Gerät einatmen. Da der Inhalator keinen Druckmechanismus hat, ist es wichtig, dass Sie kräftig und tief einatmen, um das Medikament in die Lunge zu transportieren.

— **Anwendung:**
1. Laden Sie das Gerät gemäß den Anweisungen (oft durch Drehen eines Rades oder Drücken eines Hebels).
2. Atmen Sie vollständig aus, halten Sie das Gerät horizontal oder nach Herstellerangaben leicht nach unten und setzen Sie das Mundstück an die Lippen.
3. Atmen Sie tief und kräftig durch den Inhalator ein.
4. Halten Sie den Atem für etwa 10 Sekunden an und atmen Sie dann langsam aus.

— **Tipps:** Achten Sie darauf, den Inhalator nicht zu kippen oder zu schütteln, nachdem das Pulver geladen wurde, um den Verlust der Dosis zu vermeiden. Die Lagerung ist meist unproblematisch, allerdings sollte der Ort keine zu hohe Luftfeuchtigkeit haben, da Feuchtigkeit das Pulver verklumpen kann. Atmen Sie beim Inhalieren kräftig, aber nicht mit maximaler Geschwindigkeit ein, um eine zu starke Verwirbelung in den oberen Atemwegen (Rachen, Kehlkopf) zu vermeiden.

### Vernebler

Vernebler sind Geräte, die flüssige Medikamente in ein Aerosol umwandeln, das dann über eine Maske oder ein Mundstück eingeatmet wird. Sie sind besonders nützlich für Menschen mit schwerer COPD oder bei akuten Exazerbationen, da sie über eine längere Zeit eine hohe Dosis des Medikaments abgeben können.

— **Funktionsweise:** Ein Kompressor erzeugt Luftdruck, der die flüssige Medikation in winzige Tröpfchen (Nebel) umwandelt. Der Patient oder die Patientin inhaliert den Nebel vorzugsweise über ein Mundstück (Maske bei Kindern oder wenn gleichzeitig die Nase mitbehandelt werden soll). Zusätzlich gibt

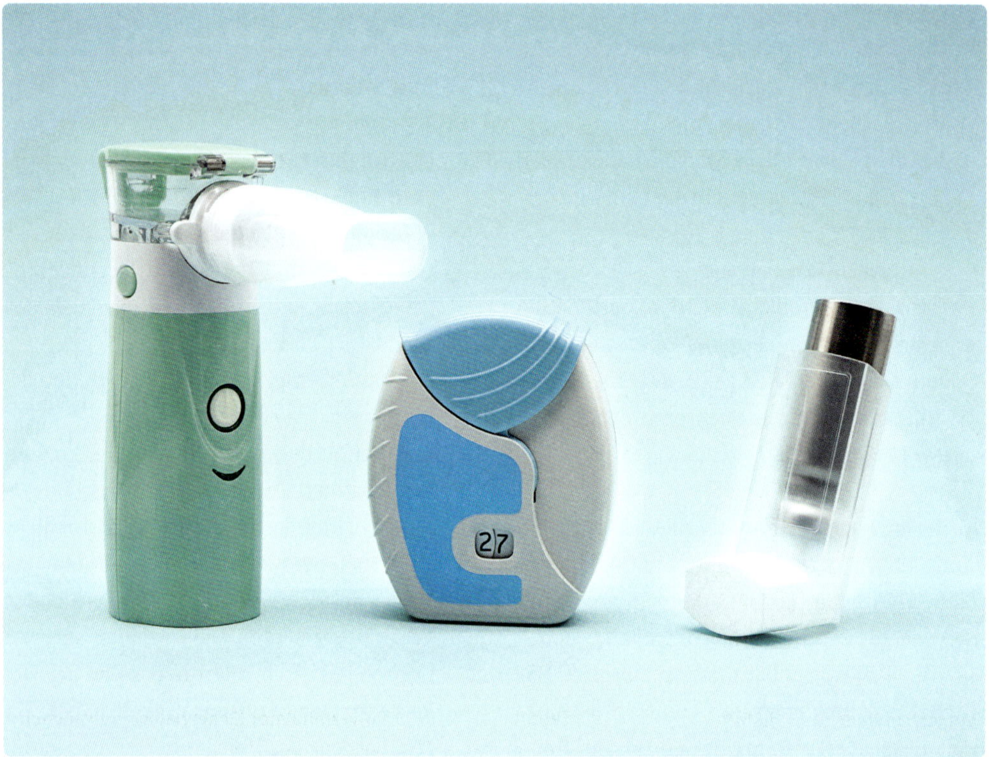

Inhalationsgeräte: Vernebler, Pulverinhalator, Dosieraerosol (von links)

es Membranvernebler, die wie ein Lautsprecher arbeiten. Sie verwenden hochfrequente Ultraschallschwingungen, um die Flüssigkeit in besonders feine Tröpfchen zu zerstäuben. Diese Geräte sind nicht nur leise, sondern meist auch kleiner und effektiv bei der Abgabe des Medikaments. Ein Nachteil ist jedoch, dass Membranvernebler keinen Luftdruck erzeugen, was bedeutet, dass sie weniger geeignet sind, wenn man gleichzeitig instabile Atemwege mit zusätzlichen Hilfsmitteln offen halten möchte. Zudem können die kleinen Poren in der Membran verkleben.

- **Anwendung:**

  1. Füllen Sie die verordnete Menge des Medikaments in den Medikamentenbehälter des Verneblers.
  2. Setzen Sie die Maske auf oder nehmen Sie das Mundstück in den Mund.
  3. Schalten Sie das Gerät ein und atmen Sie den Nebel tief und gleichmäßig ein, bis die gesamte Dosis verabreicht ist (dies dauert normalerweise 10 bis 15 Minuten).
  4. Reinigen Sie den Vernebler nach jedem Gebrauch: ausspülen und trocknen. Zusätzlich ist eine regelmäßige Desinfektion etwa in kochendem Wasser empfehlenswert. Beachten Sie dabei die Angaben des Herstellers.
- **Tipps:** Stellen Sie sicher, dass das Gerät regelmäßig gereinigt wird, um eine einwandfreie Funktion zu gewährleisten. Zumeist gibt es jährlich einen »Year-Pack« mit Schlauch und Inhalationskopf.
- Vernebler eignen sich besonders für Patientinnen und Patienten, die Schwierigkeiten mit den Inhalationstechniken bei anderen Geräten haben.

## Inhalative Medikamente zur Behandlung von COPD

| Wirkstoff | Gruppe | Handelsname | Darreichungsformen |
|---|---|---|---|
| **Salbutamol** | SABA | Ventolin, Sultanol | Dosieraerosol, Pulverinhalator (Easyhaler, Novolizer), Inhalationslösung, Tropfen (insbesondere für Kinder) |
| **Fenoterol** | SABA | Berotec | Dosieraerosol, Inhalationslösung |
| **Terbutalin** | SABA | Bricanyl | Pulverinhalator (Turbohaler), intravenös, Inhalationslösung |
| **Ipratropiumbromid** | SAMA | Atrovent | Dosieraerosol, Inhalationslösung |
| **Salbutamol + Ipratropium** | SABA/SAMA-Kombi | Combivent | Dosieraerosol, Inhalationslösung |
| **Fenoterol + Ipratropium** | SABA/SAMA-Kombi | Berodual | Dosieraerosol, Inhalationslösung, Respimat |

| Wirkstoff | Gruppe | Handelsname | Darreichungsformen | Dosierung |
|---|---|---|---|---|
| **Tiotropium** | LAMA | Spiriva | Dosieraerosol, Pulverinhalator (HandiHaler, Respimat) | 1 × täglich |
| **Glycopyrronium** | LAMA | Seebri | Pulverinhalator (Breezhaler) | 1 × täglich |
| **Umeclidinium** | LAMA | Incruse, Rolufta | Pulverinhalator (Ellipta) | 1 × täglich |
| **Aclidinium** | LAMA | Eklira, Bretaris | Pulverinhalator (Genuair) | 2 × täglich |
| **Formoterol** | LABA | Foradil, Oxis | Pulverinhalator (Turbohaler, Aerolizer), Dosieraerosol | 2 × täglich |
| **Salmeterol** | LABA | Serevent | Pulverinhalator (Diskus), Dosieraerosol | 2 × täglich |
| **Indacaterol** | LABA | Onbrez | Pulverinhalator (Breezhaler) | 1 × täglich |
| **Olodaterol** | LABA | Striverdi | Dosieraerosol (Respimat) | 1 × täglich |
| **Vilanterol** | LABA | (nur in Kombinationspräparaten) | Pulverinhalator (Ellipta, in Kombination mit Fluticason als Relvar oder mit Umeclidinium als Anoro) | 1 × täglich |
| **Formoterol + Glycopyrronium** | LABA-LAMA-Kombi | Bevespi | Dosieraerosol | 2 × täglich |
| **Indacaterol + Glycopyrronium** | LABA-LAMA-Kombi | Ultibro | Pulverinhalator (Breezhaler) | 1 × täglich |
| **Olodaterol + Tiotropium** | LABA-LAMA-Kombi | Spiolto | Dosieraerosol (Respimat) | 1 × täglich |
| **Vilanterol + Umeclidinium** | LABA-LAMA-Kombi | Anoro, Laventair | Pulverinhalator (Ellipta) | 1 × täglich |
| **Formoterol + Aclidinium** | LABA-LAMA-Kombi | Duaklir, Brimica | Pulverinhalator (Genuair) | 2 × täglich |

| Wirkstoff | Gruppe | Handelsname | Darreichungsformen | Dosierung |
|---|---|---|---|---|
| **Budesonid/ Formoterol** | ICS/LABA | Symbicort | Inhalationspulver, Dosieraerosol | 160/4.5 µg 2 × 2 Hub täglich |
| **Fluticasonpropionat/ Salmeterol** | ICS/LABA | Viani, Seretide | Inhalationspulver, Dosieraerosol | 500/50 µg 2 × täglich |
| **Fluticasonfuroat/ Vilanterol** | ICS/LABA | Relvar Ellipta | Inhalationspulver | 92/22 µg 1 × täglich |
| **Beclometason/ Formoterol** | ICS/LABA | Foster, Fostair | Inhalationspulver, Dosieraerosol | 100/6 µg 2 × 2 Hub täglich |
| **Fluticasonfuroat/ Umeclidinium/ Vilanterol** | ICS/LABA/LAMA | Trelegy, Elebrato Ellipta | Inhalationspulver | 92/55/22 µg 1 × täglich |
| **Budesonid/ Glycopyrronium/ Formoterol** | ICS/LABA/LAMA | Trixeo Aerosphere | Dosieraerosol | 5/7,2/160 µg 2 × 2 Hub täglich |
| **Beclometason/ Glycopyrronium/ Formoterol** | ICS/LABA/LAMA | Trimbow | Inhalationspulver, Dosieraerosol | 87/5/9 µg 2 × 2 Hub täglich |

## Nichtinhalative Medikamente bei COPD

Nichtinhalative Medikamente wirken im ganzen Körper, nicht nur lokal in den Atemwegen. Dies kann von Vorteil sein, wenn die chronische Entzündung der Atemwege und des Lungengewebes schon fortgeschritten ist und häufige Exazerbationen auftreten. Meist werden diese Medikamente zusätzlich zur inhalativen Therapie eingesetzt.

### Phosphodiesterase-4-Inhibitoren (PDE4-Hemmer): Roflumilast

— **Roflumilast:** Dieses entzündungshemmende Medikament in Tablettenform wurde speziell für Menschen mit schwerer COPD entwickelt, insbesondere für solche, die häufig unter Exazerbationen leiden und auf die Standardtherapie mit Bronchodilatatoren und inhalativen Kortikosteroiden (ICS) nicht ausreichend ansprechen.

— **Wirkstoff**: Roflumilast

— **Wirkweise:** Roflumilast hemmt das Enzym Phosphodiesterase-4 (PDE4), welches cAMP (zyklisches Adenosinmonophosphat) abbaut. Durch die Hemmung von PDE4 steigt der cAMP-Spiegel in den Zellen, was zu einer verminderten Freisetzung entzündlicher Mediatoren führt. Dies reduziert die Entzündung in den Atemwegen, verringert die Schleimproduktion und verbessert die Lungenfunktion.

— **Kriterien für die Verordnung:** Roflumilast ist besonders indiziert bei Patientinnen und Patienten mit einer Lungenfunktion von $FEV_1$ <50 Prozent des Sollwerts, also bei GOLD-Stadium 3 oder 4, und gleichzeitig bestehender chronischer Bronchitis. Es sollte jedoch nicht bei Menschen mit Untergewicht oder Depression verordnet werden, da diese Zustände möglicherweise durch die Therapie verschlechtert werden können. Die Betroffenen sollten über mögliche Nebenwirkungen informiert werden, v. a. über das anfängliche Völlegefühl (Einnahme bevorzugt abends, um das Gefühl zu »überschlafen«).

- **Metabolisches Syndrom:** Roflumilast kann auch bei Patientinnen und Patienten mit metabolischem Syndrom vorteilhaft sein. Das metabolische Syndrom umfasst eine Gruppe von Risikofaktoren, die zusammen das Risiko für Herz-Kreislauf-Erkrankungen und Diabetes erhöhen: zentrale Adipositas (Bauchfett), Bluthochdruck, erhöhte Blutzuckerwerte und gestörte Blutfettwerte. Da Roflumilast entzündungshemmend wirkt, kann es positiv auf die systemische Entzündung einwirken, die mit dem metabolischen Syndrom einhergeht.
- **Nebenbei:** Roflumilast ist nicht nur bei COPD nützlich, sondern hat sich auch als wirksam bei der Behandlung von Schuppenflechte (Psoriasis) erwiesen. Mittlerweile ist es auch als Creme im Einsatz, um die Hautentzündungen bei dieser chronischen Hauterkrankung zu reduzieren.
- **Anwendung:** Nehmen Sie Roflumilast in Tablettenform 1-mal täglich abends ein, starten Sie mit einer Dosis von 250 µg und erhöhen Sie nach 4 Wochen auf 500 µg. Der bronchienerweiternde Effekt ist moderat und tritt verzögert, etwa nach 4 bis 6 Wochen, ein.

### Theophyllin: eine ältere Therapieoption

Theophyllin ist ein Bronchodilatator, der auch entzündungshemmende Eigenschaften hat. Es wird oral eingenommen und war früher eine weit verbreitete Therapieoption bei COPD. Aufgrund seiner schmalen therapeutischen Breite und der Vielzahl von Nebenwirkungen wird Theophyllin heute jedoch seltener eingesetzt.

- **Wirkstoff:** Theophyllin
- **Wirkweise:** Theophyllin erweitert die Atemwege, indem es die Muskeln um die Bronchien entspannt und entzündungshemmende Effekte entfaltet. Es wirkt zudem durch die Erhöhung des cAMP-Spiegels in den Zellen, was zu einer ähnlichen Bronchodilatation führt wie bei Beta-2-Agonisten. Allerdings ist der therapeutische Nutzen von Theophyllin begrenzt und Nebenwirkungen treten relativ häufig auf.
- **Anwendung:** Theophyllin wird in Form von Tabletten oder Kapseln eingenommen, oft als Zusatztherapie bei Patientinnen und Patienten, die auf andere Behandlungen nicht ausreichend ansprechen. Aufgrund der möglichen Nebenwirkungen und der Notwendigkeit einer genauen Dosiseinstellung wird Theophyllin jedoch heute nur noch gelegentlich verwendet.
- **Verfügbarkeit:** In Deutschland ist die Verfügbarkeit von Theophyllin eingeschränkt. Es sind nur noch bestimmte Dosierungen erhältlich, was die Anwendung weiter einschränkt.

### Schleimlöser (Mukolytika): Ambroxol und Acetylcystein

Ambroxol und Acetylcystein sind Mukolytika, die sowohl akut bei Exazerbationen als auch langfristig zur Therapie eingesetzt werden können. Beide Wirkstoffe sind auch für die Anwendung bei Kindern zugelassen.

- **Wirkstoffe:** Ambroxol, Acetylcystein
- **Wirkweise:** Ambroxol erhöht die Sekretion von dünnflüssigem Schleim und verbessert die Aktivität der Flimmerhärchen (Zilien) in den Atemwegen. Dadurch wird die Schleimklärung (Mucociliary Clearance) erleichtert, was das Abhusten unterstützt.
  Acetylcystein macht den Eiweißanteil des Schleims flüssiger, indem es die Disulfidbrücken in den Mucoproteinen spaltet. Dies macht den Schleim weniger zäh und erleichtert das Abhusten. Zusätzlich hat Acetylcystein eine antioxidative Wirkung, indem es aggressive freie Radikale neutralisiert und so die Schleimhäute schützt.

- **Anwendung:** Mukolytika wie Ambroxol und Acetylcystein sind besonders geeignet, falls Sie unter andauerndem Husten und zähem Schleim leiden. Beide Medikamente sind in der Regel gut verträglich, können jedoch zu Beschwerden führen, falls Sie einen empfindlichen Magen haben. Bei der Einnahme von Acetylcystein kann es zudem in seltenen Fällen zu Hautreaktionen kommen. Nehmen Sie bei der Einnahme ausreichend Flüssigkeit zu sich, um die Wirksamkeit der Mukolytika zu unterstützen und den Schleim weiter zu verflüssigen.
- **Dosierung:** Ambroxol wird typischerweise 2- bis 3-mal täglich eingenommen. Acetylcystein wird in der Regel 1- bis 2-mal täglich in einer Dosierung von 600 mg als Brausetablette oder normale Tablette verabreicht.

### Antibiotika in der Langzeitanwendung: Makrolide Azithromycin

Azithromycin ist ein Antibiotikum aus der Gruppe der Makrolide, das neben seiner antibakteriellen Wirkung auch entzündungshemmende Eigenschaften besitzt. Es wird gelegentlich bei der Langzeitbehandlung von Menschen mit COPD eingesetzt, insbesondere bei solchen, die häufige Exazerbationen erleiden.

- **Wirkweise:** Azithromycin hemmt die bakterielle Proteinsynthese. Neben dieser antimikrobiellen Wirkung zeigt Azithromycin auch entzündungshemmende Effekte, indem es die Freisetzung von entzündungsfördernden Zytokinen reduziert und die Funktion der Immunzellen reguliert. Zudem kann es die Bildung von Biofilmen, also zähen Schleimkomplexen von Bakterien, hemmen. Diese Eigenschaften machen es besonders nützlich in der Prophylaxe von COPD-Exazerbationen.
- **Kriterien für die Verordnung:** Azithromycin wird bei COPD-Betroffenen in Erwägung gezogen, die trotz optimaler inhalativer Therapie häufige Exazerbationen haben. Es wird insbesondere für Patientinnen und Patienten empfohlen, die mindestens drei Exazerbationen pro Jahr erleben, welche eine antibiotische Behandlung oder eine stationäre Aufnahme erfordern.
- **Anwendung:** Nehmen Sie Azithromycin als Langzeittherapie in einer Dosierung von 250 mg 1-mal täglich oder 500 mg 3-mal wöchentlich oral ein. Diese Therapieform sollten Sie über einen längeren Zeitraum, bis zu mehreren Monaten, durchführen, um die Häufigkeit von Exazerbationen effektiv zu reduzieren.
- **Nebenwirkungen und Hinweise:** Häufige Nebenwirkungen von Azithromycin sind Magen-Darm-Beschwerden wie Übelkeit, Durchfall und Bauchschmerzen. Das EKG sollte überprüft werden, um ein verlängertes QT-Intervall auszuschließen, das zu Herzrhythmusstörungen führen kann.

### Biologika bei COPD: Dupilumab und Mepolizumab

Bei manchen Menschen mit COPD spielt eine besondere Form der Entzündung eine Rolle, bei der eosinophile Blutkörperchen erhöht sind. Für diese Untergruppe werden sogenannte Biologika untersucht bzw. eingesetzt. Biologika sind gezielt entwickelte Antikörper, die bestimmte Entzündungsbotenstoffe im Immunsystem blockieren. Ziel ist es, Exazerbationen zu verringern, Beschwerden zu lindern und die Lungenfunktion möglichst zu stabilisieren.

**DUPILUMAB** ist ein monoklonaler Antikörper, der an den Signalwegen von Interleukin-4 (IL-4) und Interleukin-13 (IL-13) ansetzt. Diese Botenstoffe sind an Entzündungsprozessen beteiligt, die auch bei einem Teil der COPD-Patientinnen und -Patienten eine Rolle spielen. In einer Studie konnte Dupilumab bei Menschen mit COPD, chronischer Bronchitis, erhöhten Eosinophilen und häufiger Exazerbationsgeschichte die Zahl der Exazerbationen senken. Außerdem verbesserten sich Lungenfunktion, Beschwerden und gesundheitsbezogene Lebensqualität. GOLD 2026 bewertet diese Ergebnisse als potenziell sehr wichtig, betont aber zugleich, dass weitere Bestätigung durch zusätzliche Studien nötig ist.

- **Wirkstoff:** Dupilumab
- **Wirkweise:** Blockade der IL-4-/IL-13-Signalwege, dadurch Abschwächung bestimmter Entzündungsreaktionen
- **Möglicher Nutzen:** weniger Exazerbationen, bessere Lungenfunktion, weniger Beschwerden
- **Anwendung:** als subkutane Injektion
- **Für wen besonders interessant?** Vor allem für ausgewählte Patientinnen und Patienten mit Typ-2-Entzündung bzw. erhöhten Eosinophilen und wiederholten Exazerbationen.

**MEPOLIZUMAB** ist ebenfalls ein Biologikum. Es richtet sich gegen Interleukin-5 (IL-5), einen wichtigen Botenstoff für eosinophile Entzündungen. In großen Studien bei schwerer COPD mit wiederholten Exazerbationen zeigte sich eine Verringerung schwerer Exazerbationen um etwa 15 bis 20 Prozent. Die Ergebnisse waren jedoch nicht in allen Studien eindeutig, und es zeigte sich kein klarer, konsistenter Nutzen für Lungenfunktion oder Lebensqualität. GOLD sieht deshalb derzeit eher eine mögliche Rolle für sehr ausgewählte Patientinnen und Patienten mit eosinophiler COPD und häufigem Bedarf an Kortisonbehandlungen.

- **Wirkstoff:** Mepolizumab
- **Wirkweise:** Blockade von IL-5, dadurch Verringerung eosinophiler Entzündung
- **Möglicher Nutzen:** bei ausgewählten Betroffenen möglicherweise weniger schwere Exazerbationen
- **Anwendung:** als subkutane Injektion

Häufige Exazerbationen sind kein Grund aufzugeben, sondern ein Grund, die Behandlung gezielt zu überprüfen und weiterzuentwickeln. Dazu können eine Anpassung der Inhalationstherapie, die Berücksichtigung der Eosinophilenzahl und in ausgewählten Fällen auch neuere Therapien wie Biologika gehören. Blut-Eosinophile helfen dabei, Patientinnen und Patienten zu erkennen, die eher von bestimmten entzündungshemmenden Behandlungen profitieren könnten.

## Vorsorgen ist besser als Nachsorgen: Impfungen bei COPD

Ein zentrales Ziel der COPD-Therapie ist es, akute Verschlechterungen (Exazerbationen) zu verhindern, da diese das Fortschreiten der Erkrankung maßgeblich beschleunigen. Bei der Frage, welche Maßnahmen ein optimales Verhältnis von Aufwand, Kosten und Nutzen bieten, stehen Impfungen ganz oben auf der Liste. Sie bieten eine kosteneffektive und gleichzeitig äußerst wirksame Möglichkeit, Exazerbationen zu verhindern.

### Influenza (Virusgrippe)

Die Influenza, umgangssprachlich auch als »Virusgrippe« oder »Grippe« bekannt, ist eine hoch ansteckende Atemwegserkrankung, die insbesondere bei älteren Menschen und solchen mit chronischen Erkrankungen wie COPD schwer verlaufen kann. Jährliche Grippeimpfungen sind daher besonders wichtig, da sie das Risiko einer Infektion erheblich reduzieren und im Falle einer Erkrankung die Schwere der Symptome mildern können.

Traditionell werden Influenza-Impfstoffe als trivalent (gegen drei Grippeviren) verabreicht, was meist ausreicht, aber leider in einzelnen Saisons zu einer eingeschränkten Schutzwirkung führte. In den letzten Jahren wurden je nach Saison auch quadrivalente Impfstoffe (gegen vier Grippeviren) eingesetzt, die je nach Saison eine breitere Palette von Influenzastämmen abdecken können.

Für ältere Erwachsene ab 60 Jahren wird speziell die Grippeimpfung mit einer höheren Dosis empfohlen, wie sie beispielsweise mit dem Impfstoff Efluelda verfügbar ist. Diese hochdosierten Impfstoffe bieten einen besseren Schutz für ältere Menschen, deren Immunsystem oft schwächer auf Impfungen anspricht. Sie sind außerdem gut verträglich und zeigen eine starke Wirksamkeit gegen die saisonale Grippe, deren Schweregrad und Verbreitung von Jahr zu Jahr schwanken kann.

### Pneumokokken-Impfung

Die Pneumokokken-Impfung wird oft als »Lungenentzündungsimpfung« bezeichnet, schützt jedoch nicht vollständig vor allen Formen der Lungenentzündung. Sie reduziert jedoch erheblich das Risiko für den häufigsten Erreger der Lungenentzündung, Streptococcus pneumoniae. Streptococcus pneumoniae ist ein Bakterium, das eine Vielzahl von Stämmen, Serotypen genannt, aufweist.

In der Vergangenheit wurde der Polysaccharid-Impfstoff (PPSV23) verwendet, der 23 dieser Serotypen abdeckte. Dieser Impfstoff hatte jedoch den Nachteil, dass er eine weniger starke Immunantwort hervorruft, insbesondere bei älteren Menschen, deren Immunsystem weniger reaktionsfähig ist. Aus diesem Grund wurde für Kinder und HIV-Patienten bereits seit Jahren ein Konjugatimpfstoff (eine Kopplung eines Proteins mit einem Saccharid) eingesetzt, der jedoch aufgrund seiner Technologie weniger Serotypen enthalten konnte.

Die Entwicklung von Konjugatimpfstoffen hat sich jedoch stetig weiterentwickelt. Der neue PCV20-Impfstoff (Apexxnar) deckt nun 20 Serotypen ab und bietet gleichzeitig immunologische Vorteile, die eine stärkere und langlebigere Immunantwort hervorrufen. Während ältere Patientinnen und Patienten ab 60 Jahren, die mit dem alten Polysaccharid-Impfstoff geimpft wurden, alle sechs Jahre eine Auffrischungsimpfung benötigten, muss der neue PCV20-Impfstoff nach aktuellen Empfehlungen wahrscheinlich nur einmalig verabreicht werden. Dies stellt eine erhebliche Erleichterung für die Betroffenen dar und bietet einen langfristigeren Schutz.

INFO

#### Warum Impfungen bei COPD essenziell sind

Wenn Sie an COPD erkrankt sind, sind Sie besonders anfällig für Infektionen der Atemwege, da Ihre Lungen bereits vorgeschädigt sind und Ihr Immunsystem in der Regel geschwächt ist. Diese Infektionen, sei es durch Viren oder Bakterien, sind häufige Auslöser für Exazerbationen – bis zu 70 Prozent der Exazerbationen sind infektiösen Ursprungs. Impfungen bieten einen effektiven Schutz gegen diese Infektionen und können das Risiko für Exazerbationen signifikant senken.

### Pertussis-Impfung

Pertussis, auch bekannt als Keuchhusten, ist eine hoch ansteckende bakterielle Infektion der Atemwege, die durch das Bakterium Bordetella pertussis verursacht wird. Während die Krankheit bei Kindern häufiger auftritt, steigt das Risiko für Pertussis-Infektionen auch bei Erwachsenen, insbesondere bei Menschen mit chronischen Atemwegserkrankungen wie COPD. Die Erkrankung äußert sich durch schwere, langanhaltende Hustenanfälle, die insbesondere bei COPD-Patientinnen und -Patienten zu einer Verschlechterung der Lungenfunktion und einem erhöhten Risiko für Exazerbationen führen können.

Die Immunität gegen Pertussis nimmt im Laufe der Zeit ab, selbst bei Menschen, die im Kindesalter geimpft wurden. Aus diesem Grund empfiehlt die Ständige Impfkommission (STIKO) allen Erwachsenen, die nächste fällige Tetanus-Diphtherie-Impfung (Td-Impfung) einmalig als Tdap-Kombinationsimpfung durchzuführen. Diese Impfung kombiniert den Schutz gegen Tetanus, Diphtherie und Pertussis in einem einzigen Impfstoff. In Fällen, in denen eine zusätzliche Immunisierung gegen Polio erforderlich ist, kann ein Kombinationsimpfstoff verabreicht werden.

Besonders wichtig ist die Auffrischungsimpfung für folgende Personengruppen:

- **Schwangere:** Diese Maßnahme dient vor allem dem Schutz des Neugeborenen vor Pertussis in den ersten Lebensmonaten, da Säuglinge besonders gefährdet sind und selbst noch nicht geimpft werden können.
- **Enge Haushaltskontaktpersonen** und Betreuende von Neugeborenen: Eine Impfung wird spätestens vier Wochen vor dem voraussichtlichen Entbindungstermin empfohlen.
- **Personal im Gesundheitsdienst** und in Gemeinschaftseinrichtungen

## SARS-CoV-2

Die COVID-19-Pandemie hat die Welt nachhaltig verändert. Auch wenn es zuletzt Ernüchterung gab, dass sowohl Geimpfte wie auch Ungeimpfte an COVID-19 erkranken, bleibt die Impfung insbesondere für Hochrisikogruppen eine der wichtigsten präventiven Maßnahmen. Studien haben gezeigt, dass COPD-Patientinnen und -Patienten, die mit COVID-19 infiziert sind, häufiger ins Krankenhaus eingeliefert werden müssen, eine intensivere medizinische Versorgung benötigen und ein höheres Sterberisiko haben als Menschen ohne chronische Atemwegserkrankungen.

**WIRKSAMKEIT UND SICHERHEIT DER IMPFUNG** Die SARS-CoV-2-Impfstoffe, insbesondere die mRNA-Impfstoffe (wie Comirnaty von Pfizer-BioNTech) und mRNA-1273 (Spikevax von Moderna), haben sich als hochwirksam erwiesen, um schwere COVID-19-Erkrankungen, Krankenhausaufenthalte und Todesfälle zu verhindern. Selbst in der Omikron-Welle, die durch eine hohe Ansteckungsrate und Mutationen des Virus gekennzeichnet war, konnten diese Impfstoffe das Risiko schwerer Krankheitsverläufe erheblich senken. So zeigte beispielsweise die deutsche COViK-Studie, dass Krankenhausaufenthalte nach zwei Impfdosen um 55 Prozent, nach drei Dosen um 82 Prozent und nach vier Dosen um 97 Prozent niedriger waren als bei Ungeimpften. Dies unterstreicht die Wichtigkeit der Auffrischungsimpfungen, besonders, wenn Sie an COPD erkrankt sind: Durch regelmäßige Auffrischungen erhalten Sie einen bestmöglichen Schutz aufrecht.

**BOOSTER-IMPFUNGEN UND ANGEPASSTE IMPFSTOFFE:** Mit dem Auftreten neuer Virusvarianten wurden die Impfstoffe kontinuierlich angepasst, um eine möglichst breite Immunantwort zu gewährleisten. Für Menschen mit COPD ist es daher wichtig, die aktuellen Empfehlungen zur Booster-Impfung zu befolgen.

Für Menschen mit COPD ist die SARS-CoV-2-Impfung ein unverzichtbarer Bestandteil des Gesundheitsmanagements. Sie bietet nicht nur Schutz vor schweren COVID-19-Verläufen, sondern trägt auch dazu bei, die Lungenfunktion zu erhalten und das Risiko für akute Exazerbationen zu reduzieren. Zusammen mit den anderen empfohlenen Impfungen stellt die SARS-CoV-2-Impfung sicher, dass COPD-Patientinnen und -Patienten bestmöglich gegen eine Vielzahl von gefährlichen Infektionen geschützt sind. Daher sollte die Impfung im Rahmen der jährlichen Gesundheitsvorsorge bei jedem Arztbesuch überprüft und ggf. aufgefrischt werden.

## Respiratory Syncytial Virus (RSV)

Das Respiratory Syncytial Virus (RSV) ist ein weit verbreitetes Virus, das insbesondere in den Wintermonaten zu Atemwegsinfektionen führt. Bei den meisten gesunden Erwachsenen und älteren Kindern verursacht RSV nur milde Symptome, die einer gewöhnlichen Erkältung ähneln. Doch für bestimmte Risikogruppen, insbesondere Menschen mit chronischen Lungenerkrankungen wie COPD oder Asthma, kann eine RSV-Infektion gravierende Folgen haben. In diesen Fällen kann das Virus zu schweren Atemwegskomplikationen, ausgeprägter Atemnot und sogar zu lebensbedrohlichen Zuständen führen.

**WER SOLLTE SICH GEGEN RSV IMPFEN LASSEN?** In Deutschland gibt es die offizielle Empfehlung der Ständigen Impfkommission zur RSV-Impfung. Die STIKO empfiehlt eine Standardimpfung für Personen ab 75 Jahren sowie eine Indikationsimpfung für Personen im Alter von 60 bis 74 Jahren, die Risikofaktoren aufweisen. Dazu gehören insbesondere chronische Lungenerkrankungen wie COPD.

Die Impfung erfolgt einmalig mit dem Impfstoff Arexvy oder Abrysvo; nach aktueller Datenlage sind Sie dadurch langfristig geschützt. Ob eine Wiederholung der Impfung nötig ist, wird sich in den kommenden Jahren ergeben.

**INFO**

Trotz der nachweislichen Vorteile von Impfungen für COPD-Patientinnen und -Patienten sind die Impfquoten bei den Betroffenen oft unzureichend. Ein jährlicher Check des Impfstatus sollte daher zur Routine bei der Betreuung von Menschen mit COPD gehören – ähnlich einem »TÜV« für die Gesundheit. Wichtig für Ihren nächsten Arztbesuch ist also: Vergessen Sie den Impfpass nicht!

## Gürtelrose (Herpes zoster)

Die Gürtelrose, auch bekannt als Herpes zoster, ist eine schmerzhafte Hauterkrankung, die durch das Varizella-Zoster-Virus verursacht wird, denselben Erreger, der auch für Windpocken verantwortlich ist. Obwohl man Hauterkrankungen wie Gürtelrose nicht sofort mit einer Atemwegserkrankung wie COPD in Verbindung bringen würde, zeigen Studien, dass COPD-Patientinnen und -Patienten ein erhöhtes Risiko für Herpes zoster haben. Der Grund dafür liegt in der Immunschwäche, die oft mit COPD einhergeht. Besonders dramatisch kann die Einschränkung durch Gürtelrose nach ihrem Ausbruch sein, vor allem aufgrund der möglichen Folge einer Postherpetischen Neuralgie (PHN), die durch starke Nervenschmerzen gekennzeichnet ist.

Rund 50 Prozent der langlebigen Menschen entwickeln bis zum 85. Lebensjahr eine Gürtelrose, vorausgesetzt, sie hatten als Kind Windpocken. Erwachsene über 60 Jahre sowie Menschen mit COPD bereits ab 50 Jahren sind besonders anfällig, da ihr Immunsystem oft geschwächt ist. Daher wird ihnen die Impfung gegen Gürtelrose dringend empfohlen, um den Ausbruch der Krankheit zu verhindern und die damit verbundenen Komplikationen zu vermeiden.

Die Gürtelroseimpfung kann die Wahrscheinlichkeit einer Herpes-zoster-Infektion und der damit verbundenen Komplikationen erheblich verringern. Die Impfung erhalten Sie in zwei Dosen: Nach der ersten Dosis folgt die zweite Dosis zwischen zwei und sechs Monate später, um einen optimalen und langanhaltenden Schutz zu gewährleisten. Es ist wichtig, dass Sie den empfohlenen Impfplan einhalten, um die maximale Wirksamkeit der Impfung zu erreichen und sich somit effektiv gegen diese potenziell schwere Erkrankung zu schützen.

## Chirurgische und interventionelle Therapien

Welche Möglichkeiten stehen uns außer den traditionellen medikamentösen Therapien und nichtinvasiven Maßnahmen zur Verfügung, um COPD zu behandeln? Hier sind vor allem chirurgische oder endoskopische Eingriffe zu erwähnen, die in bestimmten Situationen in Betracht gezogen werden. Obwohl dies auf den ersten Blick überraschend erscheint, können solche Interventionen wesentlich dazu beitragen, dass Menschen mit fortgeschrittener COPD länger ein gutes und erfülltes Leben leben. Dabei ist die sorgfältige Auswahl des geeigneten Verfahrens und der in Frage kommenden Patientinnen und Patienten von zentraler Bedeutung.

### Chirurgische Lungenvolumenreduktion

Die Lungenvolumenreduktion (Lung Volume Reduction Surgery, Abk. LVRS) ist eine etablierte chirurgische Methode, bei der überblähte, funktionsunfähige Teile der Lunge entfernt werden, um das Gesamtvolumen zu reduzieren. Dies führt zu einer Verbesserung der Atmung, da das Zwerchfell in eine günstigere Position gebracht und die mechanische Funktion der verbleibenden Lunge optimiert wird. Diese Methode hat sich besonders bei Menschen mit schwerem Emphysem und ausgeprägter Lungenüberblähung als vorteilhaft erwiesen.

**WAS IST EIN EMPHYSEM?** Das Emphysem ist eine Form der COPD, bei der die Lungenbläschen (Alveolen) zerstört werden (Abbildung S. 11), was zu einer Überblähung der Lunge führt. Besonders gut für die LVRS geeignet sind Patienten mit lokalisierten Formen des Emphysems wie dem paraseptalen Emphysem. Dieses Emphysem betrifft vor allem die Randbereiche der Lunge (paraseptale Region), wo die Zerstörung des Lungengewebes besonders ausgeprägt ist. Durch die Entfernung dieser stark geschädigten Bereiche wird das verbleibende gesunde Lungengewebe entlastet, was zu einer besseren Funktion führt.

**ENTFERNUNG EINER RIESENBULLA:** Ein weiteres spezifisches Problem ist die Riesenbulla, eine oder manchmal auch mehrere grotesk große, luftgefüllte Blasen, die sich in der Lunge bilden können. Diese Bullae können das umliegende Lungengewebe komprimieren oder sich auch infizieren, erkennbar oftmals an einem Flüssigkeitsspiegel im CT oder Röntgen. Die Entfernung solcher Bullae kann daher sinnvoll sein.

Bei allen Operationen zur Lungenvolumenreduktion ist die Herausforderung, die Lungenoberfläche nach der Operation dicht zu verschließen, da es sonst zu einem verlängerten Luftaustritt (Air leakage) kommen kann. Ein weiteres Problem der Operation ist im Einzelfall das Ausschalten eines Areals (typischerweise eines Lungenflügels) während der Operation. Trotz dieser Risiken zeigt sich durch die Eingriffe langfristig eine signifikante Verbesserung der Lebensqualität. Besonders bemerkenswert: Die LVRS ist eine der wenigen Therapien, die nachweislich das Überleben von COPD-Betroffenen verlängern können.

### Endoskopische Behandlungen

Die Fortschritte in der endoskopischen Medizin haben neue Möglichkeiten für Patientinnen und Patienten eröffnet, für die chirurgische Eingriffe nicht in Frage kommen. Diese minimalinvasiven Verfahren bieten eine schonendere Alternative zur traditionellen LVRS und sind besonders geeignet für Menschen mit lokalisierten Emphysemen, bei denen eine gezielte Lungenvolumenreduktion angestrebt wird.

**ENDOBRONCHIALE VENTILE:** Endobronchiale Ventile sind eine der am weitesten entwickelten Methoden zur endoskopischen Lungenvolumenreduktion. Diese Ventile werden in die betroffenen Bronchien eingesetzt und erlauben der Luft in dem betroffenen Lungenbereich zu entweichen, aber nicht, wieder zurückzuströmen. Dies führt zu einer Atelektase, bei der das überblähte Lungengewebe gezielt kollabiert. Dadurch wird das Gesamtvolumen der Lunge reduziert und die verbleibende gesunde Lunge entlastet. Ein wesentlicher Vorteil dieser Methode besteht darin, dass das Ventil keinen vollständigen Verschluss bewirkt, sondern weiterhin den Abfluss von Schleim und Sekret ermöglicht, was das Risiko von Infektionen reduziert. Eine wichtige Voraussetzung für den Erfolg dieser Therapie ist die Integrität der Lappenspalte (Fissurenintegrität). Dabei handelt es sich um die Trennlinie zwischen den verschiedenen Lungenlappen, die vollständig und intakt sein muss, damit das Ventil effektiv wirken kann. Diese Integrität sollte vorzugsweise mit Hilfe von computergestützten Techniken beurteilt werden, da eine visuelle Einschätzung oft unzureichend ist.

### Coils

Eine weitere innovative Methode zur Lungenvolumenreduktion sind Coils, kleine Metallspiralen, die in die Lunge eingebracht werden und das Gewebe komprimieren. Diese Methode zielt darauf ab, das überblähte Lungengewebe mechanisch zu reduzieren, was die Atmung verbessert. Coils werden typischerweise weder zu peripher noch zu zentral in der Lunge platziert, um eine optimale Wirkung zu erzielen. Die Datenlage zur Sicherheit und Wirksamkeit von Coils ist jedoch weniger eindeutig als bei den Ventilen, und es bestehen Bedenken hinsichtlich der Sicherheit, insbesondere bei Patientinnen und Patienten, die blutverdünnende Medikamente einnehmen.

### Bronchiale Dampftherapie

Die bronchiale Dampftherapie ist eine weitere minimalinvasive Methode zur Reduktion des Lungenvolumens. Dabei wird heißer Wasserdampf durch einen dünnen Schlauch gezielt in überblähte Lungenabschnitte geleitet, um diese zu verkleinern. Diese Methode war anfangs umstritten, da es bei den ersten Anwendungen zu schwerwiegenden Komplikationen wie akuten Pneumonien kam. Durch schrittweise Anpassungen des Verfahrens und eine verbesserte Kontrolle der Abgabe des Dampfes konnte die Sicherheit jedoch deutlich erhöht werden. Die Dampftherapie zielt darauf ab, die Atemnot zu reduzieren und die Lungenfunktion zu verbessern, indem sie das betroffene Lungengewebe gezielt zerstört.

### Auswahl der Patienten bei invasiven Eingriffen

Die Auswahl geeigneter Patientinnen und Patienten für chirurgische und endoskopische Behandlungen der COPD erfordert eine multidisziplinäre Herangehensweise. Neben der Beurteilung der Lungenfunktion sollten auch Begleiterkrankungen, die funktionelle Kapazität der behandelten Person und psychosoziale Faktoren berücksichtigt werden. Die Entscheidung für einen Eingriff muss individuell und unter Berücksichtigung aller potenziellen Risiken und Vorteile getroffen werden. Zudem sollten die Betroffenen umfassend über die potenziellen Vorteile und Risiken der jeweiligen Verfahren aufgeklärt werden.

## Hilfsmittel bei COPD und was sie bewirken

Für Menschen mit COPD gibt es Geräte, mit denen sie aktiv ihre Lebensqualität erhöhen können. Mit diesen Hilfsmitteln lässt sich nicht nur die Atmung erleichtern und die Schleimlösung unterstützen, sondern auch die Lungenfunktion verbessern. Dies erfordert jedoch regelmäßige Anwendung und Engagement. Die Patientinnen und Patienten sollten motiviert sein, diese Geräte konsequent zu nutzen, da sie damit aktiv Einfluss auf ihren Gesundheitszustand nehmen können.

## Flutter Devices und OPEP-Therapie

Die Hauptaufgabe von Flutter Devices (kleinen Atemtherapiegeräten) und OPEP-Therapiegeräten (Oscillating Positive Expiratory Pressure) besteht darin, festsitzenden Schleim in den Atemwegen zu lösen und das Abhusten zu erleichtern. Dies reduziert das Risiko von Atemwegsinfektionen und verbessert die Lungenfunktion.

ANWENDUNG:

- **RC-Cornet PLUS:** Sie atmen durch das Gerät aus, welches dabei Vibrationen erzeugt. Diese Vibrationen übertragen sich auf die Bronchien, lösen den Schleim von den Wänden der Atemwege und fördern seinen Abtransport. Die Anwendung können Sie praktischerweise im Sitzen, Stehen oder Liegen durchführen.
- **Flutter VRP1:** Dieses handliche Gerät verwenden Sie ebenfalls bei der Ausatmung. Es erzeugt Schwingungen, die helfen, den Schleim zu mobilisieren.

VORTEILE:

- **effektive Schleimlösung:** Durch die Vibrationen wird der Schleim in den Atemwegen gelöst und kann leichter abgehustet werden.
- **verbesserte Atemfunktion:** Regelmäßige Anwendung führt zu einer besseren Reinigung der Atemwege und einer spürbaren Verbesserung der Lungenfunktion.
- **Anwenderfreundlichkeit:** Diese Geräte sind leicht zu bedienen und erfordern keine spezielle Schulung, was die Selbstanwendung erleichtert.

Sie haben mit diesen Geräten ein effektives Werkzeug, um Ihre Atemwege sauber zu halten und die Symptome zu lindern. Allerdings sollten Sie sie regelmäßig anwenden, um optimale Ergebnisse zu erzielen. In diese Übungen Zeit zu investieren zahlt sich aus, denn Sie verbessern damit Ihr Wohlbefinden.

## Atemmuskeltraining

Das Ziel des Atemmuskeltrainings ist die Stärkung der Atemmuskulatur, insbesondere des Zwerchfells, um die Atmung zu erleichtern und die körperliche Belastbarkeit zu erhöhen.

ANWENDUNG:

- **RC-FIT CLASSIC:** Dieses Gerät arbeitet mit einem variablen Widerstand, der Ihre Atemmuskeln beim Ein- und Ausatmen fordert. Sie beginnen mit einem niedrigen Widerstand und steigern sich allmählich, um die Muskeln zu stärken.
- **POWERbreathe Medic Plus:** Ähnlich wie das RC-FIT CLASSIC wird dieses Gerät verwendet, um die Atemmuskeln zu trainieren. Es bietet unterschiedliche Widerstandsstufen, die an Ihre individuellen Bedürfnisse angepasst werden können.

VORTEILE:

- **stärkere Atemmuskulatur:** Durch das Training wird Ihr Zwerchfell gekräftigt, was Ihre Atmung erleichtert und die Sauerstoffversorgung des Körpers verbessert.
- **reduzierte Atemnot:** Wenn Sie regelmäßig Atemmuskeltraining betreiben, wird Ihre Atemnot mit der Zeit deutlich weniger werden, besonders bei körperlicher Anstrengung.
- **verbesserte Lebensqualität:** Mit stärkeren Atemmuskeln können Sie alltägliche Aktivitäten leichter bewältigen.

Atemmuskeltraining erfordert Disziplin und regelmäßiges Üben, um die gewünschten Ergebnisse zu erzielen. Es gibt Ihnen jedoch die Möglichkeit, Ihre Atemfähigkeit aktiv zu verbessern und so mehr Kontrolle über Ihre COPD zu erlangen.

## Spacer Devices

Spacer Devices sind Inhalationshilfen, die die korrekte Anwendung von Dosieraerosolen (MDI) erleichtern und dafür sorgen, dass das inhalierte Medikament effizient in die Lunge gelangt, anstatt im Mund- oder Rachenraum hängen zu bleiben.

### ANWENDUNG:

- **AeroChamber Plus:** Der Spacer wird zwischen das Dosieraerosol und Ihren Mund geschaltet. Sie sprühen das Medikament in den Spacer und atmen es anschließend tief ein.
- **Volumatic:** Ähnlich wie der AeroChamber Plus, jedoch mit einem größeren Volumen, was besonders bei eingeschränkter Lungenfunktion vorteilhaft ist.

### VORTEILE:

- **verbesserte Medikamentenabgabe:** Durch den Spacer gelangt mehr Medikament in Ihre Lunge und es bleibt weniger im Mund oder Rachen haften, was die Wirksamkeit der Therapie erhöht.
- **reduzierte Nebenwirkungen:** Da weniger Medikament im Mund verbleibt, sinkt das Risiko von Nebenwirkungen wie Pilzinfektionen im Mund.
- **einfachere Anwendung:** Spacer machen die Anwendung von Dosieraerosolen einfacher, insbesondere wenn Sie Schwierigkeiten mit der Koordination von Auslösung und Inhalation haben.
- **Motivation:** Spacer Devices sind einfach zu verwenden und können den Behandlungserfolg erheblich vergrößern. Nutzen Sie diese Geräte, wenn möglich, regelmäßig, um die bestmögliche Wirkung Ihrer inhalativen Medikamente zu erzielen.

## Inhalationsgeräte: Jet-Vernebler und Membranvernebler

Inhalationsgeräte erzeugen aus flüssigen Medikamenten einen feinen Nebel, der tief eingeatmet werden kann. Dies ist besonders bei Patientinnen und Patienten wichtig, die Schwierigkeiten mit der Anwendung von Dosieraerosolen oder Pulverinhalatoren haben.

### ANWENDUNG DES JET-VERNEBLERS:

- **Pari Boy Classic:** ein klassischer Jet-Vernebler, der das Medikament durch einen Luftstrom in einen feinen Nebel umwandelt, den Sie über eine Maske oder ein Mundstück inhalieren.
- **InnoSpire Elegance:** ein einfach zu bedienender Jet-Vernebler für den Heimgebrauch, ideal für die regelmäßige Inhalationstherapie.

### ANWENDUNGS DES MEMBRANVERNEBLERS (MESH-VERNEBLER):

- **OxyHaler 2.0:** ein leiser, tragbarer Membranvernebler, der das Medikament durch eine vibrierende Membran in feine Tröpfchen verwandelt.
- **Aerogen Solo:** ein Membranvernebler, der für eine besonders feine Verneblung sorgt und in klinischen Umgebungen eingesetzt wird.

### VORTEILE:

- **effektive Medikamentenabgabe:** Diese Geräte ermöglichen eine gleichmäßige Verteilung des Medikaments in den Atemwegen, was besonders bei schweren Erkrankungen wichtig ist.
- **Anwenderfreundlichkeit:** Inhalationsgeräte sind einfach zu bedienen und sind besonders geeignet, wenn Sie die Schwierigkeiten mit anderen Inhalationstechniken haben.
- **Flexibilität:** Membranvernebler sind tragbar und leise, was sie ideal für den mobilen Einsatz macht.

Die regelmäßige Anwendung dieser Inhalationsgeräte kann den Zustand Ihrer Lunge verbessern und die Symptome der COPD lindern. Bei konsequenter Nutzung eines solchen Geräts werden Sie die optimale Wirkung Ihrer Behandlung erfahren.

### Spezialanwendungen: Vibrationswesten und Sekretolyse

Die Hauptaufgabe dieser Geräte besteht darin, den Schleim in den Atemwegen zu mobilisieren und den Abtransport zu erleichtern. Dies ist besonders wichtig, wenn Sie unter stark verschleimten Atemwegen oder an einer schweren Form der COPD leiden.

ANWENDUNG:

- **AffloVest:** Diese tragbare Vibrationsweste erzeugt hochfrequente Vibrationen, die den Schleim in den Atemwegen lösen. Die Vibrationen unterstützen das Abhusten und die Reinigung der Lunge.
- **Simeox:** Simeox ist ein Gerät zur Sekretolyse (Lösung von zähem Schleim), das durch gezielte Druck- und Sogwellen den Schleim in den Atemwegen löst und dessen Abtransport unterstützt.

VORTEILE:

- **effektive Schleimlösung:** Die Vibrationen und Druckwellen helfen, den Schleim zu mobilisieren und das Abhusten zu erleichtern.
- **einfache Anwendung:** Diese Geräte können Sie zu Hause anwenden. Sie sind besonders hilfreich, wenn Sie Schwierigkeiten haben, Schleim durch Husten abzutransportieren.
- **verbesserte Lungenfunktion:** Regelmäßige Anwendung trägt dazu bei, die Atemwege sauber zu halten und das Risiko von Infektionen zu verringern.

Diese spezialisierten Geräte bieten eine effektive Möglichkeit, Schleim zu mobilisieren und die Atmung zu erleichtern. Nutzen Sie diese Hilfsmittel regelmäßig: Dadurch verbessern Sie Ihre Lungenfunktion und minimieren das Risiko von Komplikationen.

## Ganzheitliche Therapien

Die Atmung und die Seele sind eng miteinander verbunden, wie schon die sprachliche Herkunft zeigt. Das mittelhochdeutsche Wort »sēle« (althochdeutsch »sēla«) stammt möglicherweise vom germanischen Wort »saiw(a)lō« ab, was »atmen« oder »hauchen« bedeutet. Diese Nähe zwischen Atmung und Seele verdeutlicht die tiefere Bedeutung des Atems: Er hat nicht nur eine lebensnotwendige Funktion, sondern auch eine spirituelle und emotionale Dimension.

Die Atmung vereint eine Vielfalt von Aspekten in sich – sie ist sowohl ein bewusster als auch ein unbewusster Prozess. Einerseits steuern wir unsere Atmung bewusst, etwa durch Atemübungen oder bei körperlicher Anstrengung. Andererseits läuft sie automatisch ab, reguliert durch das vegetative Nervensystem, das auf unsere physischen und emotionalen Zustände reagiert.

Für Menschen mit COPD ist es wichtig, die Atmung nicht nur als Problem, sondern auch als Lösung zu sehen. Anstatt die Einschränkungen der Atmung zu fürchten, sollten wir sie ganzheitlich betrachten und erkennen, dass sie uns Möglichkeiten bietet, unseren Körper zu heilen und unsere Lebensqualität zu verbessern. Ganzheitliche Therapien unterstützen diese Sichtweise, da sie den gesamten Menschen berücksichtigen – Körper, Geist und Seele. Sie bieten Werkzeuge, um die Atmung zu optimieren, das Wohlbefinden zu steigern und den Herausforderungen von COPD mit neuer Zuversicht zu begegnen.

## Physiotherapie und Bewegungstherapie: Mit jedem Schritt stärker werden

Bewegung und Physiotherapie sind von zentraler Bedeutung für die Erhaltung und Verbesserung der körperlichen Leistungsfähigkeit. Durch gezielte Übungen werden Muskulatur, Ausdauer und Atemtechnik verbessert. Das ist besonders wichtig, denn Bewegung hilft nicht nur dabei, die Atemmuskulatur zu kräftigen, sondern fördert auch das allgemeine Wohlbefinden und die psychische Gesundheit. Mehr dazu erfahren Sie im Kapitel »Bewegung und Sport: Aktiv und erfüllt leben« (S. 96).

### ANWENDUNG:

- **Atemphysiotherapie:** Atemübungen wie die Lippenbremse und das gezielte Trainieren der Zwerchfellatmung (S. 147) helfen, die Atemmuskulatur zu stärken und die Lungenkapazität zu verbessern. Diese Techniken ermöglichen es Ihnen, Ihre Atmung zu regulieren und dadurch die Atemnot zu lindern und Ihren Körper optimal mit Sauerstoff zu versorgen.
- **Bewegungstherapie:** Regelmäßige körperliche Aktivität, sei es durch Gehen, Radfahren, Schwimmen oder speziell abgestimmte Rehabilitationsprogramme, verbessert die allgemeine Fitness und lindert die Atemnot. Diese Programme sind oft unter medizinischer Aufsicht und bieten Ihnen eine sichere Umgebung, um die körperliche Leistungsfähigkeit schrittweise zu steigern.

### VORTEILE:

- **erhöhte Lebensqualität:** Patientinnen und Patienten, die regelmäßig an Physiotherapie und Bewegungstherapie teilnehmen, berichten von weniger Atemnot und einer gesteigerten Fähigkeit, alltägliche Aufgaben zu bewältigen.
- **reduziertes Risiko von Exazerbationen:** Bewegung stärkt das Immunsystem, was dazu beitragen kann, das Risiko von Infektionen und Exazerbationen (akuten Verschlechterungen der COPD) zu senken.
- **positiver Einfluss auf die Psyche:** Sie werden merken, dass sich die regelmäßige Bewegung auch positiv auf Ihre psychische Gesundheit auswirkt: Sie baut Stress ab, verbessert die Stimmung und stärkt das Selbstbewusstsein.

Bewegung ist nicht nur ein Teil der Therapie – sie ist auch eine Kraftquelle. Jeder Schritt, jede Übung trägt zu einem verbesserten Wohlgefühl bei. Es erfordert Engagement und Ausdauer, aber Sie werden sehen: Ein widerstandsfähigerer Körper stärkt Ihr Vertrauen in die eigene Kraft und hilft Ihnen, die Herausforderungen des Alltags zu meistern.

## Ernährungsberatung: Nahrung als Medizin

Eine ausgewogene Ernährung spielt eine entscheidende Rolle bei der Bewältigung von COPD. Sie unterstützt Ihr Immunsystem, erhält die Muskelmasse und liefert Ihnen die notwendige Energie, um den Alltag zu bewältigen. Eine gute Ernährung kann die Therapieergebnisse erheblich verbessern und dazu beitragen, die Symptome zu lindern. Im dritten Teil des Buches (S. 121) erfahren Sie mehr über eine gezielte Ernährung bei COPD.

### WELCHE MÖGLICHKEITEN GIBT ES?

- **Individuelle Ernährungspläne:** Bei einer Ernährungsberatung erfahren Sie, wie Sie den spezifischen Bedarf an Kalorien, Nährstoffen und Flüssigkeit am besten decken können. Besonders wenn Sie zu Gewichtsverlust und Muskelabbau neigen, ist eine protein- und energiereiche Ernährung wichtig.
- **Flüssigkeitszufuhr:** Ausreichende Flüssigkeitszufuhr ist wichtig, um den Schleim in den Atemwegen zu verflüssigen und das

Abhusten zu erleichtern. Eine ausreichende Hydration unterstützt zudem die allgemeine Gesundheit.

**VORTEILE:**

- **Verhinderung von Muskelabbau:** Eine proteinreiche Ernährung hilft Ihnen, die Muskelmasse zu erhalten und aufzubauen. Dies ist besonders wichtig, da eine starke Muskulatur die Atmung erleichtert.
- **Stärkung des Immunsystems:** Vitamine, Mineralstoffe und Antioxidantien aus einer ausgewogenen Ernährung stärken die Abwehrkräfte und helfen, Infektionen vorzubeugen.
- **mehr Energie und Wohlbefinden:** Eine ausgewogene Ernährung kann dazu beitragen, dass Sie allgemein mehr Energie verspüren.

Nahrung ist nicht nur Mittel zum Zweck, sondern kann gezielt eingesetzt werden, um Ihre Gesundheit zu stärken. Mit einer ausgewogenen, auf Ihre Bedürfnisse abgestimmten Ernährung schaffen Sie die Grundlage für eine bessere körperliche und geistige Gesundheit. Betrachten Sie jede Mahlzeit als eine Gelegenheit, Ihren Körper zu nähren und ihm die Energie zu geben, die er braucht, um zu heilen.

### Psychosoziale Unterstützung: Gemeinsam stark sein

COPD bringt oft erhebliche psychische und soziale Herausforderungen mit sich. Psychosoziale Unterstützung hilft Ihnen, mit den emotionalen Belastungen der Krankheit umzugehen und soziale Isolation zu vermeiden. Sie fördert das emotionale Wohlbefinden und stärkt den Zusammenhalt mit anderen Menschen.

**WELCHE MÖGLICHKEITEN GIBT ES?**

- **Psychologische Beratung:** Therapeutische Gespräche können Ihnen helfen, Ängste, Depressionen und das Gefühl der Überforderung zu bewältigen. Hier erhalten Sie Unterstützung bei der Anpassung an die chronische Krankheit und finden neue Wege, um mit den Herausforderungen des Alltags umzugehen.
- **Selbsthilfegruppen:** Der Austausch mit anderen Betroffenen in Selbsthilfegruppen bietet emotionale Unterstützung und die Möglichkeit, praktische Erfahrungen zu teilen. Diese Gruppen umfassen ein Netzwerk von Menschen, die ähnliche Erfahrungen machen und sich gegenseitig ermutigen und unterstützen können. Mehr Informationen finden Sie hinten im Serviceteil des Buches (S. 177).

**VORTEILE:**

- **Stärkung der emotionalen Gesundheit:** Psychosoziale Unterstützung hilft Ihnen, die emotionale Belastung zu reduzieren und Ihr Selbstbewusstsein zu stärken. Sie lernen, mit Ihrer Erkrankung besser umzugehen, und finden neue Wege, um sich selbst zu motivieren.
- **Vermeidung von Isolation:** Durch den Austausch mit anderen Betroffenen können Einsamkeit und Isolation vermieden werden. Sie finden Gleichgesinnte, mit denen Sie sich austauschen und von denen Sie Unterstützung erhalten können.

INFO

### Niemand muss den Weg allein gehen

Psychosoziale Unterstützung gibt Ihnen die Kraft, die Herausforderungen von COPD zu meistern. Durch den Austausch mit anderen Betroffenen und die Unterstützung von Fachleuten gewinnen Sie neues Selbstvertrauen und können die Erkrankung mit neuer Energie angehen.

- **Stärkung der Eigenverantwortung:** Psychosoziale Unterstützung fördert das Gefühl der Eigenverantwortung und Selbstwirksamkeit. Sie lernen, aktiv an Ihrer Behandlung mitzuwirken und Entscheidungen zu treffen, die zu Ihrem Wohlbefinden beitragen.

## Entspannungs- und Atemtechniken: Atmen als Schlüssel zur Ruhe

Atemtechniken und Entspannungsübungen sind mächtige Werkzeuge, um die Atmung zu verbessern, Stress abzubauen und das vegetative Nervensystem zu beruhigen. Die Atmung ist nicht nur ein automatischer Prozess – Sie können sie bewusst steuern, um Ihre körperliche und geistige Gesundheit zu fördern.

### ANWENDUNG:

- **Atemtechniken**: Übungen wie die Bauchatmung, die Lippenbremse und das langsame Atmen (z. B. 6 Atemzüge pro Minute: 4 Sekunden einatmen, 6 Sekunden ausatmen) helfen, die Atmung zu kontrollieren und die Lungenkapazität zu optimieren. Diese Technik verlangsamt die Atmung und beruhigt das vegetative Nervensystem – eine einfache Methode, in stressigen Situationen Ruhe zu finden. Die Anleitung zu den oben genannten Atemübungen finden Sie im dritten Teil des Buches (S. 146).
- **Progressive Muskelentspannung**: Durch gezieltes Anspannen und Entspannen verschiedener Muskelgruppen wird der Körper in einen Zustand tiefer Entspannung versetzt. Diese Technik hilft Ihnen, Spannungen zu lösen und Ihr allgemeines Wohlbefinden zu steigern.
- **Yoga und Meditation**: Diese Techniken kombinieren Atemübungen mit sanften Bewegungen und fördern so die körperliche und geistige Entspannung. Sie tragen zur Stärkung Ihres Körpers bei und fördern gleichzeitig einen Zustand innerer Ruhe und Gelassenheit.

### VORTEILE:

- **Kontrolle über die Atmung:** Atemtechniken helfen, die Atmung zu verlangsamen und zu vertiefen, was die Sauerstoffversorgung des Körpers verbessert und die Atemnot reduziert.
- **Stressabbau:** Regelmäßige Entspannungstechniken reduzieren Stress und Angst, was sich positiv auf die Atemfunktion auswirken kann.
- **verbesserte Schlafqualität:** Regelmäßige Entspannungstechniken helfen Ihnen, besser zu schlafen. Dies trägt dazu bei, dass Sie ausgeruhter und energiegeladener in den Tag starten können.

Ihre Atmung ist nicht nur Teil des Problems – sie ist auch Teil der Lösung. Indem Sie Atemtechniken erlernen und regelmäßig anwenden, gewinnen Sie ein mächtiges Werkzeug, um Ihren Körper zu beruhigen und Ihre Lungenfunktion zu verbessern. Diese einfachen Techniken können jederzeit und überall angewendet werden, auch

> **INFO**
>
> Ganzheitliche Therapien bieten Ihnen die Chance, über die rein medizinische Behandlung hinaus aktiv zur Verbesserung Ihrer Gesundheit beizutragen. Indem Sie Bewegung, Ernährung, psychische Unterstützung und Atemtechniken in Ihren Alltag integrieren, können Sie Ihre Lebensqualität erheblich steigern. Diese Therapien sind mehr als nur ergänzende Maßnahmen – sie sind Schlüsselkomponenten eines gesunden Lebensstils, die Ihnen helfen, sich wieder stärker und ausgeglichener zu fühlen.

in stressigen Situationen. Sie geben Ihnen die Kontrolle zurück und helfen Ihnen, sich wohler und ausgeglichener zu fühlen.

## Behandlung von COPD-Exazerbationen

Eine COPD-Exazerbation ist eine akute Verschlechterung der Krankheitssymptome, die über die normalen täglichen Schwankungen hinausgeht. Sie ist gekennzeichnet durch eine deutliche Zunahme der Atemnot, des Hustens und der Schleimproduktion (Auswurf). Diese Symptome treten plötzlich auf und können innerhalb weniger Stunden oder Tage erheblich an Intensität gewinnen. Exazerbationen stellen nicht nur eine unmittelbare Herausforderung dar, sondern haben auch langfristige Auswirkungen auf die Lungenfunktion, die Lebensqualität und die Prognose der Betroffenen.

### Wie wirken sich Exazerbationen auf den Krankheitsverlauf aus?

COPD-Exazerbationen sind ein kritischer Punkt im Krankheitsverlauf, da sie das Fortschreiten der COPD beschleunigen können. Jede Exazerbation birgt das Risiko einer bleibenden Verschlechterung der Lungenfunktion. Zudem erhöhen häufige Exazerbationen das Risiko für Krankenhausaufenthalte und können die Sterblichkeit steigern. Daher ist es entscheidend, Exazerbationen frühzeitig zu erkennen, umgehend zu behandeln und präventive Maßnahmen zu ergreifen, um zukünftige Exazerbationen zu vermeiden.

Die Auswirkungen einer Exazerbation gehen jedoch über die körperlichen Symptome hinaus. Patientinnen und Patienten, die häufig unter Exazerbationen leiden, berichten oft von einer erheblichen Beeinträchtigung ihrer Lebensqualität. Sie fühlen sich erschöpft, ängstlich und weniger in der Lage, alltägliche Aktivitäten auszuführen. Dieses Gefühl der Ohnmacht kann zu sozialer Isolation und einer Verschlechterung der psychischen Gesundheit führen. Daher ist es wichtig, Exazerbationen nicht nur als medizinisches Ereignis, sondern auch als eine Situation zu verstehen, die eine umfassende Unterstützung erfordert.

### Früherkennung und Selbstmanagement sind wichtig

Die erfolgreiche Behandlung einer COPD-Exazerbation beginnt mit der Früherkennung. Wenn Sie an COPD erkrankt sind, sollten Sie Ihre Symptome regelmäßig beobachten und in der Lage sein, Veränderungen zu erkennen, die auf eine bevorstehende Exazerbation hinweisen. Dies kann durch eine verstärkte Atemnot, eine Zunahme des Hustens oder eine Veränderung des Auswurfs (z. B. mehr Schleim oder eine veränderte Farbe) angezeigt werden. Ein sorgfältig erstellter Aktionsplan, der gemeinsam mit Ihrem Arzt oder Ihrer Ärztin entwickelt wurde, hilft Ihnen, sofort zu reagieren, wenn erste Anzeichen einer Exazerbation auftreten.

Wenn Sie gut informiert und in der Lage sind, Ihre Symptome zu überwachen und frühzeitig Maßnahmen zu ergreifen, können Sie die Schwere einer Exazerbation häufig mindern. Selbstmanagement bedeutet, dass Sie aktiv an Ihrer eigenen Behandlung mitwirken. Dazu gehören:

- **Anpassung der Medikation**: Bei den ersten Anzeichen einer Exazerbation kann es notwendig sein, die Dosis der Bronchodilatatoren zu erhöhen oder zusätzliche Medikamente einzunehmen, wie z. B. systemische Kortikosteroide.
- **Notfallmedikation bereitstellen**: Sie sollten stets Ihre Notfallmedikamente griffbereit haben, um bei einer plötzlichen Verschlechterung der Symptome sofort handeln zu können.

- **schneller Kontakt zum Arzt:** Wenn die selbst eingeleiteten Maßnahmen nicht zu einer Verbesserung führen, sollten Sie umgehend Ihre Ärztin bzw. Ihren Arzt konsultieren, um weitere Behandlungsoptionen zu besprechen.

## Medikamentöse Behandlung: Die Säulen der Therapie

Die medikamentöse Behandlung zielt darauf ab, die Symptome einer Exazerbation zu lindern, die Atemwege zu öffnen und die Entzündung in der Lunge zu reduzieren. Die richtige Kombination von Medikamenten kann dazu beitragen, die Schwere der Exazerbation zu mildern und die Erholung zu beschleunigen.

- **Bronchodilatatoren:** Kurzwirksame Bronchodilatatoren wie Salbutamol oder Fenoterol sind die erste Wahl zur akuten Linderung der Atemnot. Diese Medikamente erweitern die verengten Atemwege und erleichtern so das Atmen. Sie wirken schnell und können bei Bedarf mehrmals täglich eingesetzt werden.
- **Systemische Kortikosteroide:** Diese Medikamente werden in akuten Situationen verwendet, um die Entzündung in den Atemwegen rasch zu reduzieren. Prednisolon ist ein häufig eingesetztes Kortikosteroid, das über einen kurzen Zeitraum (in der Regel fünf bis sieben Tage) verabreicht wird, um die Entzündung zu kontrollieren und die Symptome zu lindern.
- **Antibiotika:** Wenn eine bakterielle Infektion als Ursache oder Beitrag zur Exazerbation vermutet wird, kommen Antibiotika zum Einsatz. Die Entscheidung für ein Antibiotikum basiert auf den Symptomen, dem Auswurf und der klinischen Beurteilung durch Ihre behandelnde Ärztin oder Ihren behandelnden Arzt. Häufig eingesetzte Antibiotika bei COPD-Exazerbationen sind Amoxicillin oder Makrolide wie Azithromycin und Clarithromycin.
- **Sauerstofftherapie:** Wenn Sie unter schwerer Atemnot und niedrigen Sauerstoffwerten (Hypoxämie) leiden, kann eine Sauerstofftherapie notwendig sein. Diese sollte jedoch unter ärztlicher Aufsicht erfolgen, damit sichergestellt ist, dass der Sauerstoffgehalt im Blut sorgfältig überwacht wird und eine Überdosierung vermieden wird.

## Nichtmedikamentöse Maßnahmen: Ergänzende Unterstützung

Neben der medikamentösen Therapie spielen nichtmedikamentöse Maßnahmen eine wichtige Rolle bei der Bewältigung einer COPD-Exazerbation. Diese Maßnahmen unterstützen die Medikamentenwirkung und helfen, die Atmung zu erleichtern und Komplikationen zu vermeiden.

- **Atemphysiotherapie:** Atemtechniken und physiotherapeutische Maßnahmen wie das PEP-Training oder die Verwendung von Flutter- und OPEP-Geräten (S. 51) sind besonders wirksam, um den Schleim zu mobilisieren und das Abhusten zu erleichtern. Diese Techniken können auch Ihre Atemmuskulatur stärken und Ihre Atmung verbessern.
- **Flüssigkeitszufuhr:** Eine ausreichende Hydration ist wichtig, um den Schleim in den Atemwegen zu verflüssigen und leichter abzuhusten.
- **Erhöhte Atemhilfen:** In schwereren Fällen kann eine nichtinvasive Beatmung (NIV) (S. 59) erforderlich sein, um die Atemarbeit zu erleichtern und die Sauerstoffsättigung zu verbessern. Diese Methode kann helfen, eine weitere Verschlechterung zu verhindern und den Gasaustausch in der Lunge zu optimieren.

## Krankenhausbehandlung: Wenn mehr Unterstützung notwendig ist

In einigen Fällen ist die Exazerbation so schwerwiegend, dass eine stationäre Behandlung im Krankenhaus notwendig wird:

INFO

## Ziel ist die Vermeidung von Exazerbationen

COPD-Exazerbationen stellen eine erhebliche Bedrohung für die Gesundheit und das Wohlbefinden der Betroffenen dar. Sie erfordern schnelles Handeln und eine umfassende Therapie, um die Symptome zu lindern und das Risiko von Komplikationen zu minimieren. Mit einer Kombination aus Früherkennung, Selbstmanagement, medikamentöser und nichtmedikamentöser Behandlung können Exazerbationen erfolgreich kontrolliert und ihre Auswirkungen auf den Krankheitsverlauf reduziert werden. Die Vermeidung zukünftiger Exazerbationen ist dabei ein zentrales Ziel.

- Wenn die Atemnot trotz der üblichen Maßnahmen nicht beherrscht werden kann und Sie Schwierigkeiten haben, genügend Sauerstoff aufzunehmen, sollten Sie stationär behandelt werden.
- Bewusstseinsstörungen wie Verwirrtheit oder Bewusstlosigkeit können auf einen schweren Sauerstoffmangel hinweisen, der eine intensive Überwachung und Behandlung erfordert.
- Wenn Sie an schwerwiegenden Begleiterkrankungen wie Herzinsuffizienz oder schweren Infektionen leiden, benötigen Sie möglicherweise eine intensivere Behandlung und Überwachung im Krankenhaus.

Im Krankenhaus können fortgeschrittenere Maßnahmen wie intravenöse Medikation, Beatmung oder eine engmaschige Überwachung der Vitalfunktionen erforderlich sein. Ziel ist es, die Exazerbation schnellstmöglich unter Kontrolle zu bringen und Komplikationen zu vermeiden.

### Prävention zukünftiger Exazerbationen: Langfristige Kontrolle

Die Vermeidung weiterer Exazerbationen ist ein zentrales Ziel in der COPD-Behandlung. Sie sollten gemeinsam mit Ihrem Arzt bzw. Ihrer Ärztin nach jeder Exazerbation Strategien entwickeln, um zukünftige Episoden zu verhindern.

- **Optimierung der medikamentösen Therapie:** Ihre Behandlung sollte regelmäßig überprüft und bei Bedarf angepasst werden, damit die Symptome der COPD bestmöglich kontrolliert und Exazerbationen verhindert werden.
- **Impfungen:** Impfungen gegen Grippe und Pneumokokken sind wichtige Maßnahmen, um Infektionen vorzubeugen, die Exazerbationen auslösen können. Diese Impfungen sollten regelmäßig aufgefrischt werden, damit sie einen optimalen Schutz gewährleisten.
- **Rauchstopp:** Das Beenden des Rauchens ist eine der effektivsten Maßnahmen zur Reduktion des Risikos für Exazerbationen. Rauchen verschlimmert die COPD und erhöht das Risiko für akute Verschlechterungen erheblich. Der Rauchstopp sollte daher ein zentrales Ziel in der langfristigen COPD-Therapie sein. Mehr darüber erfahren Sie im Kapitel »Warum sich Rauchfreiheit lohnt« (S. 65).

## Sauerstofftherapie und nichtinvasive Beatmung (NIV)

Die Atmung ist ein lebenswichtiger Prozess, der es dem Körper ermöglicht, Sauerstoff aufzunehmen und Kohlendioxid auszuscheiden. Sauerstoff wird in den Lungenbläschen (Alveolen) aus der eingeatmeten Luft ins Blut aufgenommen, während Kohlendioxid, ein Abfallprodukt des Stoffwechsels, über die Ausatmung abgegeben wird. Dieser Austausch ist für die Aufrechterhaltung der Körperfunktionen unerlässlich, da Sauerstoff für die Energieproduktion in den Zellen benötigt wird und Kohlendioxid, wenn es nicht ausgeschieden wird, den Säure-Basen-Haushalt des Körpers stören kann. Bei Menschen mit COPD ist dieser Prozess oft stark beeinträchtigt, was zu Atemnot, Erschöpfung und einem erhöhten Risiko für Herz-Kreislauf-Erkrankungen führt. Die Sauerstofftherapie und die nichtinvasive Beatmung (NIV) sind zwei wichtige therapeutische Maßnahmen, die gezielt eingesetzt werden, um die Atmung zu unterstützen, die Lebensqualität zu verbessern und die Prognose der Erkrankung zu beeinflussen.

### Sauerstofftherapie: Unterstützung bei unzureichender Sauerstoffaufnahme

Die Sauerstofftherapie zielt darauf ab, den Sauerstoffgehalt im Blut zu erhöhen, wenn die Lungen nicht mehr in der Lage sind, ausreichend Sauerstoff aufzunehmen. Eine chronische Hypoxämie (niedriger Sauerstoffgehalt im Blut) kann zu schwerwiegenden gesundheitlichen Problemen führen, u. a. zu einer Überlastung des Herzens, da das Herz härter arbeiten muss, um den Körper mit ausreichend Sauerstoff zu versorgen. Durch die zusätzliche Sauerstoffzufuhr wird der Sauerstoffgehalt im Blut erhöht, was die Belastung für das Herz verringert und das allgemeine Wohlbefinden verbessert.

Wann ist eine Sauerstofftherapie angezeigt? In Deutschland wird diese Therapie bei einem $pO_2$-Wert von unter 55 mmHg in Ruhe eingeleitet, da ab diesem Wert das Risiko für Komplikationen, insbesondere für Herz-Kreislauf-Erkrankungen, erheblich ansteigt. In speziellen Fällen, wie bei pulmonaler Hypertonie, wird sie bereits bei einem $pO_2$-Wert von unter 60 mmHg empfohlen. Ziel ist es, nicht nur die akuten Symptome der Hypoxämie zu lindern, sondern auch langfristig die Prognose zu verbessern, insbesondere durch die Entlastung des Herzens.

#### ANWENDUNG:

- **Langzeit-Sauerstofftherapie (LTOT):** Diese Form der Sauerstofftherapie wird Ihnen empfohlen, wenn bei Ihnen eine chronische Hypoxämie vorliegt, die auch in Ruhe besteht. Um die bestmögliche Wirkung zu erzielen, sollten Sie die Therapie mindestens 16 Stunden pro Tag anwenden. Diese kontinuierliche Sauerstoffzufuhr ist entscheidend, um die Sauerstoffsättigung im Blut auf einem stabilen Niveau zu halten, was die Belastung des Herzens verringert und das Risiko für die Entwicklung eines Cor pulmonale (einer durch Lungenerkrankungen verursachten Herzinsuffizienz) senkt.
- **Sauerstofftherapie bei Belastung:** Wenn Sie unter Belastung eine Hypoxämie entwickeln ($pO_2$ unter 55 mmHg), kann die Sauerstofftherapie ebenfalls hilfreich sein. Zwar ist die Datenlage zur Wirksamkeit dieser Maßnahme bei Belastung begrenzt, jedoch ermöglicht der zusätzliche Sauerstoff vielen Betroffenen, aktiver zu sein und körperliche Aktivitäten durchzuführen, die sonst nicht möglich wären. Hierbei liegt der Schwerpunkt weniger auf der reinen Verbesserung der Lungenfunktion, sondern mehr darauf, die Patientin oder den Patienten durch die Therapie zu mehr Bewegung und Teilnahme am sozialen Leben zu motivieren. Eine Sauerstofftherapie sollten Sie daher nicht als Einschränkung, sondern als Möglichkeit sehen, wieder aktiv am Leben teilzunehmen – sei es durch Spaziergänge, Ausflüge oder andere Aktivitäten, die sonst nur schwer oder gar nicht möglich wären.

#### FORMEN DER SAUERSTOFFZUFUHR:

- **Nasenbrille:** Am häufigsten erfolgt die Sauerstoffzufuhr über eine Nasenbrille, die den Sauerstoff direkt in die Nasengänge leitet. Diese Methode ist komfortabel und diskret, insbesondere wenn die Nasenbrille in eine Brille integriert wird, was sie fast unsichtbar macht.
- **Sauerstoffkonzentratoren:** Diese Geräte filtern den Sauerstoff aus der Umgebungsluft und liefern ihn in erhöhter Konzentration an den Patienten oder die Patientin. Sie sind in verschiedenen Ausführungen erhältlich:
  Stationäre Konzentratoren werden zu Hause verwendet und liefern kontinuierlich Sauerstoff mit einer Flussrate von meist bis zu 6 l/min. Sie sind robust, zuverlässig und für den Dauereinsatz konzipiert.
  Mobile Konzentratoren bieten mehr Flexibilität und ermöglichen es Ihnen, auch unterwegs Sauerstoff zu erhalten. Sie arbeiten meist mit einem Atemzug-getriggerten Modus, der den Sauerstoff nur bei der Einatmung abgibt, wodurch die Akkulaufzeit verlängert wird. Mobile Konzentratoren sind ideal, wenn Sie aktiv bleiben und am gesellschaftlichen Leben teilnehmen möchten.
- **Flüssigsauerstoffsysteme:** Wenn Sie einen hohen Sauerstoffbedarf haben oder eine kontinuierliche Sauerstoffzufuhr benötigen, kommen Flüssigsauerstoffsysteme zum Einsatz. Flüssigsauerstoff hat eine sehr hohe Dichte, was bedeutet, dass große Mengen Sauerstoff in relativ kleinen Behältern gespeichert werden können. Diese Systeme bestehen aus einem Haupttank, der zu Hause steht und kleinere, tragbare Einheiten (Satelliten) befüllt. Diese tragbaren Geräte ermöglichen es Ihnen, sich frei zu bewegen und dennoch kontinuierlich Sauerstoff zu erhalten, was besonders bei langen Ausflügen oder Reisen wichtig ist.
- **Druckgasflaschen:** Diese Flaschen enthalten gasförmigen Sauerstoff unter hohem Druck und sind besonders geeignet, wenn Sie nur gelegentlich Sauerstoff benötigen, beispielsweise für Arztbesuche oder kurze Ausflüge. Es gibt sie auch als Leichtflaschen, die besonders für Menschen geeignet sind, die überwiegend zu Hause bleiben und nur für kurze Zeiträume zusätzlichen Sauerstoff benötigen.

#### VORTEILE DER SAUERSTOFFTHERAPIE:

- Durch die Erhöhung des Sauerstoffgehalts im Blut wird das Herz entlastet, was die Gefahr einer Rechtsherzinsuffizienz senkt.
- Die Sauerstofftherapie kann die Atemnot verringern und die körperliche Belastbarkeit steigern, was es Ihnen ermöglicht, aktiver am Leben teilzunehmen und Ihre Unabhängigkeit zu bewahren.
- Die kontinuierliche Anwendung der Sauerstofftherapie über viele Stunden pro Tag hat nachweislich positive Effekte auf die Überlebensrate und die allgemeine Gesundheit der Patientinnen und Patienten.

### Nichtinvasive Beatmung: Unterstützung bei unzureichender Atemkraft

Die nichtinvasive Beatmung (NIV) wird eingesetzt, wenn die Atemmuskulatur nicht mehr ausreichend in der Lage ist, den Kohlendioxidgehalt im Blut ($pCO_2$) zu regulieren. Eine chronische Hyperkapnie (erhöhter Kohlendioxidgehalt im Blut) kann schwerwiegende Folgen haben, einschließlich einer weiteren Verschlechterung der Atemnot, Kopfschmerzen, Müdigkeit und eines erhöhten Risikos für kognitive Störungen. Die NIV zielt darauf ab, die Atemmuskulatur zu entlasten, den $pCO_2$-Wert zu senken und so die Symptome der Ateminsuffizienz zu lindern.

Die NIV wird typischerweise eingeleitet, wenn der $pCO_2$-Wert im Blut erhöht ist und wenn Sie unter den Symptomen einer chronischen Hy-

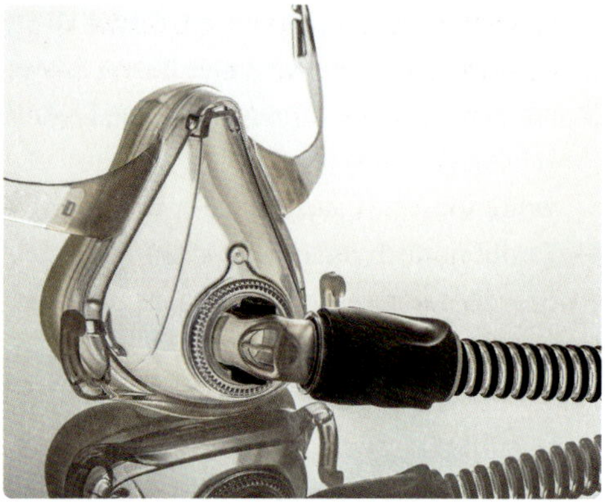

▲ Die nichtinvasive Beatmung (hier mit Nasenmaske) entlastet die Atemmuskulatur.

perkapnie leiden wie zunehmender Atemnot, Schläfrigkeit oder morgendlichen Kopfschmerzen. Eine professionelle Überwachung und Anpassung der Beatmungseinstellungen ist notwendig, um sicherzustellen, dass die Therapie optimal wirkt.

**ANWENDUNG:**

- **NIV-Geräte:** Die nichtinvasive Beatmung erfolgt über spezielle Beatmungsgeräte, die über eine Maske, die Mund und Nase abdeckt, oder eine Nasenmaske Luft in die Lungen pumpen. Diese Unterstützung hilft der Atemmuskulatur, insbesondere dem Zwerchfell, und verbessert den Gasaustausch in der Lunge.
- **CPAP (Continuous Positive Airway Pressure):** Bei der CPAP-Therapie wird ein kontinuierlicher Luftdruck aufrechterhalten, der die Atemwege offen hält und die Lungenbelüftung unterstützt. Die Therapie wird oft bei Schlafapnoe eingesetzt, kann aber auch bei Menschen mit COPD hilfreich sein, wenn Schlafapnoe als Begleiterkrankung besteht.
- **BiPAP (Bilevel Positive Airway Pressure):** Im Gegensatz zur CPAP-Therapie bietet BiPAP zwei unterschiedliche Druckniveaus – einen höheren Druck während des Einatmens und einen niedrigeren Druck beim Ausatmen. Diese Beatmungsform ist besonders für Menschen mit fortgeschrittener COPD geeignet, bei denen die Atemmuskulatur stark geschwächt ist. Der Wechsel zwischen den Druckniveaus erleichtert das Atmen.

**VORTEILE DER NIV:**

- **Reduktion des $pCO_2$-Werts:** Durch die Unterstützung der Atemmuskulatur atmen Sie das überschüssige Kohlendioxid im Blut effizienter ab, was die Symptome der Hyperkapnie lindert und Ihr allgemeines Wohlbefinden verbessert.
- **Erholung der Atemmuskulatur:** Ihre Atemmuskulatur, insbesondere das Zwerchfell, wird durch die NIV entlastet und kann sich über Nacht erholen, was tagsüber zu mehr Energie und weniger Atemnot führt.
- **Verbesserung der Lebensqualität:** Patientinnen und Patienten, die sich an die NIV gewöhnen, berichten oft von einer erheblichen Verbesserung ihres Wohlbefindens. Sie fühlen sich tagsüber wacher und weniger erschöpft, was ihnen hilft, aktiver und unabhängiger zu sein.

Die Einführung der NIV sollte immer unter professioneller Anleitung erfolgen. Das medizinische Personal überwacht die ersten Anwendungen, um sicherzustellen, dass das Gerät korrekt eingestellt ist und der Patient oder die Patientin die Maske gut verträgt. Regelmäßige Nachkontrollen sind notwendig, um sicherzustellen, dass die gewünschten Effekte erreicht werden.

## Unterschied zwischen nichtinvasiver und invasiver Beatmung

**NICHTINVASIVE BEATMUNG (NIV):** Die NIV erfolgt über Masken, die das Gesicht bedecken, und erfordert keinen chirurgischen Eingriff. Sie ist weniger belastend und ermöglicht Ihnen, selbstständig zu atmen, während die Maschine Ihre Atemarbeit unterstützt. Typischerweise wird die NIV nachts eingesetzt, um die Atemmuskulatur zu entlasten und den $pCO_2$-Wert zu senken. Sie können sie aber auch tagsüber verwenden, wenn die Atemnot stark ausgeprägt ist. Vorteilhaft bei dieser Art von Beatmung ist, dass keine chirurgischen Eingriffe notwendig sind, ein geringeres Risiko für Infektionen besteht und dass sie für die Betroffenen komfortabler sind.

**INVASIVE BEATMUNG:** Bei der invasiven Beatmung wird ein Schlauch (kurzfristig – für Tage – durch den Mund als Tubus, langfristig über einen operativen Eingriff als Tracheostoma) in die Luftröhre (Trachea) eingeführt, um die Beatmung zu gewährleisten. Diese Methode wird in der Regel bei Menschen angewendet, die nicht mehr selbstständig atmen können. Diese Art der Beatmung wird in der Regel auf der Intensivstation durchgeführt und ist oft mit einer langen anschließenden Erholungsphase und einem höheren Risiko für Infektionen und Komplikationen verbunden. Sie erfordern zudem eine intensive Pflege und Betreuung.

### Langfristige Nutzung und Anpassung im Alltag

Die langfristige Nutzung von Sauerstofftherapie und NIV erfordert eine Gewöhnung und eine Anpassung im Alltag, aber diese Anpassungen ermöglichen Ihnen auch, ein aktiveres und erfüllteres Leben zu führen.

**SO BLEIBEN SIE AKTIV UND MOBIL** Moderne Sauerstoffgeräte und mobile Konzentratoren ermöglichen es Ihnen, aktiv zu bleiben und sich frei zu bewegen. Die Integration dieser Geräte in den Alltag fördert Ihre Unabhängigkeit und trägt zur Verbesserung der Lebensqualität bei. Es ist wichtig, dass Sie lernen, die Geräte sicher und effektiv zu nutzen, und dass Sie die nötige Mobilität beibehalten, um körperlich und geistig fit zu bleiben.

Die NIV wird in der Regel nachts angewendet, um die Atemmuskulatur zu entlasten. Sie sollten die nächtliche Therapie als Möglichkeit sehen, Ihre Energie und Lebensfreude dadurch zu steigern, dass Sie am Tag erholter und kräftiger sind. Die NIV kann auch tagsüber in Zeiten erhöhter Belastung eingesetzt werden, um die Atemnot zu lindern und die körperliche Leistungsfähigkeit zu erhöhen.

### Regelmäßige Überwachung und Anpassung der Therapie

Sowohl eine Sauerstofftherapie als auch eine nichtinvasive Beatmung (NIV) müssen regelmäßig ärztlich kontrolliert und bei Bedarf angepasst werden. Die Erkrankung und damit auch der Sauerstoff- oder Beatmungsbedarf können sich im Verlauf verändern. Eine einmal festgelegte Einstellung ist daher nicht automatisch dauerhaft optimal.

Für die Sauerstofftherapie gilt vereinfacht: so viel Sauerstoff wie nötig, aber so wenig wie möglich. Ziel ist eine ausreichende Sauerstoffversorgung, nicht jedoch eine möglichst hohe Sauerstoffsättigung um jeden Preis. Gerade bei schwerer COPD kann eine zu hohe Sauerstoffzufuhr paradoxerweise dazu führen, dass der Kohlendioxidgehalt im Blut ansteigt. Deshalb werden neben der Sauerstoffsättigung bei bestimmten Patientinnen und Patienten auch die Blutgase und insbesondere der Kohlendioxidwert kontrolliert. Je nach Situation können Messungen in Ruhe, unter Belastung oder während des Schlafs erforderlich sein.

Auch bei einer NIV ist eine regelmäßige Überprüfung der Therapie wichtig. Moderne Beatmungsgeräte speichern zahlreiche Informationen, beispielsweise zur Nutzungsdauer, zu Undichtigkeiten der Maske und zum Atemverlauf. Besonders aussagekräftig kann zusätzlich eine nächtliche Kapnometrie sein. Dabei wird der Kohlendioxidverlauf während des Schlafs gemessen und überprüft, ob die Beatmung das nächtlich erhöhte Kohlendioxid ausreichend senkt. Falls erforderlich, können Beatmungsdruck, Atemfrequenz oder andere Geräteeinstellungen angepasst werden.

Eine entscheidende Rolle spielt zudem die Beatmungsmaske. Druckstellen, Undichtigkeiten oder ein unangenehmer Luftstrom sind häufige Gründe dafür, dass eine NIV nicht ausreichend lange angewendet wird. Hier sollte frühzeitig auch der betreuende Hilfsmittelversorger einbezogen werden. Dieser kann unterschiedliche Maskengrößen und Maskenmodelle ausprobieren und so eine optimale Anpassung ermöglichen.

**FAZIT**

Die Sauerstofftherapie und die nichtinvasive Beatmung sind wesentliche Therapiemaßnahmen, wenn Sie an fortgeschrittener COPD leiden. Sie bieten Ihnen die Möglichkeit, Ihre Atemfunktion zu verbessern, das Fortschreiten der Erkrankung zu verlangsamen und Ihre Lebensqualität zu steigern. Obwohl diese Therapien eine Anpassung im täglichen Leben erfordern, bieten sie immense Vorteile.

# WARUM SICH RAUCHFREIHEIT LOHNT

Zugegeben, das Rauchen nach Jahren aufzugeben, ist nicht einfach. Hier hilft ein neuer Blickwinkel: Nicht das, was Sie aufgeben, sondern das, was Sie gewinnen, ist entscheidend. Nehmen Sie Ihre Gesundheit selbst in die Hand!

Wenn Sie bereits Nichtraucher sind oder nie geraucht haben, herzlichen Glückwunsch – darauf können Sie stolz sein! Sie haben einen wichtigen beeinflussbaren Risikofaktor unter Kontrolle. Das ist positiv, denn während es viele Faktoren gibt, die wir nicht beeinflussen können, etwa unsere Genetik, können wir unseren Raucherstatus aktiv verändern. Das gibt Ihnen die Macht, Ihre Gesundheit selbst in die Hand zu nehmen. In Bezug auf das Rauchen können Sie eine konkrete und bedeutende Veränderung bewirken – und das ist wirklich großartig.

## Nichtrauchen als Gewinn: ein positiver Ansatz

Anstatt die Gefahren des Rauchens zu betonen, sollten wir den Fokus auf die Vorteile der Rauchfreiheit legen. Der Rauchstopp sollte nicht als Verlust empfunden werden, sondern als bedeutende, positive Entscheidung für die eigene Gesundheit und Lebensqualität. Betrachten Sie das Nichtrauchen als erstrebenswert und befreiend – als eine Investition in die eigene Zukunft.

Mit dem Rauchstopp tun Sie sich und Ihrem Körper etwas Gutes – und das ist ein starker Anreiz. Der Verzicht auf Zigaretten ist nicht nur eine Entscheidung gegen das Rauchen, sondern vor allem eine Entscheidung für Ihre Gesundheit, Ihre Lungen, Ihr Herz und letztlich für ein längeres und erfüllteres Leben. Es geht nicht darum, was Sie aufgeben, sondern darum, was Sie gewinnen.

### Die Vorteile des Rauchstopps bei COPD: immer ein Gewinn

Für Menschen mit COPD ist der Rauchstopp eine der wichtigsten Maßnahmen, um das Fortschreiten der Krankheit zu verlangsamen und die Lebensqualität zu verbessern. Der genaue Nutzen kann von Person zu Person variieren, aber wissenschaftliche Studien und klinische Erfahrungen zeigen eindeutig, dass der Verzicht auf Zigaretten immer Vorteile bringt – auch wenn diese individuell unterschiedlich ausfallen können.

**VERBESSERUNG DER LUNGENFUNKTION:** Sie werden nach dem Rauchstopp vermutlich eine deutliche Verbesserung Ihrer Lungenfunktion erleben. Obwohl der durch das Rauchen verursachte Schaden nicht vollständig rückgängig gemacht werden kann, zeigen zahlreiche Fälle, dass die Lungen nach dem Rauchstopp beginnen können, sich zu regenerieren. Das bedeutet nicht, dass sich die Lungenfunktion auf ein normales Niveau zurückbildet, aber eine signifikante Verbesserung ist möglich. Viele COPD-Patientinnen und -Patienten berichten oft von spürbarer Erleichterung der Atemnot und erhöhter körperlicher Leistungsfähigkeit, sobald die Lungen beginnen, sich zu erholen.

▼ Frische Luft in der Lunge statt Rauch: Finden Sie neue Arten der Entspannung.

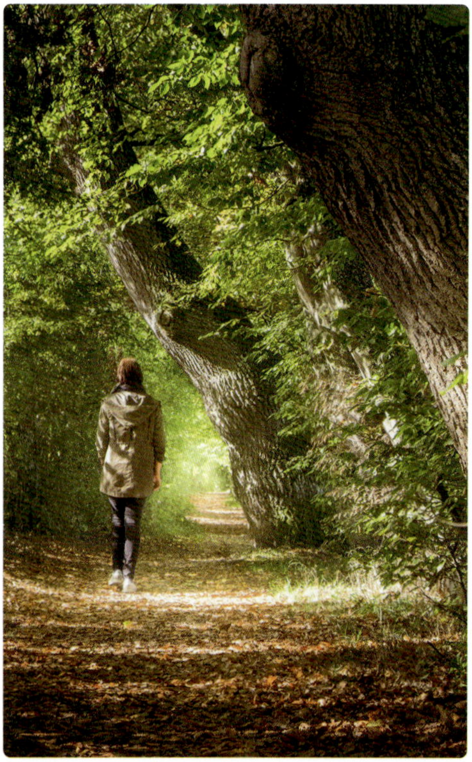

**STABILISIERUNG DER LUNGENFUNKTION:** Es gibt auch Menschen mit COPD, deren Lungenfunktion nach dem Rauchstopp unverändert bleibt. Dies mag auf den ersten Blick enttäuschend erscheinen, ist jedoch keineswegs negativ. Auch wenn die Lungenfunktion nicht zunimmt, wird durch den Rauchstopp das Fortschreiten der Krankheit verlangsamt oder sogar gestoppt. Ohne die ständige Belastung durch das Rauchen, das die Atemwege weiter schädigt und Entzündungsprozesse in der Lunge verschärft, bleibt die Lungenfunktion stabil – ein erheblicher Vorteil für die langfristige Prognose.

**VERBESSERUNG DER PROGNOSE:** Selbst wenn keine sofortige Verbesserung der Lungenfunktion eintritt, ist der Rauchstopp für die allgemeine Prognose entscheidend. COPD ist eine fortschreitende Krankheit, und Rauchen beschleunigt diesen Prozess erheblich. Durch den Verzicht auf Zigaretten können Sie das Fortschreiten der Krankheit verlangsamen, was zu einer längeren Lebenserwartung und einer besseren Lebensqualität führt. Zudem reduziert der Rauchstopp das Risiko für weitere schwerwiegende gesundheitliche Probleme wie Herz-Kreislauf-Erkrankungen, Lungenkrebs und Atemwegsinfektionen, die bei Menschen mit COPD besonders gefährlich sein können.

## Rauchfrei leben: die Macht der positiven Veränderung

Der Rauchstopp ist nicht nur ein medizinischer Erfolg, sondern auch Ihr persönlicher Triumph. Es geht darum, das Rauchen nicht als etwas zu sehen, das man aufgibt, sondern als ungesunde Gewohnheit, die man gegen ein gesünderes und freieres Leben eintauscht.

Die Entscheidung, rauchfrei zu werden, bedeutet, sich selbst etwas Gutes zu tun – für die eigene Gesundheit, Zukunft und Lebensqualität. Die Umstellung des Denkens – weg von der Angst vor dem Verlust hin zur Freude an dem, was gewonnen wird – ist der Schlüssel zum Erfolg.

Der Entschluss, mit dem Rauchen aufzuhören, ist einer der wichtigsten, den Sie für Ihre Gesundheit treffen können, insbesondere wenn Sie an COPD leiden. Auch wenn die Ergebnisse individuell variieren können, bringt der Rauchstopp immer Vorteile mit sich – sei es eine Verbesserung der Lungenfunktion, eine Stabilisierung der Krankheit oder eine bessere langfristige Prognose. Der Weg zur Rauchfreiheit erfordert Entschlossenheit und eine positive Einstellung, bietet Ihnen jedoch die Chance auf ein gesünderes und erfüllteres Leben.

## Der Weg zum Rauchstopp ist individuell unterschiedlich

Die Entscheidung, mit dem Rauchen aufzuhören, ist nur der erste Schritt auf einer Reise, die so individuell ist wie jeder Mensch selbst. Während einige stolz berichten, dass sie »die letzte Schachtel weggeworfen und nie wieder eine Zigarette angerührt haben«, ist dies zwar inspirierend, aber nicht die Norm. Für die meisten Raucher und Raucherinnen ist der Weg zur Rauchfreiheit ein Prozess, der sorgfältige Planung, Selbstreflexion, Geduld und oft auch Unterstützung erfordert.

### Der Wandel im Denken: Der Beginn einer neuen Perspektive

Bevor Sie sich auf den Weg zur Rauchfreiheit machen, ist es wichtig, die eigenen Gewohnheiten zu überdenken. Sicher haben auch Sie unzählige Male die schockierenden Bilder und Warnhinweise auf Zigarettenpackungen gesehen – erschreckende Darstellungen von Lungenkrebs, Herzinfarkten und anderen schweren Erkrankungen. Diese Bilder sollen Angst erzeugen und vom Rauchen abhalten. Doch trotz ihrer drastischen Natur bleibt die Wirkung oft aus. Warum? Die Antwort liegt im Phänomen der kognitiven Dissonanz.

**KOGNITIVE DISSONANZ** beschreibt den inneren Konflikt, der entsteht, wenn Menschen gleichzeitig zwei widersprüchliche Überzeugungen oder Gedanken haben. Auf der einen Seite wissen Raucherinnen und Raucher, dass Rauchen gesundheitsschädlich ist; auf der anderen Seite empfinden sie das Rauchen als beruhigend oder entspannend. Um diesen Konflikt zu lösen, neigen viele dazu, die Risiken zu ignorieren oder zu verharmlosen. »Es wird schon nicht so schlimm sein« oder »Ich kenne Leute, die haben ihr Leben lang geraucht und sind alt geworden« sind typische Beschönigungen, die helfen, unangenehme Gefühle zu verdrängen.

### Nikotinabhängigkeit: Das mächtige Verlangen im Gehirn

Ein wesentlicher Grund, aus dem das Aufhören so schwierig sein kann, ist die körperliche Abhängigkeit von Nikotin. Nikotin ist eine hochwirksame psychoaktive Substanz, die das Belohnungssystem im Gehirn direkt beeinflusst. Sobald Nikotin inhaliert wird, gelangt es innerhalb weniger Sekunden ins Gehirn, bindet an Nikotinrezeptoren und löst eine Kaskade chemischer Reaktionen aus. Diese führen zur Freisetzung von Dopamin, einem Neurotransmitter, der ein Gefühl von Vergnügen und Belohnung vermittelt.

Dieser Prozess ist besonders bei Jugendlichen stark ausgeprägt, deren Gehirn sich noch in der Entwicklung befindet. Nikotin kann bei jungen Menschen tiefgreifende Veränderungen im Gehirn bewirken und das Risiko einer lebenslangen Abhängigkeit erhöhen. Bei wiederholtem Konsum programmiert sich das Gehirn selbst, Nikotin als notwendigen Bestandteil für Wohlbefinden und Entspannung zu sehen.

Mit der Zeit wird das Gehirn toleranter gegenüber Nikotin, was bedeutet, dass immer mehr Nikotin benötigt wird, um den gleichen Effekt zu erzielen. Wenn Menschen dann nicht rauchen können – etwa im Flugzeug, im Zug oder in einem rauchfreien Büro –, erleben sie Entzugssymptome wie Unruhe, Nervosität und starkes Verlangen nach einer Zigarette. Diese Symptome sind nicht nur unangenehm, sondern können das alltägliche Leben erheblich beeinträchtigen.

**WAS TUN GEGEN ENTZUGSERSCHEINUNGEN?** Nikotinersatztherapien wie Pflaster, Kaugummis oder Lutschtabletten können den Entzugserscheinungen entgegenwirken. Sie liefern dem Körper kontrollierte Mengen an Nikotin, wodurch das Verlangen gemildert und die Abhängigkeit schrittweise reduziert wird, ohne die schädlichen Nebenwirkungen des Rauchens selbst zu verursachen. Diese Produkte sind besonders geeignet, wenn Sie stark nikotinabhängig sind und die körperlichen Entzugssymptome für Sie eine erhebliche Hürde darstellen.

Neben Nikotinersatzprodukten gibt es auch Medikamente, die den Rauchstopp unterstützen. Vareniclin ist eines der bekanntesten und wirkt direkt auf die Nikotinrezeptoren im Gehirn. Es bindet an diese Rezeptoren und blockiert sie teilweise, was dazu führt, dass das Verlangen nach Nikotin abnimmt und der »Belohnungseffekt« des Rauchens nachlässt. Vareniclin hilft somit nicht nur, Entzugssymptome zu lindern, sondern macht das Rauchen selbst weniger angenehm. Cytisin, ein älteres Mittel, funktioniert ähnlich wie Vareniclin, indem es die Nikotinrezeptoren blockiert und so das Verlangen mindert.

Bupropion, ursprünglich ein Antidepressivum, wirkt ebenfalls auf das Belohnungssystem des Gehirns. Es hilft, das Verlangen nach Zigaretten zu verringern, indem es die Neurotransmitter beeinflusst, die für das Verlangen nach Nikotin verantwortlich sind.

Diese Medikamente beginnen Sie in der Regel zwei Wochen vor dem geplanten Rauchstopp einzunehmen. In dieser Zeit wird die Dosierung schrittweise erhöht, während Sie noch rauchen. Der Rauchstopp erfolgt dann am Ende dieser zwei Wochen, wobei die Wirkung der Medikamente hilft, die Sucht zu überwinden, indem sie die Belohnungseffekte des Rauchens mindern. Der Rauchstopp fühlt sich dadurch für Sie weniger dramatisch an, da das Verlangen nach Zigaretten bereits abgeschwächt ist.

## Gewohnheiten und Rituale: Mehr als nur eine Sucht

Während die körperliche Abhängigkeit eine große Rolle spielt, ist das Rauchen auch tief in den Alltag und die Gewohnheiten vieler Menschen verwoben. Für viele Raucherinnen und Raucher ist die Zigarette eng mit bestimmten Tageszeiten, Aktivitäten oder Emotionen verknüpft. Diese Assoziationen sind oft so stark, dass die Zigarette quasi automatisch mit Schlüsselreizen im Alltag verbunden ist.

Eine der am weitesten verbreiteten Gewohnheiten ist die Zigarette zum Morgenkaffee. Dieses Ritual ist für viele Menschen fest im Tagesablauf verankert und symbolisiert den Start in den Tag. Auf dem Weg zum Rauchstopp sollten Sie sich dieser Verknüpfungen bewusst werden. Ein Ansatz könnte sein, neue Gewohnheiten zu entwickeln und dieses Ritual durch ein anderes, gesünderes zu ersetzen.

**ENTDECKEN SIE NEUE, ENTSPANNENDE RITUALE:** Es ist nicht einfach, eine langjährige Gewohnheit aufzugeben, ohne etwas Neues an ihre

Stelle zu setzen. Statt einfach auf das Rauchen zu verzichten, ohne eine Alternative zu haben, sollten Sie überlegen, welche anderen Aktivitäten Sie in Ihren Tagesablauf integrieren können. Ein Beispiel könnte sein, den Kaffee morgens an einem anderen Ort zu trinken, vielleicht draußen an der frischen Luft, und sich dabei bewusst auf das Atmen zu konzentrieren. Atemübungen sind eine hervorragende Alternative, um den Tag ruhig und entspannt zu beginnen.

Auch das Essen kann als Ersatz für das Rauchen dienen, was jedoch problematisch sein kann, da es leicht zu einer ungesunden Gewichtszunahme führt. Hier sollten Sie bewusst gesunde Snacks wählen und auf ausgewogene Portionen achten. Obst, Nüsse oder Gemüsesticks können eine sinnvolle Alternative sein, um das Verlangen nach einer Zigarette zu überbrücken.

Rauchen wird oft auch als Pause von der Arbeit genutzt – ein kurzer Moment, um abzuschalten. Wenn diese Pause wegfällt, fühlt es sich oft so an, als würde man sich selbst bestrafen, indem man einfach durcharbeitet. Aber gerade diese kleinen Pausen sind wichtig für die geistige und körperliche Erholung. Anstatt auf diese Pausen zu verzichten, sollten Sie sie bewusst einplanen und mit einer neuen, entspannenden Aktivität füllen. Das könnten ein kurzer Spaziergang, ein Telefonat mit einer Freundin oder eine kurze Meditation sein. Wichtig ist, dass diese neuen Rituale positiv besetzt werden, um den Verzicht auf das Rauchen auszugleichen.

## Der soziale Aspekt des Rauchens: Einfluss von Gruppen und Gemeinschaft

Rauchen hat oft auch eine starke soziale Komponente. Viele Menschen beginnen zu rauchen oder rauchen weiter, weil es in ihrer sozialen Gruppe üblich ist. Das ist besonders bei Jugendlichen zu beobachten, die das Rauchen oft als Mittel zur Integration oder Akzeptanz in einer Gruppe nutzen. Doch auch Erwachsene fühlen sich oft an das Rauchen gebunden, weil es ein Teil ihrer sozialen Interaktionen geworden ist.

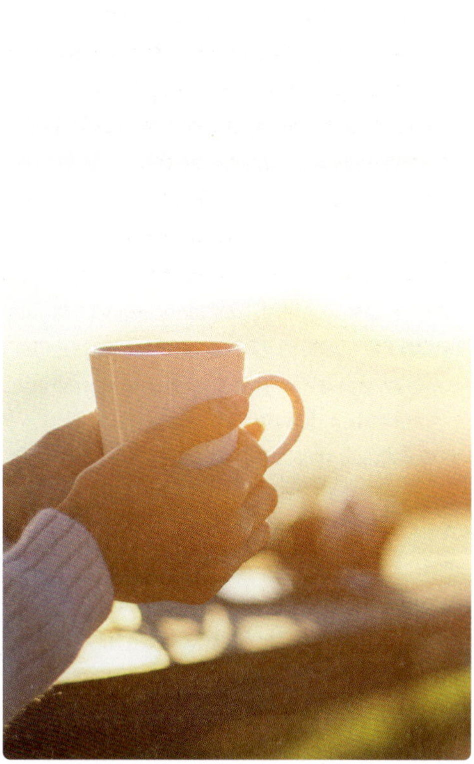

▲ Neue Rituale erleichtern den Verzicht auf das Rauchen.

In sozialen Situationen wird das Rauchen oft als gemeinschaftliche Aktivität erlebt – sei es in der Mittagspause mit Kollegen, bei Partys oder nach einem gemeinsamen Essen. Die Zigarette wird zu einem festen Bestandteil des sozialen Lebens, und der Gedanke, diesen Teil aufzugeben, kann beängstigend sein. Es besteht die Sorge, dass man durch den Rauchstopp aus der Gruppe ausgeschlossen wird oder nicht mehr »dazugehört«.

Doch Sie sollten sich klarmachen, dass Freundschaften und soziale Bindungen nicht an das Rauchen gebunden sind. Die Angst vor so-

INFO

## Der individuelle Weg zur Rauchfreiheit

Die Entscheidung, mit dem Rauchen aufzuhören, ist eine der wichtigsten, die Sie für Ihre Gesundheit treffen können. Doch der Weg dorthin ist für jeden und jede anders. Es gibt keine universelle Methode, die für alle funktioniert, und das ist in Ordnung. Der Rauchstopp erfordert Entschlossenheit, Anpassungsfähigkeit und manchmal auch den Mut, neue Wege zu gehen.
Die Reise zur Rauchfreiheit lohnt sich, und jeder Schritt, den Sie auf diesem Weg machen, ist ein Schritt in die richtige Richtung. Es geht nicht nur darum, das Rauchen aufzugeben, sondern darum, eine neue Perspektive zu gewinnen, die Ihnen erlaubt, ein aktives und erfülltes Leben zu führen. Wenn Sie diesen Weg gehen möchten, verdienen Sie Anerkennung und Unterstützung, denn die Entscheidung, rauchfrei zu werden, ist eine der besten Investitionen in Ihre Zukunft und Ihre Gesundheit.

zialem Ausschluss spielt sich meist unbewusst ab und ist fern der Realität. Menschen, die Ihnen nahestehen und Sie schätzen, werden Sie auch ohne Zigarette akzeptieren. Tatsächlich kann der Rauchstopp ein positives Beispiel für andere in der Gruppe sein und sie dazu ermutigen, ebenfalls aufzuhören.

Sie müssen auch nicht alle Aktivitäten komplett verändern. Gemeinsame Unternehmungen wie Kochen, Sport oder andere Freizeitaktivitäten können den Zusammenhalt in der Gruppe stärken und gleichzeitig einen gesünderen Lebensstil fördern.

### Rauchfrei werden: In kleinen Schritten zum Ziel

Der Rauchstopp ist kein einheitlicher Prozess, sondern eine Reise, die so individuell ist wie die Menschen selbst. Jeder hat seine eigenen Gründe dafür, warum er raucht, und ebenso einzigartig muss auch der Weg zum Aufhören sein. Ob durch die Unterstützung von Nikotinersatzprodukten, durch Medikamente, durch das Ersetzen alter Gewohnheiten oder durch das Überwinden sozialer Hürden – Rauchfreiheit ist zu schaffen und bietet immense Vorteile.

Auch alternative Methoden wie Hypnose oder Akupunktur können zum Erfolg führen. Obwohl es hierzu keine eindeutigen Studien gibt, kann die Selbstwirksamkeit (»self-efficacy«) – also der Glaube an die eigenen Fähigkeiten – durch solche Methoden gestärkt werden. Wenn es also der individuell überzeugende Weg zum Nichtraucher ist, können auch diese Interventionen hilfreich sein.

Denken Sie daran, dass der Rauchstopp nicht immer linear verläuft. Rückschläge können passieren und sind kein Zeichen des Scheiterns, sondern eine Gelegenheit, aus Erfahrungen zu lernen und weiterzumachen. Jeder kleine Erfolg, jeder Tag ohne Zigarette ist ein Schritt hin zu einem gesünderen und erfüllteren Leben.

EXKURS

# Geschlechtersensible Medizin und COPD

*Die unterschiedliche Behandlung von Frauen und Männern, »Gendermedizin« oder auch »geschlechtersensible Medizin« genannt, spielt auch bei der COPD-Therapie zunehmend eine Rolle.*

COPD betrifft Frauen und Männer nicht gleichermaßen. Man unterscheidet den biologischen Geschlechtsbegriff – englisch »sex« – (hier gibt es etwa Unterschiede bezüglich der Chromosomen, des Hormonmilieus oder der Lungenentwicklung) vom sozial geprägten Begriff »Gender« – englisch »gender« –, wozu bestimmte Rollen wie Berufe, Rauch- und Kochgewohnheiten, Stress oder auch der Zugang zu medizinischer Versorgung gehören. Beide Ebenen greifen ineinander und prägen, wer erkrankt, wie sich Symptome jeweils äußern, welche Begleiterkrankungen auftreten, wie oft Exazerbationen vorkommen und welche Behandlungsdetails im Alltag funktionieren. Aktuelle Forschungsarbeiten betonen diesen Doppelblick und rücken neben dem Tabakkonsum auch Haushaltsluftverschmutzung, Berufsstäube sowie psychische und soziale Faktoren in den Fokus. Eine wachsende Zahl von Studien zeigt, dass hormonelle Lebensphasen und XY-chromosomale (für Männer typische) sogenannte »allosomale« Effekte biologische Prozesse verändern – von Entzündung bis Reparatur –, was künftige, personalisierte medizinische Ansätze begünstigt.

## Auch Frauen sind heute zunehmend von COPD betroffen

In vielen Industrienationen hat sich die Häufigkeit von COPD bei den Geschlechtern angenähert. Historisch gesehen waren Männer häufiger betroffen; heute ist die COPD in entwickelten Ländern unter den Geschlechtern nahezu gleich verbreitet, was u. a. an veränderten Rauchgewohnheiten liegt. Gleichzeitig deuten Daten darauf hin, dass Frauen bei gleicher Zigarettenexposition anfälliger für eine Obstruktion sein können: In der UK-Biobank, einer der weltweit größten biomedizinischen Forschungsdatenbanken aus Großbritannien, zeigte sich bei je gleicher Rauchdosis ein höheres Risiko für eine eingeschränkte Lungenfunktion bei Frauen – ein Mosaikstein, der die schwindenden Geschlechterunterschiede in der Krankheitshäufigkeit mit erklärt.

## Gender-Rollen können eine Erkrankung begünstigen

Auch über die Belastung durch Rauchen hinaus prägen Gender-Rollen die Krankheitsentstehung. Weltweit kochen und heizen viele Haushalte mit Holz, Dung, Ernteresten oder Kohle. Diese »Biomasse« erzeugt hohe Feinstaub- und Reizgaslasten in Innenräumen – ein Risiko, dem traditionell vor allem Frauen ausgesetzt sind. Systematische Übersichten zeigen einen klaren Zusammenhang zwischen dieser Exposition und COPD bei Frauen. Dieses Problem wird gemeinhin als wesentlicher Auslöser für eine hohe COPD-Häufigkeit in Ländern mit niedrigen bzw. mittleren Einkommen angesehen. Dass hier nicht »Tabak allein« entscheidet, erklärt, warum Nichtraucher-COPD häufiger weiblich ist. Für Prävention und Beratung bedeutet das mit globaler Perspektive: Neben Tabakentwöhnung sollte auch die Vermeidung von Feinstaubbelastung durch Kochen und Heizen als Präventionsmaßnahme eine Rolle spielen – dafür kommt es besonders auf Lüftung, Schornsteine sowie sauberere Brennstoffe an.

## Unterschiede bei erkrankten Frauen und Männern

Klinisch fallen bei Frauen – trotz ähnlicher Lungenfunktionswerte – oft stärkere Atemnot und weniger Auswurf auf; Männer zeigen häufiger emphysematische Muster (d. h. eine aufgeblähte Lunge), bei Frauen kommt es eher zu Verengungen der kleinen Bronchien, der »Small-Airway-Disease«. Diese Unterschiede treffen nicht auf alle Personen zu, helfen aber, Beschwerden richtig einzuordnen und die Therapie alltagsnah zu planen (z. B. mit dem Fokus auf Atemübungen, dem Umgang mit Kurzatmigkeit, Triggermanagement).

Begleiterkrankungen prägen Lebensqualität und Prognose – und sie zeigen teils geschlechtsspezifische Häufungen. Angst und Depression sowie Osteoporose sind häufige, oft nicht erkannte Begleiterkrankungen bei Frauen mit COPD; beides verschlechtert Symptome, Exazerbationsrisiko und Verlauf, wird aber bei zielgerichtetem Screening gut erkannt und behandelbar. Ein konsequentes Beachten dieser Begleiterkrankungen gehört daher zur COPD-Versorgung – unabhängig vom Geschlecht, aber mit Bewusstsein für unterschiedliche Krankheitsverläufe.

Aktuelle Analysen berichten zudem von diagnostischen Verzögerungen bei Frauen – ein Grund mehr, frühzeitig und niedrigschwellig zu testen und Beschwerden ernst zu nehmen.

Bei der Therapie entscheidet nicht das Geschlecht, sondern Symptombelastung, Exazerbationsrisiko und Eosinophile – und dennoch gibt es alltagspraktische Details mit Gender-Relevanz. Ein Schlüssel hierzu ist das passende Inhalationsgerät. Gerade bei Pulverinhalatoren muss der maximale Atemstrom bei der Einatmung überprüft werden. Dies lässt sich etwa durch Messgeräte oder Trainingsgeräte mit Pfeifton prüfen und üben. Dosieraerosole mit Spacer können eine Alternative sein.

Nichtpharmakologische Maßnahmen gelten für alle – oft aber profitieren Frauen bei Atemnot und Stress besonders, wenn man sie aktiv anbietet: durch verständliche Aufklärung, Unterstützung bei Rauchstopp ggf. mit Medikamenten, Impfungen, körperliche Aktivierung und Lungenrehabilitation, dazu das gezielte Angehen von Angst und depressiven Symptomen. Reha wirkt sich zudem günstig auf die Stimmung aus.

## Berücksichtigung des Hormonmilieus

Ein Lebensphasenblick rundet die Versorgung ab. Von Pubertät über Schwangerschaft bis Menopause ändert sich bei Frauen das Hormonmilieu – mit messbaren Effekten auf Lungenphysiologie und möglicherweise auf Symptomatik, Exazerbationsrisiko und Funktionsverlauf. Neuere Übersichten zeigen, wie »omics« – Genom (die gesamte DNA), Epigenom (epigenetisches Profil), Transkriptom (die gesamte RNA), Proteom (alle Proteine) und Metabolom (alle Stoffwechselprodukte) – geschlechtsspezifische Muster offenlegen, etwa in Stoffwechselwegen, im Entzündungs- und Medikamentenstoffwechsel. Das stärkt die Perspektive, künftig Biomarker und zielgerichtete Strategien zu entwickeln; aktuell sind diese Muster vor allem ein Feld dynamischer Forschung.

Gender-inklusive Versorgung heißt auch, trans- und genderdiverse Menschen bewusst miteinzubeziehen. Erste Auswertungen großer Versicherungsdaten deuten in Teilen dieser Gruppe auf häufigere chronische Erkrankungen hin – inklusive COPD. In der Praxis zählen respektvolle Anamnese, klare Dokumentation von Geschlechtsidentität und Geburtsgeschlecht (u. a. für Referenzwerte in der Spirometrie) sowie ein informierter Umgang mit ggf. geschlechtsaffirmierenden Hormontherapien. Hier sind individuelle Risiko- und Therapiebewertung notwendig, barrierearme Angebote und interdisziplinäre Zusammenarbeit.

## Was bedeutet das für Beratung und Alltag?

Ärztinnen und Ärzte sollten Atemnot, Husten und Einschränkungen der Belastbarkeit unabhängig von Stereotypen ernst nehmen – insbesondere bei Frauen, die sich seltener als »typisch COPD-gefährdet« sehen oder gesehen werden. Bei jeder Verordnung sollte überprüft werden, ob das Gerät zur Person passt – lieber ein Inhalator, der sicher beherrscht wird, als der »theoretisch stärkste«, der im Alltag nicht ankommt. Denken Sie jenseits des Tabaks an Innenraumluft (Lüften, Abzug, saubere Brennstoffe) und berücksichtigen Sie sowohl die Psyche als auch Osteoporose in der ärztlichen Untersuchung. Das alles macht Versorgung gerechter – und wirksamer.

**FAZIT**

COPD ist eine heterogene Erkrankung, und Gendermedizin hilft, sie präziser zu behandeln. Dies sollte bei der Diagnose berücksichtigt werden: Symptome und Exazerbationsrisiko sollten beachtet, Begleiterkrankungen aktiv gemanagt, Inhalationstechnik konsequent optimiert werden. Neuere Studien verbinden das mit einem Sex/Gender-Blick auf Biologie, Umweltfaktoren und Lebensphasen. Wer diese Dimensionen mitdenkt, verbessert Aufklärung, Therapieanpassung und Teilhabe – für Frauen wie Männer und für alle dazwischen.

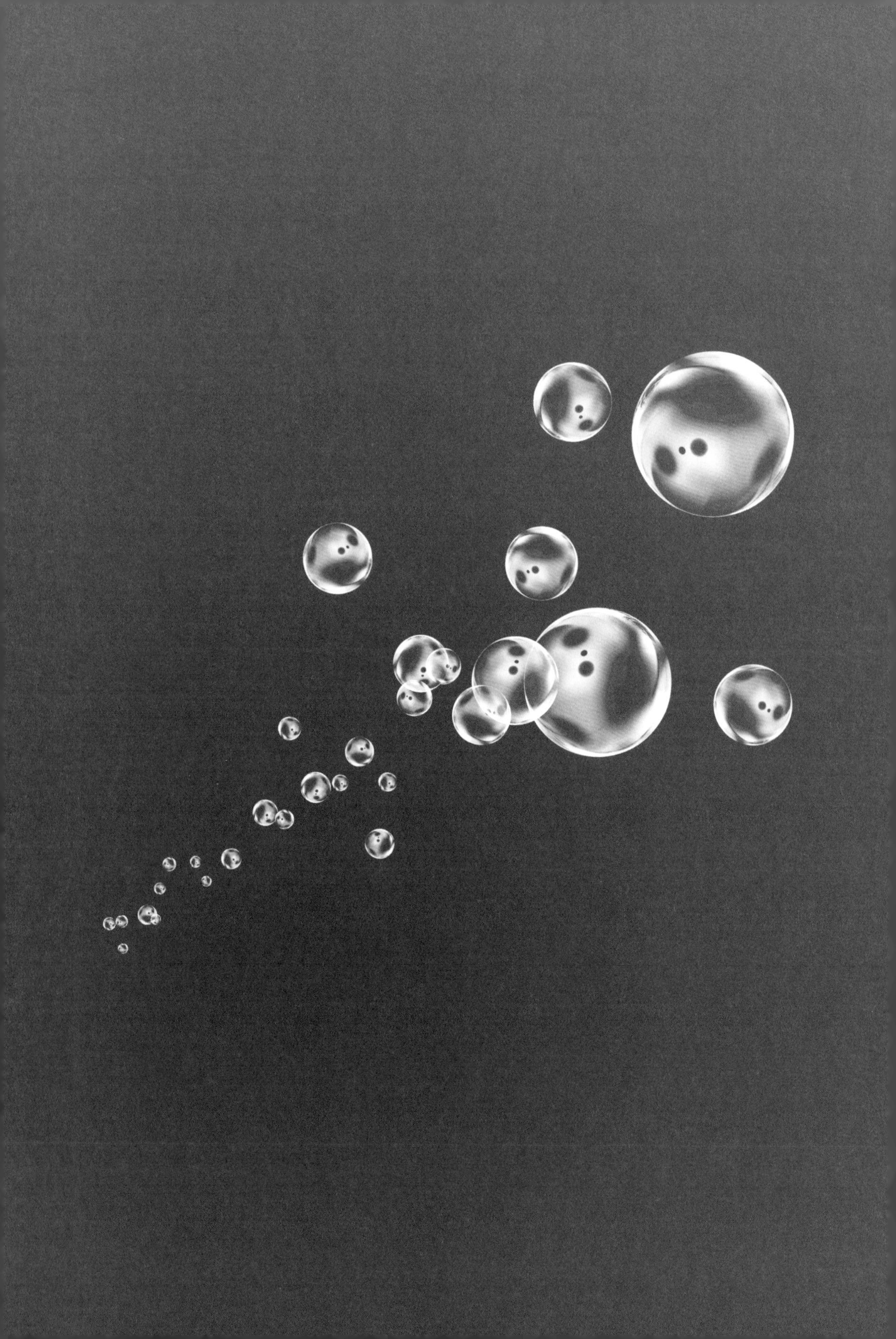

# Besser leben mit COPD

# ARBEIT UND BERUF

Arbeit bedeutet für viele Menschen mehr als nur den Broterwerb; sie stärkt das Selbstwertgefühl und ermöglicht soziale Teilhabe. Mit der richtigen Unterstützung und Anpassung können Sie auch mit COPD Ihren Beruf weiterhin ausüben.

Arbeiten mit COPD ist für viele Betroffene sicherlich wünschenswert und oft auch möglich. Es erfordert allerdings eine durchdachte Planung und Anpassungen, um trotz der gesundheitlichen Einschränkungen weiterhin beruflich aktiv zu bleiben und gleichzeitig die bisherige Lebensqualität möglichst zu erhalten.

Für Menschen mit COPD ist es zunächst einmal von großer Bedeutung, die sozialrechtlichen Möglichkeiten zu kennen und zu nutzen. Der Grad der Behinderung und die Anerkennung einer Berufskrankheit können nicht nur rechtliche und finanzielle Vorteile, sondern auch konkrete Unterstützung im Berufsleben ermöglichen. Ziel sollte dabei sein, die berufliche Tätigkeit an die gesundheitlichen Möglichkeiten anzupassen und nicht vorschnell völlig aufzugeben.

## Grad der Behinderung (GdB): Bedeutung und Vorteile

Der Grad der Behinderung (GdB) ist eine wichtige Einstufung, die auf Antrag gewährt wird und zahlreiche Vorteile bietet. Der GdB wird in Zehnerschritten von 20 bis 100 festgelegt und gibt an, in welchem Maße eine körperliche, geistige oder seelische Beeinträchtigung vorliegt. Für COPD-Patientinnen und -Patienten kann der GdB, je nach Schweregrad der Erkrankung und den daraus resultierenden Einschränkungen, unterschiedlich hoch ausfallen. Der GdB kann bei einer COPD-Erkrankung eine große Hilfe sein:

**STEUERLICHE ERLEICHTERUNGEN:** Je höher der GdB, desto größer sind die steuerlichen Vorteile. Menschen mit einem GdB ab 20 können einen Pauschbetrag in der Steuererklärung geltend machen, der bei einem hohen GdB zu einer deutlichen Steuerentlastung führen kann. Zusätzlich können Sie Aufwendungen für gesundheitliche Maßnahmen, die nicht von der Krankenkasse übernommen werden, in vielen Fällen absetzen.

**ZUSÄTZLICHER KÜNDIGUNGSSCHUTZ:** Falls Sie Arbeitnehmerin oder Arbeitnehmer mit einem GdB ab 50 sind, genießen Sie einen besonderen Kündigungsschutz. Dieser Schutz bedeutet, dass eine Kündigung bei Ihnen nur mit Zustimmung des Integrationsamtes erfolgen kann. Dadurch haben Sie eine deutlich höhere Arbeitsplatzsicherheit.

**ZUSÄTZLICHE URLAUBSTAGE:** Falls Sie als schwerbehindert eingestuft wurden, haben Sie Anspruch auf zusätzliche Urlaubstage – in der Regel fünf Tage pro Jahr bei einer regulären Arbeitswoche. Diese zusätzlichen Tage sollen dazu dienen, dass Sie Zeit für die nötige Erholung haben.

**FRÜHVERRENTUNG:** Menschen mit einem GdB ab 50 haben unter bestimmten Bedingungen die Möglichkeit, vorzeitig in Rente zu gehen – und zwar ohne Abschläge. Dies ist besonders hilfreich, wenn die Krankheit die Arbeitsfähigkeit stark einschränkt.

**VORTEILE IM ÖFFENTLICHEN NAHVERKEHR:** Falls Sie einen Schwerbehindertenausweis besitzen, können Sie im öffentlichen Nahverkehr häufig ermäßigte Fahrpreise nutzen. Je nach Bundesland gibt es auch zusätzliche Vergünstigungen wie kostenlose oder vergünstigte Parkmöglichkeiten.

### Wie und wo können Sie den GdB beantragen?

Den Antrag auf Feststellung des GdB stellen Sie beim Versorgungsamt oder der entsprechenden Behörde des Bundeslandes. Der Antrag kann formlos erfolgen, es gibt jedoch auch spezielle Formulare, die ausgefüllt werden müssen. Wichtige Schritte bei der Beantragung:

**MEDIZINISCHE UNTERLAGEN BEIFÜGEN:** Damit der GdB korrekt eingeschätzt werden kann, sind umfassende medizinische Unterlagen erforderlich. Diese sollten Ihre aktuellen Arztberichte, Gutachten und, wenn möglich, detaillierte Befunde zur COPD-Erkrankung enthalten. Das Versorgungsamt wird anschließend bei den Ärzten Befundauskünfte einholen, um den GdB abzuschätzen.

**ANTRAGSTELLUNG:** Den ausgefüllten Antrag können Sie schriftlich oder in vielen Fällen auch online einreichen. Wichtig ist, dass alle relevanten gesundheitlichen Einschränkungen genau beschrieben werden.

**WIDERSPRUCHSRECHT:** Sollte der GdB niedriger ausfallen als erwartet, haben Sie die Möglichkeit, innerhalb einer bestimmten Frist Widerspruch einzulegen und zusätzliche medizinische Nachweise vorzulegen.

## COPD als Berufskrankheit: Was eine Anerkennung bringt

COPD kann unter bestimmten Umständen als Berufskrankheit anerkannt werden, insbesondere wenn sie durch langfristige Exposition gegenüber schädlichen Substanzen am Arbeitsplatz entstanden ist. Dies ist besonders relevant, wenn Sie in Berufen arbeiten oder gearbeitet haben, in denen Sie regelmäßig schädlichen Einflüssen wie Staub, Chemikalien oder Dämpfen ausgesetzt waren.

### Welche Berufskrankheiten kommen in Frage?

Für COPD sind vor allem folgende Berufskrankheiten relevant, die in der Berufskrankheiten-Liste (BK-Liste) der Deutschen Gesetzlichen Unfallversicherung (DGUV) aufgeführt sind:

**BK 4101:** Erkrankungen der tieferen Atemwege und der Lungen durch anorganische Stäube. Dies betrifft insbesondere Berufe im Bergbau, in der Zementherstellung oder in der Glasindustrie, wo Silikate und andere anorganische Stäube eine Rolle spielen.

**BK 4301:** Erkrankungen der Atemwege durch allergisierende oder toxische Stoffe. Hierzu zählen Berufe, bei denen eine Exposition gegenüber bestimmten Chemikalien oder organischen Stäuben (z. B. in der Landwirtschaft, in der Chemie- oder Holzverarbeitungsindustrie) besteht.

#### VORTEILE DER ANERKENNUNG ALS BERUFSKRANKHEIT:

- **Finanzielle Entschädigung**: Wird COPD als Berufskrankheit anerkannt, kann dies zu einer finanziellen Entschädigung führen. Dies umfasst in vielen Fällen eine Rente aufgrund von Erwerbsminderung, die von der Berufsgenossenschaft gezahlt wird.
- **Medizinische Versorgung:** Die Berufsgenossenschaft übernimmt die Kosten für Ihre medizinischen Behandlungen, Rehabilitationsmaßnahmen und, falls erforderlich, Umschulungen oder beruflichen Anpassungen.
- **Rentenansprüche:** Wenn Ihre Erwerbsfähigkeit durch die Berufskrankheit gemindert ist, haben Sie Anspruch auf eine Verletztenrente. Diese kann ergänzend zu einer Erwerbsminderungsrente gezahlt werden.
- **Berufliche Rehabilitation:** Um Ihre Arbeitsfähigkeit zu erhalten, können Maßnahmen wie Umschulungen oder Anpassungen am Arbeitsplatz finanziert werden. Die Berufsgenossenschaft unterstützt Sie hier sowohl finanziell als auch beratend.

INFO

**Wichtiger Hinweis**

Die Anerkennung als Berufskrankheit kann ein langwieriger Prozess sein, der Geduld und eine umfassende Dokumentation erfordert. Es kann sinnvoll sein, dass Sie sich rechtzeitig juristische Unterstützung suchen, um die Erfolgschancen zu erhöhen.

#### WO UND WIE MELDET MAN EINE BERUFSKRANKHEIT?

- **Meldung bei der Berufsgenossenschaft:** Eine Berufskrankheit wird in der Regel vom behandelnden Arzt bzw. der behandelnden Ärztin oder von dem oder der Betroffenen selbst bei der zuständigen Berufsgenossenschaft gemeldet. Es ist wichtig, die genaue berufliche Tätigkeit und die Exposition gegenüber schädlichen Stoffen detailliert zu beschreiben.
- **Dokumentation und Nachweise:** Für die Anerkennung der COPD als Berufskrankheit ist es entscheidend, dass Sie die Exposition und die gesundheitlichen Auswirkungen nachweisen. Dies kann durch Arbeitszeugnisse, Berichte von Betriebsärzten oder andere Dokumente erfolgen, die die beruflichen Bedingungen belegen.
- **Begutachtung:** Nach der Meldung wird die Berufsgenossenschaft in der Regel ein medizinisches Gutachten in Auftrag geben, um die Zusammenhänge zwischen Ihrer beruflichen Tätigkeit und Ihrer Erkrankung festzustellen.

## Anpassungen am Arbeitsplatz: Ergonomie und Belastung

Ein ergonomisch gestalteter Arbeitsplatz ist entscheidend für Menschen mit COPD, um die Arbeitsbelastung zu minimieren und gesundheitliche Verschlechterungen zu vermeiden. Folgende Anpassungen können sinnvoll sein:

- **ergonomische Möbel:** Höhenverstellbare Schreibtische, ergonomische Stühle und gut positionierte Monitore können Ihnen helfen, eine gesunde Körperhaltung zu fördern und die Belastung zu reduzieren.
- **gute Belüftung:** Frische Luft ist für Sie jetzt besonders wichtig. Luftfilter und eine gute Belüftung am Arbeitsplatz können die Luftqualität verbessern und Schadstoffe minimieren.
- **flexible Arbeitszeiten:** Gleitzeitmodelle oder die Möglichkeit zum Homeoffice können Ihnen helfen, Ihre Arbeit an die körperliche Belastbarkeit anzupassen. Dies ermöglicht es Ihnen, an besonders belastenden Tagen kürzer zu treten und dennoch produktiv zu bleiben.

### Wie groß ist Ihre Belastung am Arbeitsplatz?

Die körperliche Belastung bei der Arbeit wird oft in Watt gemessen, was die Energie zeigt, die Sie für verschiedene Tätigkeiten aufwenden müssen. Es ist wichtig, Tätigkeiten auszuwählen, die den individuellen Belastungsgrenzen entsprechen:

- **leichte Tätigkeiten (bis 50 Watt):** Diese umfassen sitzende Tätigkeiten wie Büroarbeit, Telefonieren oder einfache Verwaltungsaufgaben. Diese Arbeiten erfordern nur eine geringe körperliche Anstrengung und sind für die meisten Menschen mit COPD gut geeignet.
- **mittelschwere Tätigkeiten (50–100 Watt):** Dazu zählen stehende Tätigkeiten, leichte Montagearbeiten oder Verkaufstätigkeiten. Diese Arbeiten erfordern eine moderate körperliche Belastung und sollten in Absprache mit dem Arzt oder der Ärztin erfolgen.
- **schwere Tätigkeiten (über 100 Watt):** Physisch anspruchsvolle Arbeiten wie Bauarbeiten, schwere Montagearbeiten oder Pflegeberufe erfordern eine hohe körperliche Belastung und sind für Menschen mit fortgeschrittener COPD in der Regel ungeeignet.

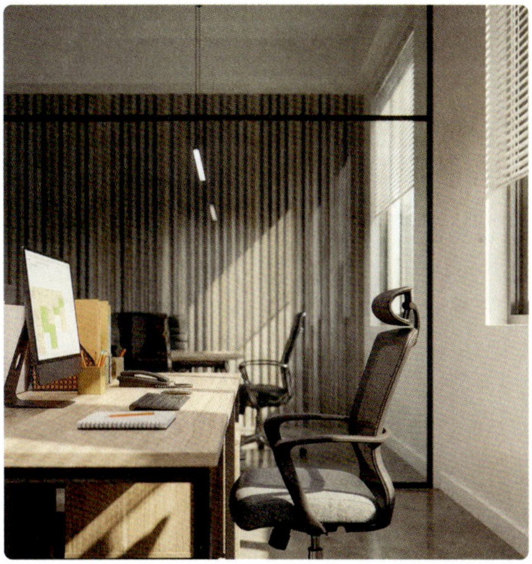

▲ Ergonomische Möbel helfen Ihnen, die körperliche Belastung zu reduzieren.

## Berufliche Rehabilitation: Hilfe durch die Rentenversicherung

Die Deutsche Rentenversicherung ist ein wichtiger Träger der beruflichen Rehabilitation. Ziel ist es, die Arbeitsfähigkeit zu erhalten oder wiederherzustellen. Folgende Maßnahmen können im Rahmen der Rehabilitation angeboten werden:

- **Ergotherapie und Atemtherapie:** Diese Therapien können helfen, die Atemmuskulatur zu stärken und Techniken zur besseren Bewältigung der Atemnot zu erlernen.
- **Umschulungen und Weiterbildungen:** Wenn der bisherige Beruf nicht mehr ausgeübt werden kann, unterstützt die Rentenversicherung Umschulungen oder Weiterbildungen, um eine neue berufliche Perspektive zu schaffen.
- **Rehabilitationskliniken:** Es gibt spezialisierte Rehabilitationskliniken, die sich auf die Behandlung von COPD konzentrieren. Hier wird nicht nur die körperliche Leistungsfähigkeit verbessert, sondern auch die psychische Belastbarkeit gestärkt.

Ein wertvoller Tipp für den Reha-Antrag ist es, den Begriff »Heilklima« und einen idealen Ort für die Maßnahme explizit zu erwähnen. Dies kann Ihre Chancen erhöhen, in einer Klinik behandelt zu werden, die optimale klimatische Bedingungen für Menschen mit Atemwegserkrankungen bietet.

### Reha vor der Rente

Der sozialrechtliche Grundsatz »Reha vor Rente« bedeutet, dass bei gesundheitlichen Einschränkungen zuerst alle Möglichkeiten der beruflichen Rehabilitation ausgeschöpft werden, bevor über eine Erwerbsminderungsrente nachgedacht wird. Dies unterstreicht die Bedeutung von Rehabilitationsmaßnahmen für die Erkrankten, um ihre Arbeitsfähigkeit zu erhalten und eine frühzeitige Verrentung zu vermeiden. Wenn Sie sich erfolgreich einer Reha unterziehen, kann dies dazu führen, dass Sie wieder voll in das Berufsleben einsteigen können. Die Rentenversicherung bietet Ihnen umfangreiche Unterstützung:

- **Kostenübernahme:** Die Rentenversicherung übernimmt in der Regel die Kosten für Rehabilitationsmaßnahmen, einschließlich der Unterbringung in spezialisierten Kliniken.
- **Lohnfortzahlung:** Während der Reha wird in der Regel eine Lohnfortzahlung geleistet, sodass Sie keine finanziellen Einbußen haben.
- **Nachsorgeprogramme:** Nach der Rehabilitation werden oft Nachsorgeprogramme angeboten, die eine langfristige Verbesserung der gesundheitlichen Situation sicherstellen sollen.

**AUFHEBUNG VON TEILHABESTÖRUNGEN:** Eine der zentralen Zielsetzungen der beruflichen Rehabilitation ist die Aufhebung von Teilhabestörungen, also von Barrieren, die die aktive Teilnahme am Berufsleben verhindern. So können Sie durch gezielte therapeutische Maßnahmen Ihre körperliche Belastbarkeit verbessern und neue Strategien entwickeln, um mit den Herausforderungen des Berufsalltags umzugehen. Diese Maßnahmen können umfassen:

- **psychologische Betreuung:** Sie erhalten professionelle Unterstützung, um mit den psychischen Belastungen durch die Krankheit und den daraus resultierenden Einschränkungen besser umzugehen.
- **Beratung zur Arbeitsplatzanpassung:** Experten unterstützen Sie bei der Gestaltung eines Arbeitsplatzes, der den gesundheitlichen Anforderungen gerecht wird.
- **Schulung in Atemtechniken:** Spezielle Atemtechniken können Ihnen helfen, die Atemnot besser zu kontrollieren und so Ihre Leistungsfähigkeit zu steigern.

## Tipps für den Berufsalltag mit COPD

**KOMMUNIKATION MIT DEM ARBEITGEBER:** Ein offenes Gespräch mit Ihrem Arbeitgeber über die Erkrankung und mögliche Anpassungen am Arbeitsplatz ist entscheidend. Viele Arbeitgeber zeigen Verständnis und sind bereit, notwendige Anpassungen vorzunehmen, wenn sie die Situation kennen. Es ist wichtig, dass Sie frühzeitig das Gespräch suchen und gemeinsam Lösungen finden, die sowohl den Bedürfnissen des Arbeitgebers als auch Ihren gesundheitlichen Anforderungen gerecht werden.

**FLEXIBLE ARBEITSZEITMODELLE:** Flexible Arbeitszeitmodelle wie Teilzeit, Gleitzeit oder Homeoffice können eine erhebliche Erleichterung im Arbeitsalltag bringen. Diese Modelle ermöglichen es Ihnen, die Arbeit den täglichen Schwankungen der gesundheitlichen Verfassung anzupassen. So können z. B. Arbeitsspitzen vermieden und die Belastung gleichmäßig über den Tag verteilt werden.

**PROAKTIVE GESUNDHEITSVORSORGE:** Regelmäßige Pausen, Atemübungen und eine gute Selbstorganisation sind essenziell, um Überlastungen zu vermeiden. Ein strukturierter Tagesablauf, der ausreichend Ruhephasen und gezielte körperliche Aktivität einschließt, hilft Ihnen, Ihre Belastbarkeit zu erhalten. Atemübungen, die die Lungenfunktion verbessern und die Atemmuskulatur stärken, sollten Sie fest in den Tagesablauf integrieren.

Weitere wichtige Punkte:

- Ein gutes Selbstmanagement umfasst die regelmäßige Überprüfung der eigenen Gesundheitslage, die Einhaltung ärztlicher Ratschläge und die Anpassung des Alltags an die individuellen Bedürfnisse.
- Eine ausgewogene Ernährung unterstützt die allgemeine Gesundheit und kann dazu beitragen, die Symptome von COPD zu lindern. Insbesondere eine ausreichende Versorgung mit Nährstoffen, die das Immunsystem stärken, ist wichtig.
- Stress kann die Symptome von COPD verschlimmern. Entspannungstechniken wie Meditation, Yoga oder autogenes Training helfen Ihnen, den Stresspegel zu senken und Ihr Wohlbefinden zu steigern.

FAZIT

### Arbeiten mit COPD – gezielte Unterstützung und individuelle Anpassungen

Auch wenn Sie an COPD erkrankt sind, können Sie bei entsprechender Unterstützung weiterhin beruflich aktiv bleiben. Es ist wichtig, dass Sie die sozialrechtlichen Möglichkeiten kennen und nutzen, um Ihren Arbeitsplatz und die beruflichen Aufgaben an Ihre gesundheitlichen Bedürfnisse anzupassen. Rehabilitationsmaßnahmen und flexible Arbeitszeitmodelle bieten Ihnen zusätzlich wertvolle Unterstützung, um die Lebensqualität zu erhalten und Ihre Teilhabe am Berufsleben zu sichern. Durch eine offene Kommunikation mit dem Arbeitgeber und eine proaktive Gesundheitsvorsorge können Sie viele Herausforderungen meistern, sodass Arbeit und Gesundheit bei Ihnen im Einklang bleiben.

# URLAUB UND REISEN

Für Menschen mit COPD ist Reisen zwar mit gewissen Herausforderungen verbunden, doch müssen Sie darauf nicht verzichten. Mit sorgfältiger Planung und Vorbereitung können Sie unvergessliche Erlebnisse haben.

## Die richtige Wahl für Ihre Gesundheit

Reisen ermöglicht uns, neue Orte zu entdecken und wertvolle Zeit mit Familie und Freunden zu verbringen – die beste Art, die Lebensfreude zu stärken und neue Kraft zu tanken! Für Menschen mit COPD ist die Auswahl des richtigen Reiseziels entscheidend, um sicherzustellen, dass die Reise angenehm und erholsam verläuft. Die klimatischen Bedingungen, die geografische Lage und die medizinische Infrastruktur vor Ort spielen eine wichtige Rolle bei der Entscheidung, wohin die Reise gehen soll.

**SEEKLIMA** Küstenregionen wie Ostsee und Nordsee (S. 87) bieten ein mildes, gemäßigtes Klima mit salzhaltiger, feuchter Luft, die wohltuend für Ihre Atemwege ist. Die salzige Brise kann die Schleimhäute befeuchten und das Atmen erleichtern. Einige Regionen haben ein stärkeres Reizklima mit höherer Luftfeuchtigkeit und stärkeren Winden, was manchen Menschen mit COPD helfen, andere jedoch belasten kann. Probieren Sie daher das Klima vor längeren Aufenthalten aus.

**GEBIRGSKLIMA** Regionen wie etwa das Alpenvorland bieten frische, schadstoffarme Luft. Sanfte Wanderungen in klarer Bergluft können sehr wohltuend sein und sind meist weniger belastend als Aktivitäten in tieferen Lagen.

### Kreuzfahrten: Bequem, aber mit Bedacht planen

Kreuzfahrten bieten eine einzigartige Möglichkeit, mehrere Reiseziele zu erkunden, ohne ständig das Hotel wechseln zu müssen – ideal für

Menschen mit COPD. An Bord eines Kreuzfahrtschiffs können Sie sich entspannen, die Aussicht genießen und dabei unterschiedliche Länder und Kulturen kennenlernen. Eine Kreuzfahrt bietet viele Vorteile für Sie: Sie können Ihre Aktivitäten nach Ihrem Energielevel planen und sich jederzeit in Ihre Kabine zurückziehen, um sich auszuruhen.

Jedoch sollten Sie sich der Infektionsgefahr bewusst sein, die auf Kreuzfahrtschiffen besteht. Da viele Menschen auf engem Raum zusammenkommen, ist das Risiko für Atemwegsinfektionen erhöht. Diese Infektionen können für COPD-Patienten schwerwiegende Folgen haben, da sie zu den gefürchteten akuten Verschlechterungen, den Exazerbationen, führen können. Bevor Sie eine Kreuzfahrt buchen, sollten Sie mit Ihrem Arzt über präventive Maßnahmen sprechen, wie z. B. COVID-, Influenza- oder Pneumokokken-Impfungen. Zudem ist es ratsam, auf Hygiene zu achten, sich häufig die Hände zu waschen, sie zu desinfizieren und engen Kontakt in größeren Gruppen zu vermeiden.

### Deutschland: Vorteile bei der Sauerstoffversorgung

Deutschland ist ein ideales Reiseziel für Menschen mit COPD, da es eine hervorragende Infrastruktur für die medizinische Versorgung bietet. Einer der großen Vorteile für Personen, die auf Sauerstoff angewiesen sind, ist die Verfügbarkeit von Flüssigsauerstoff. Viele Sauerstofflieferanten bieten in Deutschland einen Service an, bei dem Flüssigsauerstoff direkt an Ihren Ferienort geliefert wird. Dies bedeutet, dass Sie sich keine Sorgen um die Sauerstoffversorgung machen müssen, während Sie Ihren Urlaub genießen.

Wenn Sie mit dem Auto reisen, können Sie einen mittelgroßen Flüssigsauerstofftank mit einer Kapazität von etwa 20 Litern mitnehmen. Diese Tanks sind kompakt genug, um problemlos im Auto transportiert zu werden, und bieten gleichzeitig ausreichend Sauerstoff für mehrere Tage. So sind Sie auch während der Reise gut versorgt und können spontane Ausflüge unternehmen.

Bevor Sie Ihre Reise antreten, sollten Sie sich informieren, wo sich in der Nähe Ihres Reiseziels eine Lungenarztpraxis oder eine Klinik befindet, die auf Atemwegserkrankungen spezialisiert ist. Im Notfall ist es beruhigend zu wissen, dass Sie schnellen Zugang zu medizinischer Hilfe haben. Auch eine Liste von Apotheken in der Nähe Ihrer Unterkunft kann hilfreich sein, falls Sie Medikamente benötigen oder nachkaufen müssen.

## Flugreisen: Gute Vorbereitung für eine entspannte Reise

Flugreisen können für Menschen mit COPD eine Herausforderung darstellen, da die Bedingungen in der Flugzeugkabine den Körper stärker belasten können als am Boden. Die reduzierte Sauerstoffmenge und die trockene Luft in der Kabine können die Atemwege zusätzlich reizen und die Atmung erschweren. Dennoch ist es mit der richtigen Vorbereitung möglich, sicher und komfortabel zu fliegen.

**ÄRZTLICHE BERATUNG VOR DER REISE:** Bevor Sie eine Flugreise buchen, sollten Sie unbedingt einen Termin in Ihrer Lungenpraxis vereinbaren. Ihr Arzt oder Ihre Ärztin kann eine gründliche Beurteilung Ihrer Flugtauglichkeit vornehmen und feststellen, ob Sie während des Fluges zusätzlichen Sauerstoff benötigen. In vielen Fällen werden ein Lungenfunktionstest und Untersuchungen zum Gasaustausch durchgeführt. Je nach Ergebnis bekommen Sie spezifische Empfehlungen für die Reise.

**FLUGSAUERSTOFF:** Wenn Ihr Arzt oder Ihre Ärztin festgestellt hat, dass Sie während des Fluges Sauerstoff benötigen, sollten Sie dies rechtzeitig mit der Fluggesellschaft klären. Die meisten Fluggesellschaften bieten Sauerstoff an Bord an, allerdings muss Ihr Bedarf in der Regel im Voraus angemeldet werden. Es ist wichtig, sich frühzeitig um die Organisation zu kümmern, da einige Fluggesellschaften eine ärztliche Bescheinigung verlangen und Sie spezielle Dokumente ausfüllen müssen.

Portable Sauerstoffkonzentratoren (POCs) sind für die meisten Flugreisen zugelassen und eine ausgezeichnete Wahl für Menschen mit COPD. Diese Geräte sind leicht und tragbar und arbeiten batteriebetrieben, sodass sie auch während des Fluges problemlos verwendet werden können. POCs filtern den Sauerstoff aus der Kabinenluft und liefern ihn in höherer Konzentration, sodass Sie in großer Höhe problemlos atmen können. Zwei Fragen sollten Sie vor der Flugreise klären:

- **Vorabklärung mit der Fluggesellschaft:** Bevor Sie fliegen, sollten Sie sicherstellen, dass Ihr Sauerstoffkonzentrator von der Fluggesellschaft zugelassen ist. Erkundigen Sie sich auch, wie lange der Akku Ihres Geräts hält und ob Sie Ersatzakkus mitführen können. Einige Fluggesellschaften bieten auch die Möglichkeit, das Gerät während des Fluges aufzuladen, was insbesondere bei Langstreckenflügen nützlich sein kann.
- **Akkulaufzeit:** Achten Sie darauf, dass die Akkus Ihres Sauerstoffkonzentrators vor dem Flug vollständig geladen sind und dass Sie genügend Ersatzakkus für die gesamte Flugzeit plus einen Sicherheitszuschlag dabeihaben. Denken Sie daran, dass der Akkuverbrauch in der Flugzeugkabine höher sein kann, da das Gerät aufgrund der geringeren Sauerstoffkonzentration härter arbeiten muss.

**KOMFORT WÄHREND DES FLUGES:** Tragen Sie während des Fluges lockere, bequeme Kleidung, die Ihre Bewegungsfreiheit nicht einschränkt und die Atmung erleichtert. Schichtkleidung ist ideal, um sich den wechselnden Temperaturen im Flugzeug anzupassen.

Die Luft im Flugzeug ist oft sehr trocken, was die Atemwege zusätzlich belasten kann. Trinken Sie viel Wasser, um gut hydriert zu bleiben und die Schleimhäute feucht zu halten. Meiden Sie alkoholische und koffeinhaltige Getränke, da diese dehydrierend wirken und die Atemwege weiter austrocknen können.

Es ist wichtig, dass Sie sich während des Fluges regelmäßig bewegen, um die Durchblutung zu fördern und das Risiko von Thrombosen zu verringern. Stehen Sie regelmäßig auf, gehen Sie ein paar Schritte im Gang und führen Sie leichte Dehnübungen durch. Dies hilft nicht nur Ihrer Muskulatur, sondern auch Ihrer Atmung.

## Mit Sauerstoff reisen: Ihre lebenswichtige Begleitung

Für Menschen mit COPD, die auf zusätzlichen Sauerstoff angewiesen sind, ist die Sicherstellung einer kontinuierlichen Sauerstoffversorgung während der gesamten Reise unabdingbar. Egal, ob Sie mit dem Auto, dem Zug oder dem Flugzeug reisen – eine gute Planung ist der Schlüssel zu einer erfolgreichen Reise.

### Sauerstoffversorgung für unterwegs

Ihre Sauerstoffversorgung während der Reise sollten Sie sorgfältig planen:

**Sauerstoffkonzentratoren:** Portable Sauerstoffkonzentratoren (POCs) sind eine ausgezeichnete Wahl für Reisen, da sie leicht und einfach zu transportieren sind. Diese Geräte arbeiten batteriebetrieben und filtern den Sauerstoff aus der Umgebungsluft, wodurch Sie unabhängig von externen Sauerstoffquellen sind. POCs sind besonders praktisch für Flugreisen und längere Autofahrten. Es gibt verschiedene Modelle von

INFO

## Reiseversicherung nicht vergessen

Reiseversicherungen sind wichtig für den Notfall. Sie sollten eine Reisekrankenversicherung bei Reisen außerhalb Deutschlands abschließen, um die Kosten einer möglichen Versorgung im Ausland bei akuten Erkrankungen oder Unfällen abzudecken. Da die gesetzliche Krankenversicherung im Ausland oft nur eingeschränkte Leistungen erbringt, ist eine zusätzliche Auslandskrankenversicherung essenziell. Diese kann auch die Kosten für einen medizinisch notwendigen Rücktransport in die Heimat übernehmen.

Eine Reiserücktrittsversicherung schützt Sie vor finanziellen Verlusten, falls Sie Ihre Reise aus gesundheitlichen Gründen nicht antreten können. Wichtig ist hierbei, dass bei Inanspruchnahme der Versicherung häufig nachgewiesen werden muss, dass der Grund für den Reiserücktritt unvorhersehbar war. Es ist daher ratsam, dass Sie vor der Reise mit Ihrem Arzt oder Ihrer Ärztin sprechen und eine Einschätzung zu Ihrem Gesundheitszustand einholen. Im Falle eines Reiserücktritts benötigen Sie oft ein ärztliches Attest, das bestätigt, dass Ihre Reiseunfähigkeit nicht vorhersehbar war.

Vergessen Sie nicht, auch Ihre medizinischen Geräte wie Sauerstoffkonzentratoren in den Versicherungsschutz einzubeziehen. Eine Beschädigung oder ein Verlust dieser Geräte kann nicht nur teuer sein, sondern auch Ihre Gesundheitsversorgung während der Reise beeinträchtigen. Prüfen Sie daher, ob Ihre Versicherungen Schäden oder Verlust von medizinischen Geräten abdeckt oder ob Sie ggf. eine zusätzliche Geräteversicherung abschließen sollten.

portablen Sauerstoffkonzentratoren, die je nach Bedarf unterschiedliche Sauerstoffflüsse bieten. Einige Geräte sind für den Dauerbetrieb ausgelegt, während andere atemzuggesteuert arbeiten, um den Sauerstoffverbrauch zu optimieren. Wählen Sie ein Gerät, das zu Ihren spezifischen Bedürfnissen passt.

**Akkulaufzeit:** Stellen Sie sicher, dass die Akkus Ihres Sauerstoffkonzentrators vollständig geladen sind und dass Sie genügend Ersatzakkus für die gesamte Reisezeit dabeihaben. Denken Sie daran, dass der Stromverbrauch bei Flügen oder in großen Höhen höher sein kann.

**Flüssigsauerstoffsysteme:** Wenn Sie zu Hause Flüssigsauerstoff verwenden, können Sie für die Reise ein portables Flüssigsauerstoffsystem in Betracht ziehen. Diese Systeme bieten eine hohe Sauerstoffkapazität in einem kompakten, tragbaren Gerät, das auch für längere Reisen geeignet ist.

**TRANSPORT UND NACHFÜLLUNG:** Flüssigsauerstoff kann in mobilen Tanks transportiert werden, die vor der Reise befüllt werden. Bei einigen Anbietern gibt es auch die Möglichkeit, den Flüssigsauerstoff am Reiseziel nachzufüllen. Erkundigen Sie sich rechtzeitig vorher nach diesen Möglichkeiten, insbesondere wenn Sie eine längere Reise planen.

**DRUCKGASFLASCHEN:** Für gelegentliche Reisen oder kurze Ausflüge können Druckgasflaschen eine praktische Lösung sein. Es gibt spezielle Leichtflaschen, die besonders für Menschen geeignet sind, die mobil bleiben möchten, ohne viel Gewicht tragen zu müssen.

Diese Flaschen sind ideal für Tagesausflüge oder kurze Fahrten.

### Sauerstoffversorgung am Reiseziel

Wenn Sie auf Flüssigsauerstoff angewiesen sind, ist es wichtig, die Versorgung am Reiseziel im Voraus zu organisieren. Viele Sauerstofflieferanten bieten einen Service an, bei dem Sauerstofftanks oder -konzentratoren an Ihre Unterkunft geliefert werden. Dies ist besonders wichtig bei längeren Aufenthalten oder Reisen in abgelegene Gebiete.

## So bringen Sie Belastung und Erholung in Einklang

Das Reisen kann für Menschen mit COPD anstrengend sein. Daher ist es wichtig, dass Sie sich während der Reise nicht überlasten und ausreichend Zeit für Erholung einplanen.

#### BELASTUNG REDUZIEREN

- Planen Sie Ihre Reise so, dass sie Ihren körperlichen Fähigkeiten entspricht. Das bedeutet, keine übermäßigen Aktivitäten an einem Tag vorzusehen und genügend Zeit für Pausen und Erholung einzuplanen. Lange Spaziergänge oder anstrengende Touren sollten vermieden oder auf mehrere Tage verteilt werden.
- Überlegen Sie sich, wie Sie am besten von einem Ort zum anderen gelangen können, ohne sich zu überanstrengen. Wenn möglich, nutzen Sie Transportmittel, die Sie direkt zu Ihrem Ziel bringen, und vermeiden Sie lange Gehstrecken. Flughafentransfers oder Taxis können eine gute Möglichkeit sein, lange Wege zu vermeiden.

#### ERHOLUNG EINPLANEN:

- Planen Sie regelmäßige Ruhezeiten ein, um sich von der Anstrengung der Reise zu erholen. Ein Mittagsschlaf oder eine Pause im Hotelzimmer kann Wunder wirken und Ihnen die Energie geben, den Rest des Tages zu genießen.
- Wenn Sie an Ihrem Reiseziel ankommen, nehmen Sie sich Zeit, sich an die neue Umgebung zu gewöhnen. Das Klima, die Höhe und der allgemeine Stress des Reisens können Ihren Körper belasten. Geben Sie sich ein oder zwei Tage, um sich zu akklimatisieren, bevor Sie größere Aktivitäten planen.

#### NOTFALLMANAGEMENT:

- Stellen Sie sicher, dass Sie einen klaren Notfallplan haben, falls sich Ihr Zustand während der Reise verschlechtern sollte. Dieser Plan sollte die Kontaktdaten von Ärzten oder Krankenhäusern am Reiseziel, Informationen über Ihre Medikamente und Anweisungen für Ihre Begleitpersonen enthalten.
- Nehmen Sie eine gut ausgestattete Reiseapotheke mit, die alle notwendigen Medikamente, Ersatzgeräte (wie Inhalatoren oder Sauerstoffnasenbrillen) und andere wichtige Utensilien enthält. Bewahren Sie diese Dinge immer in Ihrem Handgepäck auf, damit Sie sie jederzeit griffbereit haben.

### Das Reisen genießen: Trotz COPD aktiv bleiben

Mit der richtigen Planung und den notwendigen Vorkehrungen können Sie auch mit COPD wunderbare Reisen erleben und neue Orte entdecken. Das Wichtigste ist, sich der eigenen Grenzen bewusst zu sein und diese zu respektieren. Seien Sie flexibel und passen Sie Ihre Reisepläne an Ihre Bedürfnisse an – so können Sie Ihre Reisen in vollen Zügen genießen.

Reisen kann eine großartige Motivation sein, aktiv zu bleiben und sich neue Ziele zu setzen. Es bringt Freude, Abwechslung und die Möglichkeit, sich von der Routine des Alltags zu erholen.

Diese positiven Erfahrungen können auch dazu beitragen, den Umgang mit der COPD im Alltag zu erleichtern. Außerdem haben Sie so die Möglichkeit, neue Menschen kennenzulernen und soziale Kontakte zu pflegen. Dies kann besonders wichtig sein, um Isolation und Einsamkeit zu vermeiden, die bei chronischen Erkrankungen wie COPD häufig auftreten können.

### Eine gute Vorbereitung ist der Schlüssel

Machen Sie sich im Voraus mit Ihrem Reiseziel, den klimatischen Bedingungen und der verfügbaren medizinischen Versorgung vertraut. Eine gut informierte Reiseplanung ist der beste Weg, mögliche Herausforderungen zu minimieren und eine sichere, angenehme Reise zu gewährleisten.

Zögern Sie nicht, Hilfe in Anspruch zu nehmen, sei es von der Fluggesellschaft, dem Hotelpersonal oder Ihren Reisebegleitern. Menschen sind oft bereit zu helfen, und es gibt viele Möglichkeiten, die Reise angenehmer und stressfreier zu gestalten.

## Reisen in Europa: Ideale Urlaubsziele für Sie

Wenn Sie an COPD erkrankt sind, spielt die Wahl des richtigen Reiseziels für Sie eine entscheidende Rolle. Die klimatischen Bedingungen, die Luftqualität, die Höhe über dem Meeresspiegel und die medizinische Infrastruktur sind besonders wichtig, um sicherzustellen, dass Ihre Reise angenehm und erholsam verläuft. Hier sind einige der besten Urlaubsziele in Europa für Menschen mit COPD:

### Ostseeküste

Die Ostseeküste in Deutschland ist eine der besten Destinationen für Reisende mit COPD, die frische Luft und ein mildes Klima suchen. Die Region zeichnet sich durch eine niedrige Luftfeuchtigkeit und eine geringere Luftverschmutzung aus, was sie ideal für Menschen mit Atemwegserkrankungen macht. Die meist sanfte Brise an der Ostsee kann sich positiv auf die Atemwege auswirken, indem sie die Schleimhäute befeuchtet und das Atmen erleichtert.

#### GEEIGNETE ORTE SIND:

- **Timmendorfer Strand:** ein beliebter Ferienort mit langen Stränden und einer entspannten Atmosphäre. Hier können Sie Spaziergänge entlang der Küste unternehmen und die salzige Meeresluft genießen, die die Atemwege beruhigt.
- **Rügen:** Die größte deutsche Insel bietet eine Vielzahl von Kurorten, die auf die Behandlung von Atemwegserkrankungen spezialisiert sind. Die berühmten Kreidefelsen und die dichten Wälder bieten zudem eine atemberaubende Kulisse für erholsame Spaziergänge.
- **Usedom:** Bekannt für seine historischen Seebäder, ist Usedom ein ruhiger Ort mit einem angenehmen Klima. Die Strände sind weitläufig und weniger überlaufen, was eine entspannte Atmosphäre schafft.

An der Ostseeküste gibt es zahlreiche Kliniken und Kurorte, die auf die Behandlung von Atemwegserkrankungen spezialisiert sind. Dies bedeutet, dass Sie während Ihres Aufenthalts Zugang zu medizinischer Betreuung und Therapieangeboten haben. Das milde Reizklima der Ostsee ist besonders wohltuend für die Atemwege und wird in vielen Kurprogrammen gezielt eingesetzt, um die Lungenfunktion zu verbessern.

### Nordseeküste

Die Nordsee bietet ein starkes Reizklima, das durch hohe Luftfeuchtigkeit, salzhaltige Luft und kräftige Winde geprägt ist. Dieses Klima kann eine reinigende Wirkung auf die Atemwege haben und die Immunabwehr stärken. Besonders vorteilhaft ist der Aerosolgehalt der Luft; er hilft, die Atemwege zu befreien und Entzündungen zu lindern.

### GEEIGNETE ORTE AN DER KÜSTE IN DEUTSCHLAND UND DEN NIEDERLANDEN SIND:

- **Sylt:** Sylt ist die nördlichste deutsche Insel und bekannt für ihr raues, aber heilendes Klima. Die frische Nordseeluft, gepaart mit langen Sandstränden und einer luxuriösen Infrastruktur, macht Sylt zu einem idealen Ziel für eine erholsame Auszeit.
- **Norderney:** Diese ostfriesische Insel ist berühmt für ihre langen Strände und das gesunde Reizklima. Norderney ist ein Kurort mit einer langen Tradition und bietet spezielle Programme für Menschen mit Atemwegserkrankungen.
- **Texel, Niederlande**: Texel ist die größte und am dichtesten besiedelte der westfriesischen Inseln in den Niederlanden. Die Insel bietet ein mildes Klima, saubere Luft und eine ruhige Atmosphäre, die ideal für Entspannung und Erholung ist.

Bekannt für ihr Heilklima: die Nordseeküste

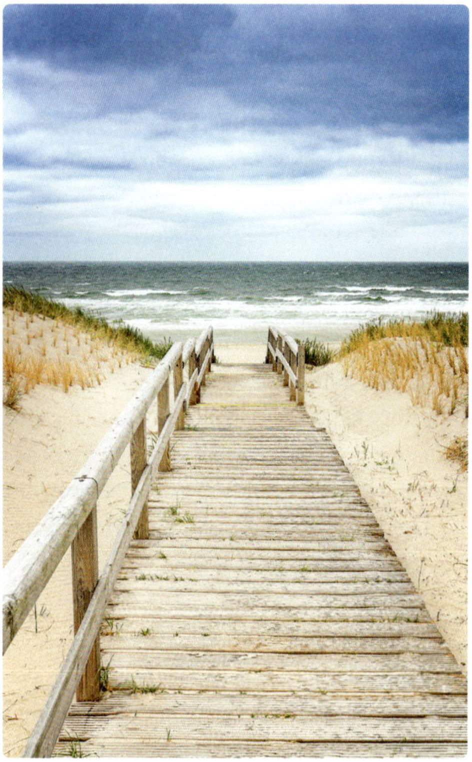

Auf den Inseln und entlang der Nordseeküste gibt es mehrere Kliniken, die sich auf die Behandlung von COPD und anderen Atemwegserkrankungen spezialisiert haben. Diese Einrichtungen bieten ein breites Spektrum von Therapiemöglichkeiten, einschließlich Klimatherapien und Inhalationen mit Meersalz. Besonders vorteilhaft: Die Versorgung mit Flüssigsauerstoff ist in Deutschland und den Niederlanden gut organisiert, sodass Sie Ihre Sauerstofftherapie auch am Ferienort fortsetzen können. Die Lieferung kann direkt in Ihre Unterkunft erfolgen.

## Costa Blanca

Als eine der beliebtesten Urlaubsregionen Spaniens bietet die Costa Blanca ein hervorragendes Klima für Menschen mit COPD. Das mediterrane Klima mit warmen, trockenen Sommern und milden Wintern, kombiniert mit der sauberen Luft, macht diese Region besonders geeignet für Atemwegserkrankte. Die Costa Blanca ist bekannt für ihre langen Strände, die von Bergen geschützt werden, was die Luftqualität weiter verbessert.

### GEEIGNETE ORTE SIND:

- **Benidorm:** Benidorm ist nicht nur für seine Strände und das lebhafte Nachtleben bekannt, sondern auch für seine modernen medizinischen Einrichtungen. Die Stadt bietet zahlreiche Möglichkeiten für Erholung und Entspannung am Strand.

- **Alicante:** Die Hauptstadt der Region bietet eine Mischung aus Kultur, Geschichte und schönen Stränden. Alicante ist ein idealer Ausgangspunkt, um die gesamte Costa Blanca zu erkunden, und bietet exzellente Gesundheitsdienste.
- **Jávea:** Ein ruhiger Küstenort, der von Bergen umgeben ist und sich durch ein besonders mildes Mikroklima auszeichnet. Jávea ist bekannt für seine gute Luftqualität und seine entspannte Atmosphäre.

Die Costa Blanca verfügt über eine Vielzahl moderner Kliniken und Krankenhäuser, die auf die Behandlung von Atemwegserkrankungen spezialisiert sind. Diese Einrichtungen bieten eine breite Palette von Therapien an, darunter auch Programme zur Rehabilitation von COPD-Patientinnen und -Patienten. Das Klima der gesamten Costa Blanca ist ideal, wenn Sie an COPD erkrankt sind, da es kaum Temperaturschwankungen gibt und die Luftfeuchtigkeit moderat ist.

### Algarve

Die Algarve im Süden Portugals ist bekannt für ihr ganzjährig mildes Klima, die frische Meeresluft und die sauberen Strände. Das mediterrane Klima mit warmen, trockenen Sommern und milden Wintern bietet ideale Bedingungen für Menschen mit COPD. Die niedrige Luftfeuchtigkeit und die klare, salzige Luft des Atlantiks können die Atemwege beruhigen und das Atmen erleichtern.

#### GEEIGNETE ORTE SIND:

- **Lagos:** Diese charmante Stadt bietet eine Mischung aus historischen Sehenswürdigkeiten, wunderschönen Stränden und einer entspannten Atmosphäre. Die Luftqualität ist hervorragend, und die Stadt verfügt über moderne medizinische Einrichtungen.

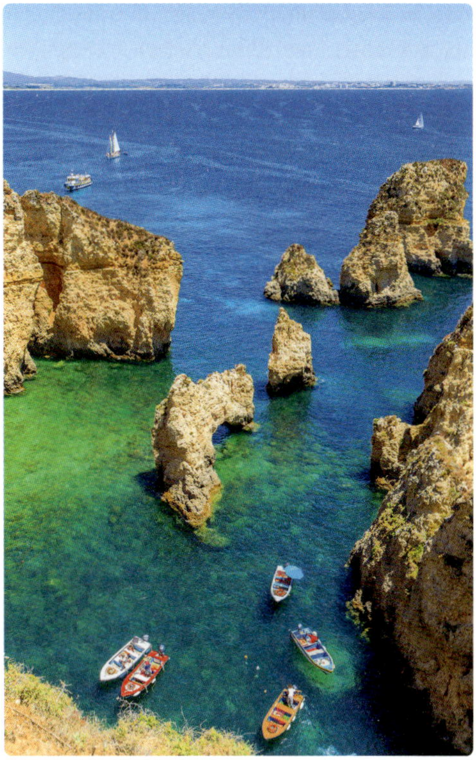

▲ Warme Sommer, milde Winter: ideale Bedingungen an der Algarve

- **Albufeira:** Albufeira ist bekannt für seine langen Strände und das angenehme Klima. In der Stadt finden Sie zahlreiche Hotels und Resorts, die auf die Bedürfnisse von Menschen mit gesundheitlichen Einschränkungen eingehen.
- **Tavira:** ein ruhiger, malerischer Ort an der Ostalgarve, der sich durch seine unberührte Natur und die Nähe zum Naturpark Ria Formosa auszeichnet. Tavira ist ideal für Menschen, die Entspannung und Erholung suchen.

Das Klima an der Algarve ist eines der mildesten in Europa – ideal für Menschen mit Atemwegserkrankungen. Auch die medizinische Versorgung ist hier allgemein gut: Die Algarve verfügt über ein bestens ausgebautes Gesundheitssystem mit modernen Krankenhäusern und Kliniken, die auch englischsprachige Patientinnen und Patienten betreuen.

### Schwarzwald

Der Schwarzwald im Südwesten Deutschlands ist eine der bekanntesten Erholungsregionen des Landes. Die Kombination aus dichten Wäldern, frischer Luft und einem milden Klima macht diese Region besonders attraktiv für COPD-Patientinnen und -Patienten. Der Schwarzwald bietet eine Vielzahl von Kurorten, die auf die Behandlung von Atemwegserkrankungen spezialisiert sind.

GEEIGNETE ORTE SIND:

- **Baden-Baden**: Baden-Baden ist bekannt für seine luxuriösen Thermen und Spas. Die Stadt bietet eine hervorragende Infrastruktur für medizinische Behandlungen und Rehabilitationen, die sich speziell an Menschen mit Atemwegserkrankungen richten.
- **Titisee-Neustadt**: Diese Kleinstadt liegt direkt am Titisee, einem der schönsten Seen des Schwarzwalds. Die Umgebung bietet eine Vielzahl von Wanderwegen, wo Sie die Natur in vollen Zügen genießen können.

Die Luft im Schwarzwald ist besonders rein und klar, was auf die dichten Wälder und die geringe industrielle Verschmutzung zurückzuführen ist. Der Schwarzwald ist außerdem eine der führenden Regionen in Deutschland, wenn es um Kuren und Rehabilitationen geht.

### Insel Madeira

Die portugiesische Insel im Atlantischen Ozean besticht durch ihre atemberaubenden Landschaften, ihre üppige Vegetation und ihr ganzjährig mildes Klima. Die Insel hat eine frische, saubere Luft, die das Atmen erleichtert und die Lungen schont. Madeira ist auch für seine Heilbäder und Kureinrichtungen bekannt, die natürliche Heilmittel mit moderner Medizin kombinieren.

GEEIGNETE ORTE SIND:

- **Funchal:** Die Hauptstadt von Madeira bietet eine Mischung aus urbanem Leben und natürlicher Schönheit. Funchal ist bekannt für seine Gärten, Parks und die Promenade am Meer, die sich ideal für entspannte Spaziergänge eignet.
- **Porto Moniz:** Diese kleine Stadt im Nordwesten der Insel ist bekannt für ihre natürlichen Meeresschwimmbecken, die in vulkanischen Gesteinsformationen eingebettet sind. Die saubere, salzhaltige Luft in Porto Moniz ist besonders wohltuend für die Atemwege.
- **Caniço:** Die Küstenklippen nahe dem beschaulichen Vorort Caniço schaffen durch ihre exponierte Lage besondere klimatische Bedingungen, die sich positiv auf die Atemwege auswirken können. Caniço bietet eine entspannte Atmosphäre und gute Zugangsmöglichkeiten zur Inselhauptstadt.

In Madeira herrschen das ganze Jahr über angenehme Temperaturen – die frische, salzhaltige Luft ist ideal für Menschen mit COPD. Das Klima hilft, die Atemwege zu beruhigen und Entzündungen zu reduzieren. Die Insel bietet eine Vielzahl von Kurmöglichkeiten, die moderne Medizin mit den heilenden Kräften der Natur verbinden.

### Kanarische Inseln

Die Kanarischen Inseln, zu denen Teneriffa, Gran Canaria, Lanzarote und Fuerteventura gehören, bieten ein sehr mildes und stabiles Klima, das für Menschen mit Atemwegserkrankungen besonders vorteilhaft ist. Die Inseln sind bekannt für ihre vulkanische Landschaft, die frische Meeresluft und die geringen Temperaturschwankungen.

**GEEIGNETE ORTE SIND:**

- **Teneriffa:** Die größte der Kanarischen Inseln zeichnet sich durch eine große Vielfalt von Klimazonen und Landschaften aus. Der Süden von Teneriffa ist besonders trocken und sonnig, was das Atmen erleichtert und ideal für Menschen mit COPD ist.
- **Gran Canaria**: Gran Canaria ist bekannt für seine Dünenlandschaften und langen Strände. Die Insel bietet auch zahlreiche Kureinrichtungen und Thermalbäder, die auf die Behandlung von Atemwegserkrankungen spezialisiert sind.
- **Lanzarote:** Diese Insel ist bei Reisenden beliebt wegen ihrer vulkanischen Landschaft und des milden, trockenen Klimas. Lanzarote ist weniger touristisch als Teneriffa und Gran Canaria und bietet daher eine ruhigere Atmosphäre.

Die geringe Luftfeuchtigkeit und die frische Meeresluft tragen zur Verbesserung der Atemwege bei. Speziell auf den oben genannten Kanarischen Inseln gibt es zahlreiche Thermalquellen und Kureinrichtungen, die therapeutische Behandlungen für Menschen mit Atemwegserkrankungen anbieten.

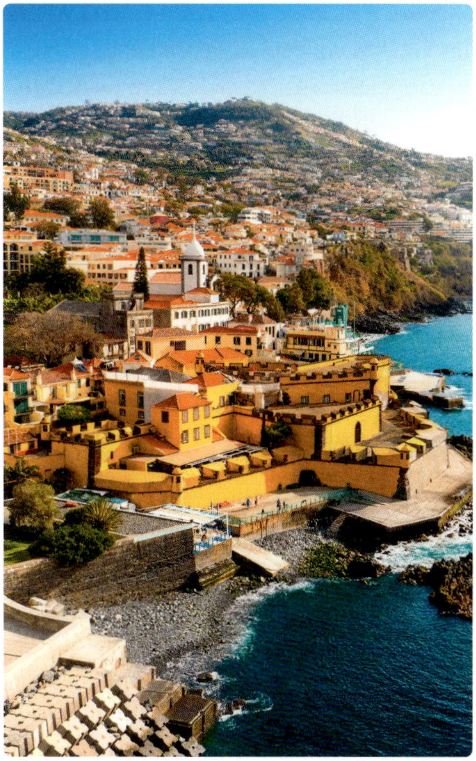

▲ Madeira: gesunde Meeresluft und atemberaubende Landschaften

## Südtirol

Südtirol, eine autonome Region im Norden Italiens, bietet eine einzigartige Mischung aus alpinem und mediterranem Klima. Die frische Bergluft und die geringe Luftverschmutzung machen Südtirol zu einem idealen Reiseziel für Menschen mit COPD. Bekannt ist die Region auch für die vielfältigen Möglichkeiten, sich dort in der Natur zu erholen.

**GEEIGNETE ORTE SIND:**

- **Meran:** Meran ist als Kurort für seine Heilbäder und Thermalquellen bekannt. Die Stadt bietet ein mildes, mediterranes Klima und eine Vielzahl von Kuranwendungen, die speziell für Menschen mit Atemwegserkrankungen entwickelt wurden.
- **Bozen:** Die Hauptstadt von Südtirol bietet eine Mischung aus italienischer und österreichischer Kultur, gepaart mit einem angenehmen Klima und einer guten Luftqualität. Bozen ist ideal für Menschen, die eine Stadt mit guter medizinischer Versorgung suchen.
- **Brixen:** Diese malerische Stadt im Eisacktal ist bekannt für ihre saubere Luft und ihre ruhige Atmosphäre. Brixen bietet viele Möglichkeiten für leichte Wanderungen und entspannende Spaziergänge.

Südtirol zeichnet sich durch ein mildes, alpines Klima aus, das besonders wohltuend für die

Atemwege ist. In der Region gibt es viele Kurorte und Heilbäder, die auf die Behandlung von Atemwegserkrankungen, insbesondere auch COPD, spezialisiert sind.

### Provence

Die Provence im Süden Frankreichs ist bekannt für ihre atemberaubende Landschaft, ihre Lavendelfelder und ihr mildes Klima. Die Region bietet eine gute Luftqualität, angenehme Temperaturen und ein entspanntes Lebenstempo, was sie zu einem idealen Ziel macht, wenn Sie an COPD erkrankt sind. Die Provence ist auch für ihre guten medizinischen Einrichtungen bekannt.

▼ Berühmt für ihre Lavendelfelder: die Provence

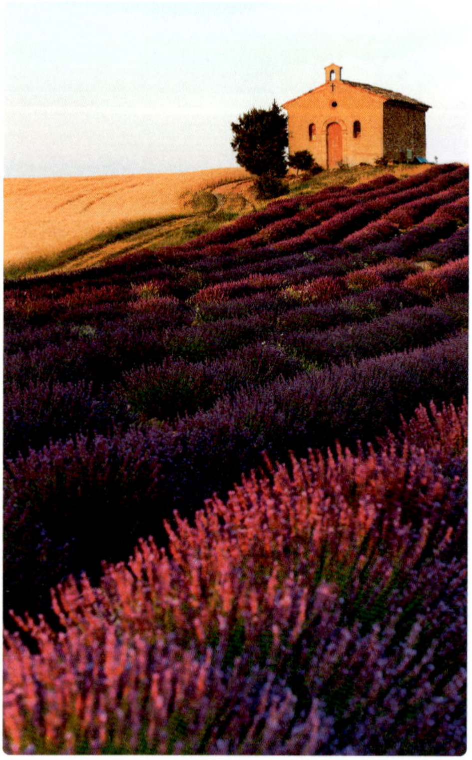

**GEEIGNETE ORTE SIND:**

- **Aix-en-Provence:** Diese historische Stadt bietet eine Mischung aus Kultur, Geschichte und Natur. Aix-en-Provence ist bei Besuchern sehr beliebt wegen seiner Thermalquellen und seiner guten Luftqualität.
- **Avignon:** Avignon, bekannt für den Papstpalast und seine reiche Geschichte, bietet eine ruhige Atmosphäre und ein angenehmes Klima. Die Stadt ist ideal für kulturelle Ausflüge und entspannte Spaziergänge entlang der Rhône.
- **Luberon:** Eine malerische Region mit kleinen Dörfern und atemberaubenden Landschaften. Der Luberon bietet viele Möglichkeiten für sanfte Wanderungen und Ausflüge in die Natur.

Die Provence zeichnet sich durch ein mildes, mediterranes Klima mit warmen Sommern und milden Wintern aus, was besonders vorteilhaft für Menschen mit Atemwegserkrankungen ist. Ein besonderes Highlight: Die Lavendelfelder der Provence bieten nicht nur eine wunderschöne Kulisse, sondern üben mit ihrem Duft auch eine beruhigende Wirkung auf die Atemwege aus. In der Region gibt es viele Naturparks und geschützte Gebiete, die sich ideal für erholsame Spaziergänge eignen.

Für COPD-Patienten sind all diese Orte in Europa ideal, um eine wohlverdiente Auszeit zu genießen, ohne dabei auf die notwendige medizinische Betreuung und Sauerstoffversorgung verzichten zu müssen. Durch eine sorgfältige Planung und Vorbereitung können Sie sicherstellen, dass Ihre Reise angenehm und erholsam verläuft, sodass Sie die Schönheit Europas in vollen Zügen genießen können.

# FREIZEIT, BEWEGUNG UND SPORT

Für Menschen mit COPD ist es wichtig, einen aktiven Lebensstil zu pflegen, um körperlich fit zu bleiben, die Lungenfunktion zu unterstützen und soziale Kontakte zu pflegen. So können sie Stress abbauen und neue Energie tanken.

## Freizeitaktivitäten: Mehr Lebensfreude im Alltag

Freizeitaktivitäten bieten mehr als nur Unterhaltung. Sie fördern das psychische Wohlbefinden, stärken soziale Bindungen und tragen zur körperlichen Gesundheit bei. Freizeitaktivitäten bieten Ihnen die Möglichkeit, sich von den Herausforderungen des Alltags zu erholen und neue Kraft zu schöpfen.

**PSYCHISCHE GESUNDHEIT:** Aktivitäten, die Freude bereiten, haben nachweislich positive Effekte auf unsere psychische Gesundheit. Sie können helfen, Ängste und Depressionen zu lindern, die bei chronischen Erkrankungen wie COPD häufiger auftreten können. Ein erfüllendes Hobby kann ein starkes Gegengewicht zu den Belastungen der Krankheit bieten und das Selbstwertgefühl stärken.

**SOZIALE INTERAKTION:** Viele Hobbys und Freizeitaktivitäten werden in Gruppen ausgeübt, was die Möglichkeit bietet, soziale Kontakte zu knüpfen und Freundschaften zu pflegen. Der Austausch mit anderen Menschen kann Isolation verhindern, die bei chronischen Erkrankungen häufig vorkommt. Ein starkes soziales Netzwerk ist ein wichtiger Faktor für das Wohlbefinden und die Krankheitsbewältigung.

**KÖRPERLICHE AKTIVITÄT:** Körperliche Aktivität ist für Menschen mit COPD unerlässlich, um die Lungenfunktion zu erhalten und die allgemeine Fitness zu verbessern. Regelmäßige Bewegung kann helfen, die Atemmuskulatur zu stärken, die Sauerstoffaufnahme zu verbessern und die Belastbarkeit zu erhöhen. Dabei muss es nicht immer anstrengender Sport sein – auch sanfte Bewegungsformen haben positive Effekte.

## Geeignete Freizeitaktivitäten für Menschen mit COPD

Es gibt eine Vielzahl von Freizeitaktivitäten, die sich gut für Menschen mit COPD eignen. Wichtig ist, dass Sie Aktivitäten wählen, die Ihren individuellen Fähigkeiten und der gesundheitlichen Verfassung entsprechen. Hier sind einige Beispiele für geeignete Hobbys, die sehr gut an die Bedürfnisse von COPD-Patienten und -Patientinnen angepasst werden können:

### Spaziergänge in der Natur: Entspannung für Körper und Geist

Spaziergänge sind eine der einfachsten und effektivsten Möglichkeiten, körperlich aktiv zu bleiben, besonders für Menschen mit COPD. Sie fördern die Durchblutung, verbessern die Sauerstoffversorgung und können die Lungenfunktion unterstützen. Spaziergänge im Wald, im Park oder am Wasser sind besonders wohltuend, da frische Luft die Atemwege schont und die Natur eine beruhigende Wirkung auf Körper und Geist hat. Es geht darum, in Bewegung zu bleiben und gleichzeitig die Schönheit der Natur zu genießen.

**WORAUF SIE ACHTEN SOLLTEN:** Das italienische Sprichwort »Chi va piano, va sano e va lontano« bedeutet sinngemäß: »Wer langsam geht, geht gesund und weit«. Passen Sie Ihr Gehtempo so an, wie es Ihnen angenehm ist. Es ist wichtig, dass Sie nicht außer Atem geraten, sondern den Spaziergang entspannt und bewusst genießen. Langsamkeit bedeutet nicht Schwäche, sondern Ausdauer – ein gemächliches Tempo bringt Sie weiter und gibt Ihnen die Möglichkeit, die Umgebung in Ruhe wahrzunehmen.

Nehmen Sie sich Zeit für Pausen. Setzen Sie sich auf eine Bank, atmen Sie tief durch und genießen Sie die Umgebung. Kurze Pausen helfen, die Atemfrequenz zu regulieren, die Energie zu bewahren und den Spaziergang noch angenehmer zu gestalten. Die Pausen geben Ihnen auch die Gelegenheit, sich zu entspannen und die Natur intensiver wahrzunehmen.

Spaziergänge sind eine wunderbare Möglichkeit, Zeit mit Freunden oder der Familie zu verbringen. Gemeinsame Spaziergänge können die Motivation steigern und bieten die Gelegenheit, soziale Kontakte zu pflegen. Gespräche während des Spaziergangs lenken den Geist auf angenehme Weise ab und erhöhen die Freude an der Bewegung.

Im Wald unterwegs zu sein, ist besonders vorteilhaft, da Waldluft auf natürliche Weise gefiltert und rein ist. Bäume und Pflanzen wirken wie natürliche Filter, die Schadstoffe aus der Luft entfernen und den Sauerstoffgehalt erhöhen. Darüber hinaus enthält die Waldluft Terpene, das sind aromatische Verbindungen, die von Bäumen freigesetzt werden und nachweislich eine beruhigende und gesundheitsfördernde Wirkung auf den menschlichen Organismus haben. Diese Terpene können das Immunsystem stärken, die Entspannung fördern und die Atemwege unterstützen.

Genießen Sie Ihre Spaziergänge – so können Sie nicht nur Ihre körperliche Fitness verbessern, sondern auch Ihr emotionales Wohlbefinden steigern. Das langsame, bewusste Gehen ermöglicht es Ihnen, die Natur in ihrer vollen Pracht zu erleben, und stärkt gleichzeitig Ihre Gesundheit.

### Sanfter Sport und Bewegung

Sportliche Aktivitäten sind wichtig, um die körperliche Fitness zu erhalten und die Lungenfunktion zu unterstützen. Für Menschen mit COPD eignen sich besonders sanfte Bewegungsformen, die den Kreislauf anregen, ohne die Atemmuskulatur übermäßig zu belasten.

#### GEEIGNETE SPORTARTEN:

- **Schwimmen**: Schwimmen ist besonders schonend für Ihre Gelenke und trainiert die gesamte Muskulatur. Die Atemtechnik kann im Wasser besser kontrolliert werden und das Atmen fällt oft leichter.
- **Radfahren:** Radfahren auf ebenen Strecken ist eine gute Möglichkeit, die Ausdauer zu trainieren, ohne die Lungen zu sehr zu belasten. Ein E-Bike kann die Anstrengung weiter reduzieren.
- **Yoga und Pilates:** Diese Disziplinen legen den Fokus auf Atemtechniken, Flexibilität und Muskelstärkung. Spezielle Atemübungen im Yoga können die Atemmuskulatur stärken und die Sauerstoffversorgung verbessern.
- **Atemgymnastik:** Spezielle Atemübungen, die die Lungenkapazität und die Atemmuskulatur stärken, sind besonders hilfreich. Solche Übungen können Sie in Gruppenkursen oder zu Hause durchführen.

### Kreative Hobbys

Kreative Hobbys bieten Ihnen nicht nur eine wunderbare Möglichkeit, sich auszudrücken, sondern haben auch therapeutische Effekte. Sie fördern die Konzentration, lenken von den Symptomen der COPD ab und tragen zur Entspannung bei.

#### BEISPIELE FÜR KREATIVE HOBBYS:

- Malen und Zeichnen fördern die Kreativität und helfen, den Geist zu beruhigen. Diese Hobbys können in aller Ruhe zu Hause oder in einem Kurs ausgeübt werden.
- Stricken, Häkeln, Nähen oder Basteln sind großartige Möglichkeiten, sich zu entspannen und gleichzeitig etwas Schönes zu schaffen – fast ohne körperliche Anstrengung.
- Ein Musikinstrument zu spielen, kann eine erfüllende Freizeitbeschäftigung sein. Musizieren fördert die Konzentration, verbessert die Hand-Auge-Koordination und kann Ihre Atmung unterstützen, besonders beim Spielen von Blasinstrumenten.

### Gesellschaftsspiele und Gedächtnistraining

Gesellschaftsspiele und geistige Aktivitäten sind nicht nur unterhaltsam, sondern fördern auch die kognitive Gesundheit. Sie bieten eine hervorragende Möglichkeit, Zeit mit Familie und Freunden zu verbringen und gleichzeitig das Gedächtnis und die Konzentration zu trainieren.

#### BEISPIELE:

- Brett- und Kartenspiele wie Schach, Dame, Skat oder Scrabble sind ideal, um den Geist zu fordern und gleichzeitig eine entspannte Zeit mit anderen zu verbringen.
- Puzzles fördern die Geduld und die Problemlösungsfähigkeiten. Sie können allein oder mit anderen zusammen gelöst werden, was den sozialen Aspekt fördert.
- Kreuzworträtsel und Sudoku sind ideal, um das Gedächtnis und die Denkfähigkeit zu trainieren. Sie können überall und jederzeit gelöst werden und erfordern keine körperliche Anstrengung.

### Gartenarbeit und Pflanzenpflege

Für viele Menschen ist Gartenarbeit ein besonders erfüllendes Hobby. Der Kontakt mit der Natur, das Anbauen von Pflanzen und die Arbeit im Freien haben viele positive Effekte auf die psychische und körperliche Gesundheit. Selbst auf kleinem Raum wie einem Balkon kann Gärtnern viel Freude bereiten und zur Entspannung beitragen.

**TIPPS FÜR DIE GARTENARBEIT:**

- Vermeiden Sie schwere Arbeiten wie das Heben von Pflanztöpfen oder das Umgraben von Beeten. Leichtere Tätigkeiten wie Gießen, Unkrautjäten oder das Pflanzen von Blumen können ebenfalls sehr befriedigend sein.
- Hochbeete oder Pflanzkästen ermöglichen es, im Stehen zu arbeiten und den Rücken sowie die Lungen weniger zu belasten.
- Teilen Sie die Gartenarbeit in kleine, überschaubare Aufgaben ein und legen Sie regelmäßig Pausen ein, um sich zu erholen.

### Lesen und kreatives Schreiben

Lesen und Schreiben sind hervorragende Hobbys, um den Geist aktiv zu halten und sich in andere Welten zu versetzen. Das Lesen von Büchern, Zeitschriften oder Artikeln kann beruhigend wirken und gleichzeitig das Wissen erweitern. Dabei müssen es keineswegs immer anspruchsvolle Bücher sein – entscheidend ist vor allem, dass das Lesen Freude bereitet. Das Schreiben – sei es in Form eines Tagebuchs, von Geschichten oder Gedichten – bietet eine kreative Möglichkeit, Gedanken und Gefühle auszudrücken. Wenn der Einstieg schwerfällt, können Bilder, einzelne Begriffe oder Gegenstände als Schreibimpulse für eine kleine Geschichte genutzt werden.

**VORTEILE VON LESEN UND SCHREIBEN:**

- Lesen kann helfen, Stress abzubauen und die Gedanken von den Sorgen des Alltags abzulenken.
- Schreiben ermöglicht es, Emotionen zu verarbeiten und die eigene Kreativität zu fördern. Es kann auch therapeutisch wirken und Ihnen helfen, die eigene Situation besser zu verstehen und zu akzeptieren.
- Lesen und Schreiben halten Ihren Geist aktiv und fördern die Konzentration und das Erinnerungsvermögen.

## Bewegung und Sport: Aktiv und erfüllt leben

Auf Menschen mit COPD kann die Vorstellung, regelmäßig Sport zu treiben oder sich intensiv zu bewegen, einschüchternd wirken. Doch gerade für sie ist körperliche Aktivität von enormer Bedeutung. Bewegung und Sport sind nicht nur möglich, sondern essenziell für die Erhaltung der Lebensqualität, die Verbesserung der Lungenfunktion und das allgemeine Wohlbefinden. Mit der richtigen Herangehensweise und einem individuell angepassten Trainingsprogramm kann Bewegung zu einem kraftvollen Werkzeug werden, damit Sie die Herausforderungen der COPD gut bewältigen und ein aktives, erfülltes Leben führen können.

### Warum Bewegung bei COPD so wichtig ist

Die Liste an Gründen, warum körperliche Aktivität gerade bei der Behandlung von COPD eine so große Rolle spielt, ist lang. Sie können durch viel Bewegung Ihre Beschwerden lindern und Ihr Wohlbefinden verbessern:

- **Erhaltung der Lungenfunktion:** Regelmäßige Bewegung hilft, die Lungenkapazität zu erhalten und zu verbessern. Während körperlicher Aktivität werden die Atemmuskeln gestärkt, was die Effizienz der Atmung erhöht. Dies ist besonders wichtig, da die Atemmuskulatur bei COPD oft geschwächt ist. Durch gezieltes Training kann die Lunge besser arbeiten, was zu einer besseren Sauerstoffversorgung des Körpers führt.
- **Verbesserung der körperlichen Fitness:** Sport und Bewegung steigern die allgemeine körperliche Fitness. Sie verbessern die Ausdauer, die Muskelkraft und die Beweglichkeit. Eine gute Fitness trägt dazu bei, dass Sie alltägliche Aktivitäten leichter bewältigen und Ihre Unabhängigkeit bewahren. Je bes-

ser die körperliche Verfassung, desto weniger spürbar werden die Symptome der COPD im Alltag.

- **Vorbeugung gegen Muskelabbau:** Ein großes Problem bei Menschen mit COPD ist der Muskelabbau (Sarkopenie), der durch Inaktivität und die chronische Erkrankung begünstigt wird. Regelmäßige Bewegung hilft, diesem Muskelabbau entgegenzuwirken, was nicht nur die körperliche Kraft, sondern auch den Stoffwechsel verbessert.
- **Gewichtsmanagement:** Übergewicht kann die Atemarbeit zusätzlich erschweren, während Untergewicht zu einem Verlust an Muskelmasse führen kann. Regelmäßige Bewegung hilft Ihnen dabei, ein gesundes Körpergewicht zu halten und gleichzeitig die Muskelmasse zu erhalten oder aufzubauen. Dies ist entscheidend für Ihre körperliche Leistungsfähigkeit und die Gesamtgesundheit.
- **Steigerung des psychischen Wohlbefindens:** Sportliche Aktivität hat positive Effekte auf Ihre psychische Gesundheit. Bewegung setzt Endorphine frei, die als natürliche Stimmungsaufheller wirken und helfen, Stress, Angst und Depressionen abzubauen. Bewegung spielt eine wichtige Rolle bei der Verbesserung Ihrer Lebensqualität, denn sie stärkt Ihr Gefühl der Kontrolle über den eigenen Körper und fördert Ihr Selbstvertrauen.
- **Verbesserung der Schlafqualität:** Regelmäßige Bewegung trägt zu einem besseren Schlaf bei. Ein guter Schlaf ist besonders wichtig, um sich von den täglichen Belastungen zu erholen und die körperliche und geistige Gesund-

▼ Erfüllende Freizeitaktivitäten haben vielfältige therapeutische Effekte.

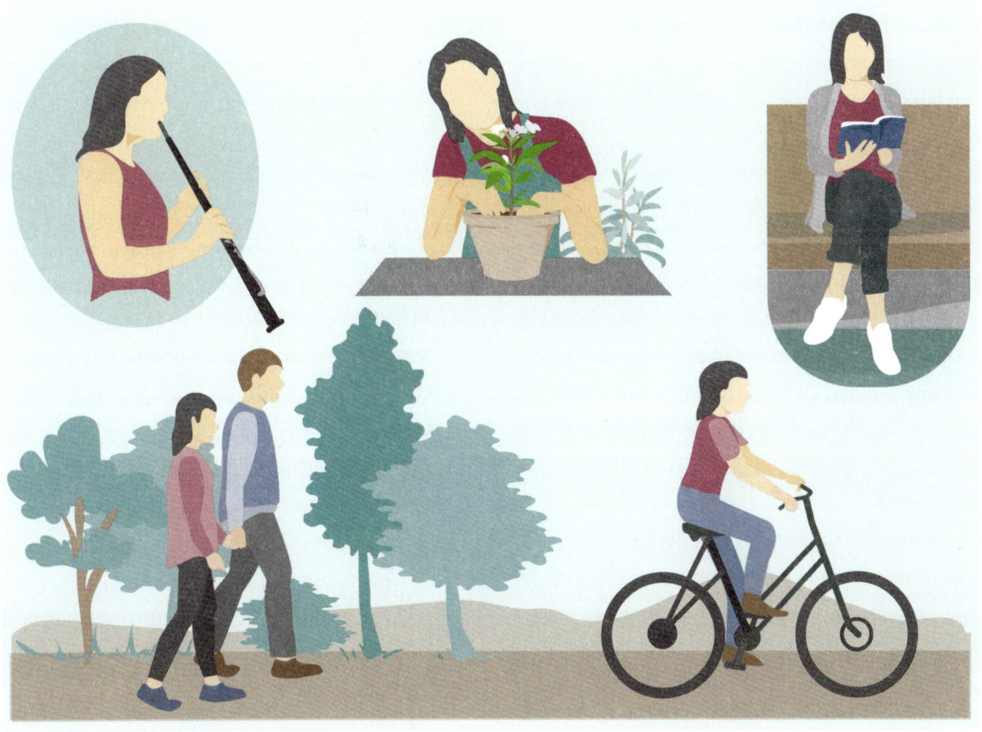

heit zu erhalten. Wenn Sie COPD haben und unter Schlafstörungen leiden, kann regelmäßige Bewegung helfen, Ihre Schlafqualität zu verbessern und dadurch auch die Tagesmüdigkeit zu reduzieren.

### Der richtige Einstieg

Bevor Sie ein Sportprogramm beginnen, ist es wichtig, dass Sie sich ärztlich beraten lassen. Ihre Ärztin oder Ihr Arzt kann Ihre individuelle gesundheitliche Verfassung beurteilen und Ihnen helfen, ein sicheres und effektives Trainingsprogramm zu entwickeln, das auf Ihre Bedürfnisse abgestimmt ist. Diese Beratung sollte idealerweise in einer Lungenarztpraxis erfolgen oder von einem auf COPD spezialisierten Physiotherapeuten oder einer Physiotherapeutin durchgeführt werden.

Ein erfolgreiches Trainingsprogramm bei COPD sollte individuell auf Sie zugeschnitten sein und eine Mischung aus Ausdauer-, Kraft- und Atemübungen sein. Es ist wichtig, dass Sie langsam beginnen und die Intensität des Trainings dann schrittweise steigern. Das Ziel ist es, die Belastung allmählich zu erhöhen, ohne den Körper zu überfordern.

Wie bei jedem Trainingsprogramm ist es wichtig, dass Sie Ihr Training mit einer Aufwärmphase beginnen und mit einer Abkühlphase abschließen. Das Aufwärmen bereitet den Körper auf die bevorstehende körperliche Aktivität vor, indem es die Muskeln aufwärmt und die Durchblutung fördert. Das Abkühlen hilft dem Körper, sich nach dem Training zu erholen und die Herzfrequenz sowie die Atemfrequenz wieder zu normalisieren.

Achten Sie darauf, dass die Umgebung, in der Sie trainieren, wirklich sicher ist. Trainieren Sie nicht, wenn oder wo es extrem heiß, kalt oder feucht ist, weil das die Atemarbeit erschweren könnte. Wenn möglich, trainieren Sie in einer Umgebung mit guter Luftqualität, z. B. in einer Halle oder einem gut belüfteten Raum.

## Geeignetes Körpertraining für Menschen mit COPD

**AUSDAUERTRAINING:** Ausdauertraining ist eine der wichtigsten Säulen im Trainingsprogramm für Menschen mit COPD. Es verbessert die Effizienz des Herz-Kreislauf-Systems und fördert die Sauerstoffaufnahme.

- **Gehen und Wandern:** Regelmäßiges Gehen ist eine einfache und effektive Möglichkeit, die Ausdauer zu verbessern. Spaziergänge können Sie an das eigene Tempo anpassen und nach und nach verlängern. Wandern in der Natur bietet zusätzlich den Vorteil der frischen Luft und einer beruhigenden Umgebung.
- **Schwimmen:** Schwimmen ist besonders schonend für Ihre Gelenke und trainiert den gesamten Körper. Das Atmen im Wasser kann die Atemmuskulatur kräftigen, da es oft bewusster und rhythmischer erfolgt. Ein weiterer Vorteil ist die kühlende Wirkung des Wassers, die die Überhitzung des Körpers verhindert.
- **Radfahren:** Radfahren, insbesondere auf ebenen Strecken, ist eine ausgezeichnete Möglichkeit, die Ausdauer zu trainieren. Ein E-Bike kann Ihnen dabei helfen, die Belastung zu kontrollieren und dennoch in Bewegung zu bleiben. Indoor-Radfahren auf einem Heimtrainer ist eine gute Alternative bei schlechtem Wetter oder wenn Sie sich draußen unsicher fühlen.

**KRAFTTRAINING:** Krafttraining ist entscheidend, um die Muskulatur zu erhalten und aufzubauen. Starke Muskeln helfen dabei, alltägliche

Aufgaben leichter zu bewältigen und die Belastung der Atemmuskulatur zu reduzieren.

- **Widerstandsübungen:** Übungen mit leichten Hanteln, Therabändern oder auch ohne Hilfsmittel sind ideal, um die Muskulatur zu stärken. Beginnen Sie mit geringem Widerstand und steigern Sie diesen langsam, um Überlastungen zu vermeiden.
- **Beintraining:** Starke Beinmuskeln sind besonders wichtig, da sie die größten Muskeln im Körper sind und eine erhebliche Rolle bei der Bewegung und Stabilität spielen. Kniebeugen, Beinpresse oder Step-ups sind effektive Übungen, die Sie in Ihr Training integrieren können.
- **Rumpfstabilisation:** Eine starke Rumpfmuskulatur unterstützt die Haltung und hilft, die Atemmuskulatur zu entlasten. Mit Übungen wie Planks, Brücken und Rückenstrecker stärken Sie die Kernmuskulatur und verbessern Ihre Stabilität.

**ATEM- UND ENTSPANNUNGSÜBUNGEN:** Atemübungen (S. 146) sind besonders wichtig bei einer COPD-Erkrankung, da sie helfen, die Atemmuskulatur zu stärken und die Atemtechnik zu verbessern.

- **Zwerchfellatmung (Bauchatmung):** Diese Atemtechnik zielt darauf ab, die Atmung zu vertiefen und den Einsatz des Zwerchfells zu optimieren. Legen Sie eine Hand auf den Bauch und atmen Sie tief durch die Nase ein, sodass sich der Bauch hebt. Beim Ausatmen durch den Mund senkt sich der Bauch wieder.
- **Lippenbremse:** Die Lippenbremse ist eine Atemtechnik, die hilft, die Atemwege während des Ausatmens offen zu halten. Atmen Sie durch die Nase ein und atmen Sie dann langsam durch die leicht geschürzten Lippen aus, als ob Sie eine Kerze auspusten möchten. Diese Technik reduziert die Atemnot und erleichtert das Ausatmen.

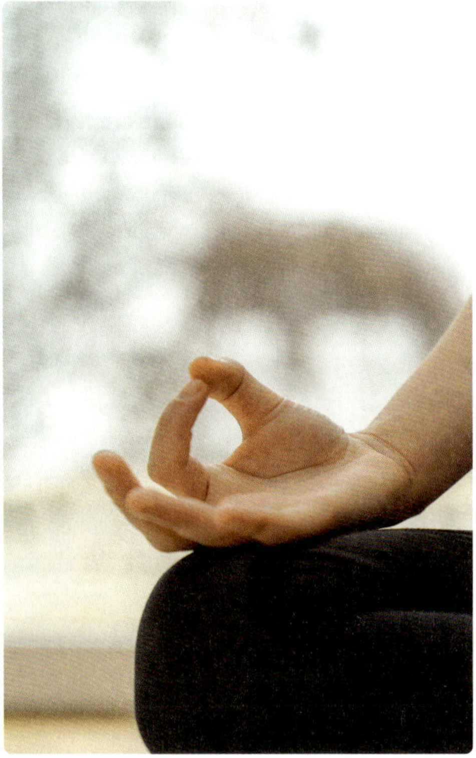

▲ Ein sanfter Weg zum leichteren Atmen: Yoga

- **Yoga und Atemgymnastik:** Yoga und Atemgymnastik kombinieren Atemtechniken mit sanften Bewegungen und Dehnungen. Diese Übungen verbessern die Flexibilität, fördern die Entspannung und stärken die Atemmuskulatur.

**FLEXIBILITÄTSTRAINING:** Flexibilität ist wichtig, um die Beweglichkeit zu erhalten und Verletzungen vorzubeugen. Dehnübungen sollten Sie regelmäßig durchführen, um die Muskeln geschmeidig zu halten und die Bewegungsfreiheit zu verbessern.

- **Ganzkörperdehnung:** Dehnen Sie alle wichtigen Muskelgruppen regelmäßig, um die Flexibilität zu erhalten. Achten Sie darauf, die

Dehnungen langsam und kontrolliert auszuführen, ohne zu federn.

- **Schulter- und Brustdehnung:** Diese Dehnübungen helfen Ihnen, die Brustmuskulatur zu öffnen und die Atemwege zu erweitern. Eine einfache Übung besteht darin, die Arme hinter dem Rücken zu verschränken und sanft nach oben zu ziehen, um die Brust zu dehnen.

## Integration von Bewegung in den Alltag

Nicht jede Bewegung muss Teil eines formellen Trainingsprogramms sein. Es ist ebenso wichtig, Bewegung in den Alltag zu integrieren. Nutzen Sie jede Gelegenheit, um aktiv zu bleiben, sei es durch Hausarbeit, Gartenarbeit, Treppensteigen (statt den Aufzug zu nehmen) oder kurze Spaziergänge in der Mittagspause.

Es ist normal, dass Sie mit COPD bei körperlicher Aktivität Atemnot erleben. Wichtig ist, sich davon nicht entmutigen zu lassen. Lernen Sie, Ihre Anstrengungen zu dosieren und die Atemtechniken anzuwenden, die Ihnen helfen, die Atemnot zu lindern. Die regelmäßige Praxis dieser Techniken wird Ihnen helfen, auch bei steigender Belastung die Kontrolle zu behalten.

Motivation ist der Schlüssel zu einem erfolgreichen und kontinuierlichen Trainingsprogramm. Finden Sie Aktivitäten, die Ihnen Spaß machen, und setzen Sie sich erreichbare Ziele. Es kann auch hilfreich sein, einen Trainingspartner zu haben oder sich einer Gruppe anzuschließen, um gemeinsam aktiv zu bleiben.

Wenn Sie Schwierigkeiten haben, sich zu bewegen, können Mobilitätshilfen wie Gehstöcke, Rollatoren oder sogar tragbare Sauerstoffgeräte eine Erleichterung bieten. Diese Hilfsmittel ermöglichen es Ihnen, weiterhin aktiv zu bleiben, ohne sich übermäßig zu belasten.

**BESONDERE ÜBERLEGUNGEN UND VORSICHTSMASSNAHMEN:**

- Es ist wichtig, dass Sie Ihre körperliche Aktivität regelmäßig mit Ihrem Arzt besprechen, insbesondere wenn sich Ihr Zustand ändert. Ihr Trainingsprogramm sollte an Ihre aktuelle gesundheitliche Verfassung angepasst werden, damit Sie Überlastungen vermeiden.
- Achten Sie auf Anzeichen, die darauf hindeuten könnten, dass Sie sich überanstrengen. Dazu gehören starke Atemnot, Schwindel, Brustschmerzen oder extreme Erschöpfung. Sollten diese Symptome auftreten, brechen Sie das Training ab und konsultieren Sie Ihren Arzt.
- Stellen Sie sicher, dass Sie ausreichend Flüssigkeit zu sich nehmen, insbesondere bei körperlicher Aktivität. Eine ausgewogene Ernährung ist ebenfalls wichtig, um die nötige Energie für das Training bereitzustellen und die Muskelmasse zu erhalten. Vermeiden Sie große Mahlzeiten unmittelbar vor dem Training, da diese die Atmung erschweren können.
- Trainieren Sie bei extremem Wetter nicht im Freien. Hohe Temperaturen, hohe Luftfeuchtigkeit und kaltes Wetter können die Atemarbeit erschweren. Trainieren Sie bei Bedarf in Innenräumen oder wählen Sie die Tageszeiten, zu denen das Klima angenehmer ist.

### Soziale und psychologische Aspekte des Sports

Sport und Bewegung haben auch eine soziale Komponente, die besonders für Menschen mit COPD wertvoll ist. Der Anschluss an eine Sportgruppe oder das Training mit einem Partner kann nicht nur Ihre Motivation erhöhen, sondern auch Ihre sozialen Bindungen stärken. Die Unterstützung durch andere wird Ihnen helfen, die Herausforderungen der COPD zu meistern und gleichzeitig die Freude an der Bewegung zu teilen.

Durch regelmäßige Bewegung können Sie Ihre Selbstwirksamkeit, also das Vertrauen in die eigenen Fähigkeiten, stärken. Zu sehen, dass Sie trotz der Erkrankung körperlich aktiv bleiben können, stärkt Ihr Selbstbewusstsein und fördert ein positives Körpergefühl. Und nicht zuletzt lernen Sie auch, mit Stress und den psychischen Belastungen der COPD umzugehen. Bewegung und Sport bieten Raum für Ablenkung, Entspannung und die Möglichkeit, negative Emotionen zu verarbeiten.

## Lungensport: Eine wichtige Säule der COPD-Behandlung

Lungensport ist in Deutschland eine anerkannte Maßnahme zur Behandlung von Menschen mit chronischen Atemwegserkrankungen wie COPD. Dabei handelt es sich um ein spezielles Bewegungstraining, das unter fachkundiger Anleitung in Lungensportgruppen durchgeführt wird. Ziel ist es, die körperliche Leistungsfähigkeit zu verbessern, die Atemmuskulatur zu stärken und die Lebensqualität der Betroffenen zu steigern. Im dritten Teil des Buches finden Sie einige Beispiele für Lungensportübungen (S. 148).

### Warum Lungensport?

Lungensport bietet eine sichere Umgebung, in der Patientinnen und Patienten ihre körperliche Aktivität schrittweise steigern können. Unter Anleitung von speziell geschulten Physiotherapeuten oder Übungsleiterinnen werden Übungen durchgeführt, die auf die individuellen Bedürfnisse der Teilnehmenden abgestimmt sind. Diese Übungen umfassen sowohl Ausdauer- als auch Krafttraining, Atemtechniken und Entspannungsübungen.

**VORTEILE DES LUNGENSPORTS:**

- Regelmäßige Bewegung hilft, die Atemmuskulatur zu stärken und die Lungenkapazität zu erhalten.

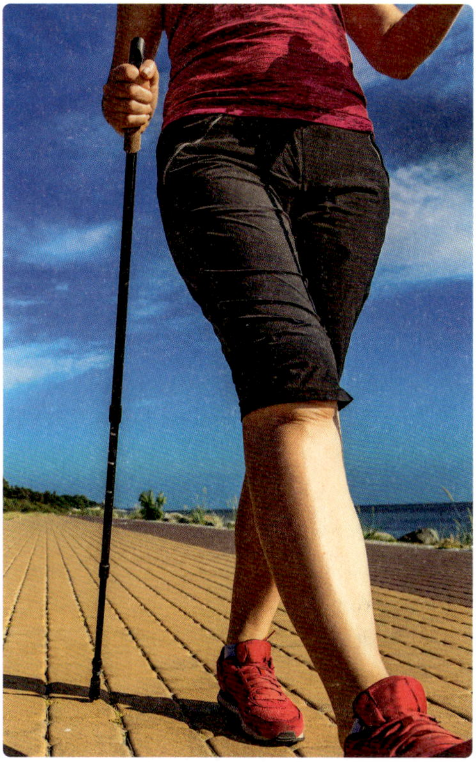

▲ Integrieren Sie Bewegung in Ihren Alltag.

- Durch gezieltes Training wird die allgemeine Fitness verbessert, wodurch alltägliche Aufgaben leichter bewältigt werden können.
- Lungensportgruppen bieten eine Plattform für den Austausch mit anderen Betroffenen, was das soziale Wohlbefinden stärkt und motivierend wirkt.
- Teilnehmer berichten häufig von einer Abnahme der Atemnot und einer verbesserten Lebensqualität.

### Muster 56: Der Weg zur Lungensportgruppe

Um am Lungensport teilnehmen zu können, benötigen Betroffene eine ärztliche Verordnung, die auf dem sogenannten »Muster 56« ausgestellt wird. Dieses Formular, auch als »Verordnung für Rehabilitationssport und Funktionstraining«

bekannt, wird vom behandelnden Arzt ausgefüllt und ist Voraussetzung für die Kostenübernahme durch die Krankenkasse.

**DER ABLAUF:**

- **Arztbesuch:** Besprechen Sie mit Ihrem Arzt oder Ihrer Ärztin die Möglichkeit, am Lungensport teilzunehmen. Er bzw. sie bewertet Ihre gesundheitliche Verfassung und stellt bei Eignung das »Muster 56« aus.
- **Auswahl einer Lungensportgruppe**: Mit der Verordnung können Sie sich eine Lungensportgruppe in Ihrer Nähe suchen. In vielen Städten und Gemeinden bieten Reha-Sportvereine oder Lungenfachkliniken solche Gruppen an.
- **Genehmigung durch die Krankenkasse:** Reichen Sie das ausgefüllte Muster 56 bei Ihrer Krankenkasse ein, um die Genehmigung und Kostenübernahme zu beantragen. In der Regel werden die Kosten für eine Teilnahme von bis zu 120 Übungseinheiten innerhalb von 36 Monaten übernommen.
- **Teilnahme am Lungensport:** Nach der Genehmigung können Sie mit dem Training beginnen. Die Übungseinheiten finden regelmäßig statt und werden von qualifizierten Fachkräften geleitet.

Lungensport ist ein unverzichtbarer Bestandteil der COPD-Behandlung in Deutschland. Er hilft, die körperliche und seelische Gesundheit zu fördern und die Lebensqualität nachhaltig zu verbessern. Durch die Teilnahme an Lungensportgruppen erhalten Sie nicht nur die Möglichkeit, Ihre körperliche Fitness zu steigern, sondern auch wertvolle Unterstützung und Motivation im Umgang mit Ihrer Erkrankung.

INFO

## Bewegung und Sport – der Schlüssel zu einem aktiven Leben mit COPD

Bewegung und Sport sind für Menschen mit COPD von zentraler Bedeutung. Sie tragen nicht nur zur Verbesserung der körperlichen Fitness und der Lungenfunktion bei, sondern fördern auch das psychische Wohlbefinden und die Lebensqualität. Mit der richtigen Planung, einer schrittweisen Herangehensweise und der Unterstützung durch medizinische Fachkräfte können Sie ein aktives, erfülltes Leben führen und die Herausforderungen der COPD meistern. Erlauben Sie sich, die Freude an der Bewegung zu entdecken, und nutzen Sie Sport als kraftvolles Mittel, um Ihre Gesundheit zu fördern.

# GEISTIGES UND EMOTIONALES WOHLBEFINDEN

Das Leben mit COPD bringt auch auf emotionaler Ebene viele Herausforderungen mit sich – Ängste und zusätzlicher Stress sind häufige Begleiter. Doch es gibt Wege, das seelische Gleichgewicht wiederzufinden.

## Wie Sie mit Angst und Depression umgehen können

Eine chronische Erkrankung wie COPD führt neben den körperlichen Auswirkungen auch zu einer großen emotionalen Belastung. Häufig treten bei den Betroffenen Ängste und Depressionen auf. Es ist wichtig, diese nicht zu ignorieren, sondern aktiv anzugehen. Die emotionalen Belastungen bei COPD sind verständlich und nichts, dessen man sich schämen muss. Sie können das tägliche Leben stark beeinflussen, doch es gibt verschiedene Strategien, damit umzugehen und das innere Gleichgewicht wiederzuerlangen.

In diesem Kapitel erfahren Sie, wie Sie Ihre Ängste und Depressionen besser verstehen und wie Sie mit diesen Gefühlen umgehen können.

### Verstehen, was Angst und Depression bei COPD auslöst

Die körperlichen Symptome der COPD wie Atemnot, Erschöpfung und eingeschränkte Mobilität können erhebliche emotionale Auswirkungen haben. Wenn es schwerfällt, Luft zu bekommen, kann dies nicht nur Angst auslösen, sondern auch das Gefühl der Hilflosigkeit verstärken. Diese ständige Auseinandersetzung mit den eigenen körperlichen Grenzen kann leicht zu einem Gefühl der Überforderung führen.

Da COPD eine progressive Erkrankung ist, kann die Ungewissheit über den Verlauf und die Zukunft Ängste hervorrufen. Fragen wie »Wie wird sich meine Krankheit entwickeln?«, »Werde ich meine Unabhängigkeit verlieren?« oder »Wie werde ich mit zunehmenden Symptomen umgehen?« können belastend sein. Diese Sorgen können dazu führen, dass Sie sich in negativen

Gedanken verlieren und sich der Angst hilflos ausgeliefert fühlen.

Auch Depressionen sind bei Menschen mit chronischen Erkrankungen wie COPD keine Seltenheit. Die ständige Auseinandersetzung mit den körperlichen Einschränkungen und der Verlust früherer Lebensqualität können Gefühle von Traurigkeit, Hoffnungslosigkeit und sozialem Rückzug hervorrufen. Manchmal entsteht das Gefühl, dass nichts mehr Freude bereitet, und der Lebensmut schwindet.

### Den ersten Schritt wagen: Suchen Sie sich Unterstützung

Der erste Schritt im Umgang mit Angst und depressiver Verstimmung bis hin zur manifesten Depression ist, diese Gefühle anzuerkennen und zu akzeptieren. Es ist normal, wenn Sie sich manchmal ängstlich oder niedergeschlagen fühlen, besonders angesichts der Herausforderungen, die Ihre chronische Erkrankung mit sich bringt. Diese Gefühle zu akzeptieren ist der Beginn eines Heilungsprozesses. Es ist wichtig zu verstehen, dass Sie nicht allein sind – viele Menschen mit COPD haben ähnliche Gefühle.

Es ist kein Zeichen von Schwäche, sich professionelle Unterstützung zu suchen – im Gegenteil, es ist ein Zeichen von Stärke. Ein Gespräch mit einer Psychologin, einem Psychotherapeuten oder einem spezialisierten Berater kann Ihnen helfen, die Ursachen von Angst und Depression besser zu verstehen und Strategien zu entwickeln, damit umzugehen. Sie können auch Ihre Hausärztin oder Ihren Hausarzt ansprechen und um Weitervermittlung bitten. Es gibt viele Therapieformen, die sich bewährt haben, etwa kognitive Verhaltenstherapie, die Ihnen helfen kann, Ihre Gedankenmuster zu erkennen und zu verändern.

In einigen Fällen kann es sinnvoll sein, medikamentöse Hilfe in Anspruch zu nehmen, um die Symptome von Angst und Depression zu lindern. Antidepressiva und angstlösende Medikamente können, in Absprache mit Ihrer Ärztin oder Ihrem Arzt, eine wichtige Rolle dabei spielen, den Alltag wieder lebenswerter zu machen. Wichtig ist, dass diese Medikamente unter ärztlicher Aufsicht eingenommen werden und Teil eines umfassenderen Behandlungsplans sind.

### Strategien zur Bewältigung von Angst und Depression

Wenn Sie Ihre Gefühle von Angst und Niedergeschlagenheit erst einmal akzeptiert haben, gibt es viele Wege, wieder mehr Hoffnung und Zuversicht zu erlangen:

**ATEMÜBUNGEN UND ENTSPANNUNGSTECHNIKEN:** Atemnot kann schnell zu Panik führen, die die Atmung weiter verschlechtert. Atemübungen wie die Lippenbremse oder die Zwerchfellatmung (S. 146) können helfen, die Kontrolle über die Atmung zurückzugewinnen und Panikattacken zu verhindern. Diese Techniken verlangsamen den Atemrhythmus und tragen dazu bei, die Entspannung des Körpers zu fördern. Regelmäßiges Üben dieser Atemtechniken kann Ihnen helfen, in stressigen Situationen ruhiger zu bleiben.

**AKTIV BLEIBEN UND SICH BEWEGEN:** Körperliche Bewegung ist nicht nur für den Körper, sondern auch für die Seele wohltuend. Bewegung setzt Endorphine frei – Hormone, die für positive Gefühle sorgen und die Stimmung heben können. Schon kleine Bewegungen wie ein kurzer Spaziergang oder leichte Gymnastikübungen können helfen, depressive Verstimmungen zu lindern und Ängste abzubauen.

Wenn intensive Bewegung schwierig für Sie ist, können sanfte Sportarten wie Yoga, Tai-Chi oder Lungensportgruppen eine gute Alternative sein.

**STRUKTUR UND ROUTINE IM ALLTAG:** Ein strukturierter Tagesablauf kann Sicherheit geben und Ihnen dabei helfen, sich nicht von negativen Gefühlen überwältigen zu lassen. Planen Sie feste Zeiten für Mahlzeiten, Bewegung und Ruhephasen ein. Wenn Sie sich kleine, erreichbare Ziele setzen, kann Ihnen das helfen, ein Gefühl der Kontrolle zurückzugewinnen und den Tag positiv zu gestalten. Diese Routine gibt dem Tag eine Struktur und hilft Ihnen, Ihre Gedanken und Gefühle besser zu ordnen.

**SOZIALE KONTAKTE PFLEGEN:** Isolation und sozialer Rückzug können Angst und depressive Verstimmungen verstärken. Der Kontakt zu Familie und Freunden ist wichtig, um Unterstützung zu erhalten und sich nicht allein zu fühlen. Auch wenn es manchmal schwerfällt, sich aufzuraffen, kann ein Gespräch oder ein Treffen mit vertrauten Menschen oft Wunder wirken. Sprechen Sie offen über Ihre Gefühle und Sorgen – oft reicht schon ein offenes Ohr, um die Last zu erleichtern. Scheuen Sie sich nicht, Unterstützung anzunehmen, wenn Sie sie brauchen.

**ACHTSAMKEIT UND MEDITATION:** Achtsamkeit bedeutet, den gegenwärtigen Moment bewusst wahrzunehmen, ohne ihn zu bewerten. Achtsamkeitsübungen und Meditation können Ihnen helfen, den Geist zu beruhigen und den Fokus von negativen Gedanken auf das Hier und Jetzt zu lenken. Es gibt viele einfache Achtsamkeitsübungen, die Sie in Ihren Alltag integrieren können, wie bewusstes Atmen, eine kurze Meditation oder das intensive Erleben eines Spaziergangs in der Natur.

▼ Für neue Zuversicht: Es gibt viele Wege, wie Sie wieder mehr Lebensmut bekommen können.

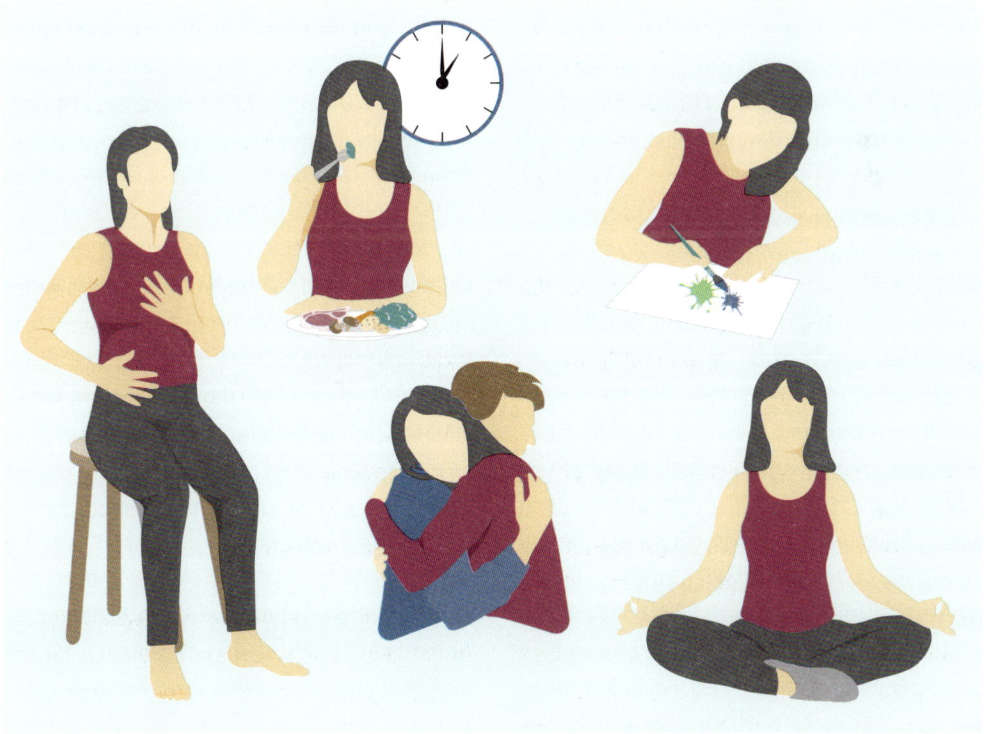

EXKURS

# Soziale Unterstützung bei COPD

*Sozialer Austausch spielt eine entscheidende Rolle bei der Bewältigung der Erkrankung. Freunde und Familie können wertvolle Unterstützung bieten; wichtig ist dabei vor allem, dass sie die Erkrankung und ihre Auswirkungen verstehen.*

Der Umgang mit COPD erfordert nicht nur medizinische und physische Anpassungen, sondern auch soziale Unterstützung. Zwischen Ihnen und Ihren Angehörigen sollte ein möglichst offener Austausch über Ihre Erkrankung und die damit verbundenen Veränderungen stattfinden. Aber wie spricht man am besten über COPD und welche Schritte helfen, eine offene und unterstützende Umgebung zu schaffen?

## Wie Sie Freunde und Familie über die Erkrankung informieren

Das Gespräch mit Freunden und Familie über eine chronische Erkrankung wie COPD kann herausfordernd sein. Viele Menschen empfinden es als unangenehm, über ihre Erkrankung zu sprechen, insbesondere wenn sie mit einem Stigma behaftet ist. COPD ist nicht unbedingt eine Erkrankung, über die man beiläufig auf einer Party spricht. Doch gerade dieses Zögern, darüber zu reden, kann dazu führen, dass Missverständnisse entstehen und die notwendige Unterstützung ausbleibt. Es ist daher wichtig, dass Sie diese Barriere überwinden, um ein besseres Verständnis zu schaffen und die Unterstützung zu erhalten, die Sie benötigen.

**Das Stigma überwinden – warum Offenheit wichtig ist:** COPD ist oft mit einem Stigma behaftet, da sie häufig mit Rauchen in Verbindung gebracht wird. Dies führt vielleicht dazu, dass Sie zögern, über Ihre Erkrankung zu sprechen, aus Angst vor Vorurteilen oder Missverständnissen. Es ist jedoch wichtig zu wissen, dass COPD eine Volkskrankheit ist, die Millionen von Menschen betrifft – unabhängig von ihrer Lebensweise. Die Offenheit über die Erkrankung kann helfen, Vorurteile abzubauen und das Bewusstsein dafür zu schärfen, dass COPD keine Frage von Schuld ist, sondern eine medizinische Herausforderung, die viele Menschen betrifft.

**Der richtige Zeitpunkt und Rahmen:** Wählen Sie einen Zeitpunkt, an dem Sie und Ihr Gesprächspartner oder Ihre Gesprächspartnerin entspannt sind und genügend Zeit für ein ausführliches Gespräch haben. Es sollte nicht zwischen Tür und Angel oder in einer stressi-

gen Situation stattfinden. Das Gespräch sollte aber auch nicht auf die lange Bank geschoben werden, da die frühzeitige Aufklärung Ihrer Angehörigen wichtig ist, um Missverständnisse zu vermeiden und Unterstützung zu sichern.
Ein ruhiger, privater Ort, an dem Sie ungestört sprechen können, ist ideal. Dies schafft eine angenehme Atmosphäre, in der Sie offen über Ihre Krankheit sprechen können.

**Erklären Sie klar und einfach:** Beginnen Sie mit den grundlegenden Informationen über COPD. Erklären Sie, dass es sich um eine chronische Erkrankung der Atemwege handelt, die die Atmung erschwert. Verwenden Sie eine einfache und verständliche Sprache, um die Krankheit zu erläutern.
Schildern Sie die typischen Symptome, wie Atemnot, chronischen Husten und eingeschränkte körperliche Belastbarkeit. Machen Sie deutlich, dass diese Symptome Ihr tägliches Leben beeinflussen können.

**Teilen Sie Ihre Gefühle:** Es ist wichtig, dass Sie auch über Ihre emotionalen Reaktionen auf die Krankheit sprechen. Teilen Sie mit, wie es Ihnen geht, welche Ängste oder Sorgen Sie haben und wie Sie sich, seit Sie die Diagnose erhielten, fühlen. Dies hilft, eine tiefere Verbindung zu Ihrem Gesprächspartner zu schaffen, und zeigt, dass COPD nicht nur körperliche, sondern auch psychische Herausforderungen mit sich bringt.
Erklären Sie, wie COPD Ihren Alltag beeinflusst – beispielsweise dadurch, dass Sie möglicherweise mehr Pausen benötigen, bestimmte Aktivitäten vermeiden oder sich häufiger ausruhen müssen. Machen Sie auch deutlich, dass Bewegung wichtig ist, aber angepasst an Ihre Fähigkeiten erfolgen sollte.

**Welche Art von Unterstützung wünschen Sie sich?** Sprechen Sie offen darüber, welche Art von Hilfe Sie sich wünschen. Das kann praktische Unterstützung im Alltag sein, wie z. B. beim Einkaufen, oder auch einfach nur Verständnis und Geduld, wenn Sie sich nicht so fit fühlen.
Es ist ebenso wichtig, klarzumachen, was Sie nicht möchten. Manche Menschen mit COPD bevorzugen es, bestimmte Aufgaben weiterhin selbst zu erledigen, um ihre Unabhängigkeit zu bewahren. Sagen Sie, wo Ihre Grenzen liegen.

**Ermutigen Sie zu Fragen:** Geben Sie Ihren Gesprächspartnern die Möglichkeit, Fragen zu stellen. Manche Menschen haben möglicherweise keine oder nur wenig Kenntnisse über COPD und möchten mehr darüber erfahren. Ermutigen Sie Ihre Familie und Freunde, offen über ihre eigenen Bedenken und Gefühle zu sprechen. Dies fördert eine unterstützende und verständnisvolle Atmosphäre.

**Machen Sie regelmäßige Updates:** Da COPD eine progressive Krankheit ist, können sich Ihre Bedürfnisse und Symptome im Laufe der Zeit ändern. Es ist hilfreich, Ihre Angehörigen über Ihren Gesundheitszustand auf dem Laufenden zu halten. Lassen Sie Ihre Freunde und Ihre Familie wissen, dass sie jederzeit mit Ihnen über Ihre Krankheit sprechen können, wenn sie Fragen haben oder sich Sorgen machen.

**Ziehen Sie externe Unterstützung hinzu:** In manchen Fällen kann es hilfreich sein, einen Arzt oder eine Pflegekraft in das Gespräch einzubeziehen, um detaillierte medizinische Fragen zu klären oder sich konkrete Ratschläge geben zu lassen.
Erwähnen Sie die Möglichkeit, an einer Selbsthilfegruppe teilzunehmen, um Erfahrungen mit

anderen Betroffenen auszutauschen. Freunde und Familie können Sie möglicherweise zu diesen Treffen begleiten, um mehr über die Krankheit zu erfahren.

**Haben Sie Geduld und Verständnis:** Nicht jeder wird sofort verstehen, was COPD bedeutet oder wie man Sie am besten unterstützt. Geben Sie Ihren Angehörigen Zeit, die Informationen zu verarbeiten und ihre eigene Art zu finden, Ihnen beizustehen. Seien Sie geduldig, wenn Familie oder Freunde nicht sofort alle Aspekte der Krankheit verstehen. Ihre Bereitschaft, über COPD zu sprechen, kann ihnen helfen, mit der Zeit ein besseres Verständnis zu entwickeln.
Im Anhang des Buches (S. 177) finden Sie eine Liste von Unterstützungsgruppen und Organisationen, die sich auf COPD spezialisiert haben und Betroffenen und ihren Angehörigen Unterstützung anbieten.

FAZIT

## Offene Kommunikation als Grundlage für Unterstützung

Das Gespräch mit Freunden und Familie über COPD ist ein wichtiger Schritt, um ein unterstützendes Umfeld zu schaffen. Offenheit und Klarheit über die Erkrankung, die Symptome und die emotionalen Auswirkungen sind entscheidend, um das Verständnis Ihrer Angehörigen zu fördern. Indem Sie aktiv über Ihre Bedürfnisse und Grenzen sprechen, können Sie die Grundlage für eine vertrauensvolle und unterstützende Beziehung schaffen, die Ihnen hilft, die Herausforderungen der COPD besser zu bewältigen. Obwohl es nicht leicht ist, sich einem potenziellen Stigma zu stellen, trägt die offene Kommunikation dazu bei, Vorurteile abzubauen und ein besseres Verständnis für Ihre Situation zu schaffen.

**POSITIVE SELBSTGESPRÄCHE UND PERSPEKTIVWECHSEL:** Negative Gedankenmuster tragen oft zur Verstärkung von Angst und Depression bei. Lernen Sie, diese Gedankenmuster zu erkennen und durch positive Selbstgespräche zu ersetzen. Sagen Sie sich selbst, dass es okay ist, sich manchmal schlecht zu fühlen, aber dass diese Gefühle vorübergehen. Versuchen Sie, in schwierigen Situationen den Fokus auf das zu lenken, was Sie tun können, statt auf das, was Sie nicht können. Ein Perspektivwechsel kann helfen, Hoffnung und Zuversicht zu bewahren.

**KREATIVE AKTIVITÄTEN UND HOBBYS:** Kreativität kann ein Ventil für emotionale Spannungen sein. Malen, Schreiben, Musizieren oder Basteln (S. 95) bieten Möglichkeiten, Gefühle auszudrücken, die schwer in Worte zu fassen sind. Solche Aktivitäten lenken nicht nur ab, sondern geben auch das Gefühl, etwas Schönes und Wertvolles zu schaffen, was das Selbstwertgefühl stärkt.

### Unterstützung durch Angehörige und Freunde

Es ist wichtig, dass Ihre Familie und Ihre Freunde wissen, wie Sie sich fühlen. Sprechen Sie offen über Ihre Ängste und Sorgen, damit sie verstehen, was in Ihnen vorgeht und wie sie Ihnen am besten helfen können. Oft haben Angehörige und Freunde das Bedürfnis zu helfen, wissen aber nicht, wie sie das am besten tun können. Ein offenes Gespräch kann Missverständnisse klären und Unterstützung anbieten. Ihre Angehörigen können eine wichtige Rolle dabei spielen, Lösungen zu finden, die Ihnen im Umgang mit Angst und Depression helfen. Das kann bedeuten, gemeinsam nach Aktivitäten zu suchen, die Ihnen Freude bereiten, oder einfach nur für Sie da zu sein, wenn Sie reden möchten. Sie müssen diesen Weg nicht allein gehen – lassen Sie andere daran teilhaben.

Es ist auch wichtig, dass Ihre Angehörigen verstehen, wann Sie Zeit für sich brauchen. Manchmal ist es notwendig, sich zurückzuziehen und Zeit allein zu verbringen, um sich zu sammeln und zu erholen. Erklären Sie Ihren Liebsten, dass diese Momente nicht als Ablehnung gemeint sind, sondern Teil Ihres Umgangs mit der Situation.

### Langfristige Strategien zur Bewältigung

Wenn Ihre alten Ängste immer wieder auftauchen, sollten Sie sich folgende Punkte immer wieder vor Augen führen. Sie helfen, Ihnen, sich aus der negativen Gedankenspirale zu befreien:

**AKZEPTANZ:** Ein wesentlicher Teil des Umgangs mit einer chronischen Erkrankung wie COPD besteht darin, die Erkrankung zu akzeptieren und sich an die neuen Lebensumstände anzupassen. Dies bedeutet nicht, aufzugeben, sondern sich auf die positiven Aspekte des Lebens zu konzentrieren und Wege zu finden, die Ihnen helfen, Ihre Lebensqualität zu erhalten.

**FORTLAUFENDE UNTERSTÜTZUNG:** Angst und Depression sind nichts Statisches, sondern können sich im Laufe der Zeit verändern. Es ist wichtig, dass Sie kontinuierlich an Ihrem emotionalen Wohlbefinden arbeiten und bei Bedarf erneut Unterstützung suchen. Dies kann bedeuten, regelmäßig zu einem Therapeuten oder einer Therapeutin zu gehen, an Selbsthilfegruppen teilzunehmen oder neue Bewältigungsstrategien zu erlernen.

**SELBSTFÜRSORGE:** Selbstfürsorge bedeutet, sich selbst die nötige Aufmerksamkeit und Pflege zukommen zu lassen, um Körper und Geist zu stärken. Gönnen Sie sich Pausen, hören Sie auf die Bedürfnisse Ihres Körpers und belohnen Sie sich für kleine Erfolge. Selbstfürsorge ist kein Luxus, sondern eine Notwendigkeit, um das seelische Gleichgewicht zu bewahren.

INFO

### Der Weg zu mehr innerer Stärke

Der Umgang mit Angst und Depression bei COPD ist ein wichtiger Bestandteil des Gesamtmanagements Ihrer Erkrankung. Diese emotionalen Herausforderungen sind real und ernst zu nehmen, aber sie sind auch bewältigbar. Mit den richtigen Strategien, Unterstützung und einer positiven Einstellung können Sie Wege finden, Ihre Ängste zu lindern und Depressionen entgegenzuwirken. Dies erfordert, dass Sie offen über Ihre Gefühle sprechen, sich Unterstützung suchen und gut auf Ihre inneren Ressourcen achten. Denken Sie daran: Sie müssen diesen Weg nicht allein gehen, dafür gibt es viele Möglichkeiten der Unterstützung, vor allem durch Menschen, die Ihnen nahestehen und bereit sind, Ihnen zu helfen.

## Strategien zur Stressbewältigung

Leben mit COPD kann stressig sein, besonders wenn die Krankheit den Alltag zunehmend beeinflusst. Stress kann jedoch nicht nur das Wohlbefinden mindern, sondern auch die Symptome der COPD verschlimmern. Deshalb ist es wichtig, dass Sie Strategien zur Stressbewältigung entwickeln, die Ihnen helfen, den Alltag zu meistern und Ihre Lebensqualität zu verbessern. In diesem Kapitel erfahren Sie, wie Sie Stressfaktoren erkennen und mit ihnen umgehen können, um ein ruhigeres und ausgeglicheneres Leben zu führen.

### Die Spirale von Stress und Atemnot

Stress ist eine natürliche Reaktion des Körpers auf Herausforderungen, doch bei Menschen mit COPD kann er die Atmung zusätzlich belasten. Wenn Sie unter Stress stehen, steigt der Adrenalinspiegel, die Atemfrequenz erhöht sich und die Muskeln spannen sich an. Bei jemandem, der ohnehin schon Schwierigkeiten mit der Atmung hat, kann dies die Symptome verschlimmern und zu einem Gefühl von Überforderung führen.

Dies kann in einen Teufelskreis münden: Atemnot führt zu Stress, und Stress verschlimmert die Atemnot. Dies kann dazu führen, dass man sich in einer Spirale aus Angst, Stress und Atemnot verfängt, der man nur schwer entkommt. Hier ist es wichtig, dass Sie Stressquellen frühzeitig erkennen und aktiv gegensteuern.

### Stressquellen erkennen und reduzieren

Warum sind Sie in bestimmten Situationen besonders gestresst? Wenn Sie die Ursachen erkannt haben, können Sie entsprechend reagieren.

**IDENTIFIZIEREN SIE IHRE STRESSAUSLÖSER:** Ihr erster Schritt zur Stressbewältigung besteht darin, Ihre persönlichen Stressauslöser zu erkennen. Dies können Situationen, Menschen oder bestimmte Aufgaben sein, die bei Ihnen Stress verursachen. Führen Sie ein Tagebuch, in dem Sie festhalten, wann und unter welchen Umständen Sie sich gestresst fühlen. Das kann Ihnen helfen, Muster zu erkennen und gezielt daran zu arbeiten, diese Stressquellen zu minimieren.

**SETZEN SIE PRIORITÄTEN:** Manchmal fühlen wir uns gestresst, weil wir zu viele Aufgaben und Verpflichtungen auf einmal bewältigen müssen. Lernen Sie, Prioritäten zu setzen und sich auf das zu konzentrieren, was wirklich wichtig ist. Überlegen Sie, welche Aufgaben delegiert oder verschoben werden können, um Ihren Stresspegel zu senken. Es ist auch völlig in Ordnung, »Nein« zu sagen, wenn Sie sich überlastet fühlen.

**SCHAFFEN SIE ROUTINEN:** Ein strukturierter Tagesablauf kann helfen, Stress zu reduzieren. Routinen geben Sicherheit und helfen, den Tag zu organisieren. Planen Sie regelmäßige Zeiten für Mahlzeiten, Bewegung, Ruhe und Freizeit ein. Eine gute Struktur hilft, unerwartete Stresssituationen besser zu bewältigen, und sorgt dafür, dass Sie nicht von einer Aufgabe zur nächsten hetzen müssen.

### Entspannungstechniken für den Alltag

Welche täglichen Übungen Ihnen am besten helfen können, abzuschalten und zu entspannen, hängt von Ihren individuellen Vorlieben und Bedürfnissen ab. Folgende Entspannungsmethoden haben sich bewährt:

**PROGRESSIVE MUSKELENTSPANNUNG (PME):** Die progressive Muskelentspannung nach Jacobson ist eine Technik, bei der einzelne Muskelgruppen bewusst angespannt und wieder entspannt werden. Diese Methode hilft, muskuläre Verspannungen abzubauen und ein tiefes Gefühl der Entspannung zu erreichen. Sie können PME leicht zu Hause üben, indem Sie mit den Füßen beginnen und sich bis zum Kopf vorarbeiten, jede Muskelgruppe für einige Sekunden anspannen und dann loslassen.

**ACHTSAMKEIT UND MEDITATION:** Achtsamkeitsübungen und Meditation können helfen, den Geist zu beruhigen und Stress abzubauen. Achtsamkeit bedeutet, den Moment bewusst wahrzunehmen, ohne ihn zu bewerten. Eine einfache Achtsamkeitsübung besteht darin, sich auf den eigenen Atem zu konzentrieren und jede Ein- und Ausatmung bewusst zu verfolgen. Meditation, auch wenn es nur für wenige Minuten am Tag ist, kann das Gefühl von innerer Ruhe und Gelassenheit fördern.

**YOGA UND SANFTE BEWEGUNG:** Yoga kombiniert Atemübungen, Dehnungen und meditative Elemente, die alle zur Stressbewältigung beitragen. Sanfte Yogaübungen können Ihnen helfen, den Körper zu entspannen und den Geist zu beruhigen. Viele Yogahaltungen sind besonders gut geeignet, um die Brust zu öffnen, die Atmung zu erleichtern und Spannungen zu lösen.

### Soziale Unterstützung und Gespräche

Manchmal kann es helfen, einfach darüber zu sprechen, was Sie belastet. Der Austausch mit vertrauten Menschen, seien es ein Familienmitglied, ein Freund oder eine Therapeutin bzw. ein Therapeut, kann dazu beitragen, den Stress abzubauen. Oft reicht es schon, dass jemand zuhört und Verständnis zeigt, damit Sie sich besser fühlen.

Wenn Sie sich durch bestimmte Aufgaben oder Situationen überfordert fühlen, zögern Sie nicht, um Hilfe zu bitten. Das kann bedeuten, dass Sie Aufgaben im Haushalt delegieren oder professionelle Unterstützung in Anspruch nehmen. Unterstützungsgruppen oder Selbsthilfegruppen für COPD-Patienten können ebenfalls eine wertvolle Ressource sein, wenn Sie sich austauschen und neue Bewältigungsstrategien erlernen möchten.

### Positive Aktivitäten zur Stressbewältigung

Nehmen Sie sich regelmäßig Zeit für Aktivitäten, die Ihnen Freude bereiten. Hobbys und kreative Tätigkeiten können helfen, den Geist zu entspannen und den Stresspegel zu senken. Ob Lesen, Malen, Gartenarbeit oder Musik – finden Sie etwas, das Ihnen Spaß macht und Ihnen hilft, den Alltag hinter sich zu lassen (S. 94).

Wie wir alle wissen, hat die Natur eine beruhigende Wirkung auf Körper und Geist. Ein Spaziergang im Wald, im Park oder am Wasser kann Ihnen helfen, den Kopf freizubekommen und sich zu entspannen. Die frische Luft und die natürlichen Geräusche der Natur wirken stressabbauend und fördern Ihr Wohlbefinden.

Lachen als Therapie: Lachen ist eine der einfachsten und effektivsten Methoden, Stress abzubauen. Es setzt Endorphine frei, die als natürliche Stimmungsaufheller wirken, und reduziert das Stresshormon Cortisol. Nehmen Sie sich Zeit, um Dinge zu tun, die Ihnen Spaß machen und Sie zum Lachen bringen – ob es ein lustiger Film, ein gutes Buch oder die Gesellschaft von Freunden ist.

### Langfristige Stressbewältigungsstrategien

Damit Sie dauerhaft besser mit Stress umgehen können, ist es wichtig, dass Sie sich nicht überfordern und sich täglich Gutes tun. Folgendes sollten Sie beachten:

- Selbstfürsorge bedeutet, sich selbst die nötige Aufmerksamkeit und Pflege zukommen zu lassen, um gesund und ausgeglichen zu bleiben. Achten Sie darauf, ausreichend zu schlafen, sich gesund zu ernähren und sich regelmäßige Pausen zu gönnen. Indem Sie gut für sich sorgen, schaffen Sie die Grundlage dafür, Stress besser zu bewältigen.

INFO

#### Stress bewältigen, Lebensqualität verbessern

Stress ist ein unvermeidlicher Teil des Lebens, besonders für Menschen mit COPD. Doch mit den richtigen Strategien können Sie lernen, ihn effektiv zu bewältigen und seine Auswirkungen auf Ihr Wohlbefinden zu minimieren. Es geht nicht darum, Stress vollständig zu vermeiden, sondern ihn so zu managen, dass er Ihr Leben nicht bestimmt.

- Setzen Sie sich realistische und erreichbare Ziele, die Ihnen das Gefühl von Kontrolle und Erfolg geben. Überfordern Sie sich nicht, sondern nehmen Sie sich kleine, machbare Schritte vor. Jedes noch so kleine erreichte Ziel kann ein Erfolgserlebnis sein, das Ihnen hilft, zuversichtlich zu bleiben.
- Stressbewältigung ist ein fortlaufender Prozess. Nehmen Sie sich regelmäßig Zeit, um zu reflektieren, wie gut Ihre Strategien funktionieren und ob Anpassungen nötig sind. Manchmal erfordert es Geduld und Ausprobieren, um die richtigen Methoden für sich zu finden. Was heute funktioniert, kann sich mit der Zeit ändern, und es ist wichtig, flexibel zu bleiben und neue Ansätze auszuprobieren.

## Schlaf und Ruhe

Für Menschen mit COPD ist Schlaf nicht nur eine notwendige Erholung, sondern ein zentraler Bestandteil des Wohlbefindens und der Lebensqualität. Schlaf und Ruhe sind essenziell, um den Körper zu regenerieren, die Atemmuskulatur zu entlasten und die geistige Gesundheit zu stärken. Leider haben viele COPD-Patientinnen und -Patienten Schlafprobleme, sei es infolge von Atemnot, Husten oder nächtlichen Atemaussetzern. Auf den folgenden Seiten erfahren Sie, warum erholsamer Schlaf so wichtig ist, welche Herausforderungen bestehen und welche Strategien Ihnen helfen können, eine bessere Nachtruhe zu finden.

### Die Bedeutung von Schlaf und Ruhe bei COPD

Während des Schlafs regeneriert sich der Körper. Das Immunsystem arbeitet auf Hochtouren, um Infektionen abzuwehren, und die Zellen erneuern sich. Für Menschen mit COPD, deren

Körper durch die Atemarbeit ohnehin stark belastet ist, ist diese Regeneration besonders wichtig. Ein erholsamer Schlaf kann dazu beitragen, die allgemeine Gesundheit zu stabilisieren und das Risiko von Exazerbationen zu verringern.

Die Atemmuskulatur, die bei COPD oft stark beansprucht wird, braucht während des Schlafs dringend eine Pause. Eine erholsame Nachtruhe ermöglicht es der Muskulatur, sich zu entspannen und Kraft für den nächsten Tag zu schöpfen. Dadurch können Sie den Tag besser bewältigen und fühlen sich weniger erschöpft.

Schlafmangel kann Ihre psychische Gesundheit erheblich beeinträchtigen und zu erhöhter Reizbarkeit, Angst und Depressionen führen. Für Menschen mit COPD, die bereits mit diesen emotionalen Belastungen kämpfen, ist es daher besonders wichtig, ausreichend Schlaf zu bekommen. Ein guter Schlaf hilft, das emotionale Gleichgewicht zu bewahren und den Herausforderungen des Tages mit mehr Gelassenheit zu begegnen.

## Häufige Schlafprobleme bei COPD

Viele Menschen mit COPD haben Schwierigkeiten, nachts zu schlafen, weil sie Atemnot oder Hustenanfälle erleben. Diese Symptome können den Schlaf unterbrechen und es schwer machen, wieder einzuschlafen. Besonders das flache Liegen kann die Atemnot verstärken, da es den Druck auf die Lungen erhöht und das Atmen erschwert.

COPD-Patientinnen und -Patienten haben außerdem ein erhöhtes Risiko für Schlafapnoe, eine Erkrankung, bei der es während des Schlafs zu wiederholten Atemaussetzern kommt. Diese Aussetzer können zu einer erheblichen Verringerung der Schlafqualität führen und die Sauerstoffversorgung des Körpers beeinträchtigen. Schlafapnoe kann die Symptome von COPD verschlimmern und das Risiko von Herz-Kreislauf-Erkrankungen erhöhen.

Manche Betroffene leiden zusätzlich unter dem Restless-Legs-Syndrom, das durch einen unkontrollierbaren Drang gekennzeichnet ist, die Beine zu bewegen. Dieses Syndrom tritt häufig in den Abendstunden auf und kann das Einschlafen erschweren oder den Schlaf immer wieder unterbrechen.

## Stufendiagnostik bei Schlafstörungen: Polygraphie und Polysomnographie

Wenn der Verdacht auf Schlafstörungen wie Schlafapnoe besteht, wird häufig eine Stufendiagnostik durchgeführt, um die genaue Ursache zu ermitteln und die richtige Therapie zu planen. Diese Diagnostik erfolgt in mehreren Schritten, beginnend mit einfacheren Untersuchungen und, falls nötig, einer umfassenderen Analyse.

**POLYGRAPHIE:** Die Polygraphie ist der erste Schritt in der Diagnostik von Schlafstörungen und wird oft ambulant zu Hause durchgeführt. Dabei werden verschiedene Körperfunktionen während des Schlafs überwacht, um Hinweise auf Schlafstörungen zu finden. Zu den aufgezeichneten Parametern gehören:

- Atmung: Erfassung der Atembewegungen und des Luftflusses in den Atemwegen.
- Sauerstoffsättigung: Überwachung der Sauerstoffkonzentration im Blut.
- Herzfrequenz: Messung der Herzschläge pro Minute.
- Körperbewegungen: Aufzeichnung von Bewegungen, die auf unruhigen Schlaf oder nächtliche Wachphasen hinweisen könnten.

Die Polygraphie kann Hinweise auf das Vorliegen von Schlafapnoe oder anderen schlafbezogenen Atmungsstörungen liefern. Sie ist jedoch eine Screening-Methode und kann keine detaillierten Informationen über die Schlafarchitektur, d.h. die verschiedenen Schlafphasen, oder neurologische Ereignisse im Schlaf geben.

**POLYSOMNOGRAPHIE:** Falls die Polygraphie Hinweise auf eine schwerwiegende Schlafstörung liefert oder unklare Befunde zeigt, wird oft eine Polysomnographie durchgeführt. Diese Untersuchung erfolgt in einem Schlaflabor und erlaubt eine umfassendere Analyse des Schlafs. Die Polysomnographie erfasst zusätzlich zu den polygraphischen Messwerten auch:

- Gehirnaktivität (EEG): Aufzeichnung der elektrischen Aktivität des Gehirns, um die verschiedenen Schlafphasen zu überwachen und Störungen wie Schlafapnoe oder periodische Beinbewegungen zu identifizieren.
- Augenbewegungen (EOG): Messung der Augenbewegungen zur Erkennung der REM-Phase (Traumschlaf) und anderer Schlafphasen.
- Muskelspannung (EMG): Überwachung der Muskelaktivität, insbesondere der Kiefer- und Beinmuskulatur, um das Vorliegen von Bewegungsstörungen oder Bruxismus (Zähneknirschen) zu diagnostizieren.

Die Polysomnographie ist die umfassendste Form der Schlafdiagnostik und liefert detaillierte Informationen über die Qualität und Struktur des Schlafs sowie über alle vorliegenden Störungen. Diese Untersuchung ermöglicht eine präzise Diagnose und die Erstellung eines individuellen Behandlungsplans.

## Strategien für besseren Schlaf

Wenn Sie unter Schlafstörungen leiden, gibt es verschiedene Möglichkeiten, wieder zu einer erholsamen Nachtruhe zu finden:

**SCHLAFUMGEBUNG OPTIMIEREN:** Eine ruhige und angenehme Schlafumgebung ist entscheidend für eine gute Nachtruhe. Achten Sie darauf, dass Ihr Schlafzimmer gut belüftet, dunkel und kühl ist. Vermeiden Sie störende Geräusche und achten Sie auf eine bequeme Matratze und Kissen, die Ihren Körper gut stützen.

**SCHLAFPOSITION ANPASSEN:** Da das flache Liegen die Atemnot verstärken kann, sollten Sie versuchen, in einer leicht erhöhten Position zu schlafen. Verwenden Sie zusätzliche Kissen oder ein verstellbares Bett, um den Oberkörper leicht anzuheben. Diese Position kann helfen, die Atmung zu erleichtern und den Druck auf die Lungen zu verringern.

**ATEMTECHNIKEN VOR DEM SCHLAFEN:** Üben Sie entspannende Atemtechniken wie die Zwerchfellatmung oder die Lippenbremse (S. 146), bevor Sie ins Bett gehen. Diese Techniken können helfen, die Atemwege zu öffnen, die Atmung zu verlangsamen und den Körper auf den Schlaf vorzubereiten. Auch progressive Muskelentspannung (S. 56) kann helfen, den Körper zu beruhigen und das Einschlafen zu erleichtern.

**REGELMÄSSIGE SCHLAFROUTINE ENTWICKELN:** Versuchen Sie, jeden Tag zur gleichen Zeit ins Bett zu gehen und aufzustehen. Eine regelmäßige Schlafroutine kann Ihrem Körper helfen, einen natürlichen Schlaf-Wach-Rhythmus zu entwickeln, was das Einschlafen und Durchschlafen erleichtert. Vermeiden Sie tagsüber lange Nickerchen, die den Nachtschlaf verschlechtern könnten.

**ABENDLICHE RITUALE:** Rituale vor dem Schlafengehen können helfen, den Tag abzuschließen und den Geist auf den Schlaf vorzubereiten. Dazu gehören entspannende Aktivitäten wie ein warmes Bad, das Lesen eines Buches oder das Hören von beruhigender Musik. Vermeiden Sie intensive körperliche oder geistige Aktivitäten, vor allem Bildschirmarbeit, in den Stunden vor dem Schlafengehen, um Ihren Körper nicht unnötig zu aktivieren.

**SCHLAFAPNOE BEHANDELN:** Wenn Sie den Verdacht haben, an Schlafapnoe zu leiden, sollten Sie dies mit Ihrem Arzt besprechen. Eine Schlafapnoe kann mit speziellen Atemmasken (CPAP-Therapie) behandelt werden, die helfen, die Atemaussetzer zu verhindern und die Schlafqualität zu verbessern. Die richtige Behandlung der Schlafapnoe kann auch dazu beitragen, die Symptome der COPD zu lindern.

**MEDIKAMENTE ÜBERPRÜFEN:** Einige Medikamente, die zur Behandlung von COPD eingesetzt werden, können Schlafstörungen verursachen. Besprechen Sie mit Ihrer Ärztin oder Ihrem Arzt, ob Ihre Medikamente möglicherweise zu Schlafproblemen beitragen und ob Anpassungen notwendig sind. Nehmen Sie keine Schlafmittel ohne ärztliche Rücksprache ein, da diese die Atmung weiter beeinträchtigen können.

## Ruhephasen im Alltag integrieren

Neben einer erholsamen Nachtruhe sind auch regelmäßige Pausen im Alltag wichtig, um den Körper zu schonen und die Atemmuskulatur zu entlasten. Planen Sie kurze Ruhephasen ein, in denen Sie sich hinlegen oder einfach nur still sitzen und tief durchatmen. Diese Pausen helfen, Energie zu tanken und Überlastung zu vermeiden. Powernaps, d. h. kurze Nickerchen von 10 bis 20 Minuten, können helfen, Energie zu tanken, ohne später den Nachtschlaf zu beeinträchtigen. Diese Ruhephasen sollten nicht zu lange dauern, damit sie Ihren natürlichen Schlaf-Wach-Rhythmus nicht stören.

Nehmen Sie sich täglich Zeit für bewusste Entspannung. Das kann eine kurze Meditation, sanftes Stretching oder einfach nur das bewusste Genießen eines ruhigen Moments sein.

FAZIT

## Schlaf und Ruhe als Grundpfeiler des Wohlbefindens

Erholsamer Schlaf und regelmäßige Ruhephasen sind entscheidend für die Gesundheit von Menschen mit COPD. Sie tragen zur Regeneration des Körpers, zur Erholung der Atemmuskulatur und zur Stabilisierung der geistigen Gesundheit bei. Indem Sie Ihre Schlafgewohnheiten optimieren, Entspannungstechniken anwenden und für regelmäßige Pausen im Alltag sorgen, können Sie die Herausforderungen der COPD besser bewältigen. Denken Sie daran: Guter Schlaf ist kein Luxus, sondern eine Notwendigkeit, um Kraft und Energie zu tanken.

# FINANZIELLE ASPEKTE – WELCHE HILFE STEHT IHNEN ZU?

Die Kosten für die Therapie und Erleichterungen im Alltag sowie der mögliche Verlust der Erwerbstätigkeit können zu erheblichen finanziellen Belastungen führen. Welche Möglichkeiten der Unterstützung gibt es, wenn Sie an COPD erkrankt sind?

Die Diagnose COPD bringt nicht nur gesundheitliche, sondern auch finanzielle Herausforderungen mit sich. Neben möglichen Kosten im Zusammenhang mit der medizinischen Versorgung können längere Krankheitsphasen, ein vermindertes berufliches Leistungsvermögen oder auch der Verlust der Erwerbsfähigkeit die persönliche finanzielle Situation erheblich verändern. In diesem Kapitel werden die wichtigsten finanziellen Aspekte beleuchtet, die für Menschen mit COPD in Deutschland, Österreich und der Schweiz relevant sind. Erfahren Sie, welche Unterstützungsmöglichkeiten es gibt und wie Sie Ihre finanzielle Situation stabilisieren können, um sich auf das Wesentliche konzentrieren zu können: Ihre Gesundheit.

## Überblick über die finanziellen Herausforderungen bei COPD

Die COPD kann nicht nur gesundheitliche, sondern auch ganz konkret finanzielle Folgen haben. Das betrifft im Wesentlichen folgende drei Bereiche:

**KOSTEN FÜR MEDIZINISCHE VERSORGUNG:** Die Behandlung von COPD erfordert eine regelmäßige medizinische Betreuung, einschließlich Arztbesuchen, Medikamenten, Inhalationsgeräten und ggf. Sauerstofftherapie. Diese Ausgaben können schnell zu einer finanziellen Belastung werden, insbesondere wenn bei Ihnen chronische Behandlungen notwendig sind.

**VERLUST DER ERWERBSFÄHIGKEIT:** Viele Menschen mit COPD sind aufgrund ihrer Erkrankung früher oder später nicht mehr in der Lage, ihren Beruf auszuüben, was zu einem erheblichen Einkommensverlust führen kann. Die Erwerbsminderung oder der vorzeitige Ruhestand können finanzielle Engpässe zur Folge haben, insbesondere wenn die notwendigen Anpassungen nicht rechtzeitig getroffen werden.

**ZUSÄTZLICHE AUSGABEN IM ALLTAG:** COPD kann zusätzliche Kosten im Alltag verursachen, z. B. für angepasste Ernährung, eine bedarfsrechte Wohnung, Transport oder spezialisierte Hilfsmittel. Diese Kosten müssen oft selbst getragen werden und sind nicht immer durch Versicherungen abgedeckt.

## Unterstützung und finanzielle Hilfen in Deutschland

Für die Mehrkosten, die durch Ihre Erkrankung entstehen, können Sie Unterstützung beantragen. Zögern Sie nicht, sich an die entsprechenden Stellen zu wenden.

**KRANKENVERSICHERUNG:** In Deutschland übernimmt die gesetzliche Krankenversicherung (GKV) einen Großteil der Kosten für die medizinische Versorgung von Menschen mit COPD. Dazu gehören Arztbesuche, Medikamente, Inhalationsgeräte und Therapien wie die Sauerstofftherapie. Sie müssen allerdings mit Zuzahlungen rechnen, z. B. für Medikamente oder bestimmte Hilfsmittel. Es gibt jedoch eine Belastungsgrenze von 2 Prozent des jährlichen Bruttoeinkommens (bzw. 1 Prozent bei chronisch Kranken), ab der Zuzahlungen entfallen.

**PFLEGEVERSICHERUNG:** Wenn Sie aufgrund Ihrer Erkrankung Pflege benötigen, können Sie Leistungen aus der Pflegeversicherung beantragen. Diese Leistungen umfassen Pflegegeld, Sachleistungen, ambulante Pflegedienste und ggf. die Anpassung der Wohnung. Der Pflegegrad wird durch den Medizinischen Dienst (MD) festgelegt.

**ERWERBSMINDERUNGSRENTE:** Wenn Sie wegen Ihrer Beeinträchtigungen durch COPD nicht mehr arbeiten können, haben Sie Anspruch auf eine Erwerbsminderungsrente. Diese wird von der Deutschen Rentenversicherung gezahlt und kann entweder als volle oder teilweise Erwerbsminderungsrente gewährt werden, abhängig von der Schwere der Erkrankung und der verbleibenden Arbeitsfähigkeit. Wichtig ist, dass Sie den Antrag frühzeitig stellen, da die Bearbeitung einige Zeit in Anspruch nehmen kann.

**GRAD DER BEHINDERUNG (GDB):** Menschen mit COPD können einen Antrag auf Anerkennung eines Grades der Behinderung (GdB) stellen. Der GdB ist relevant für verschiedene steuerliche Erleichterungen, Kündigungsschutz im Arbeitsverhältnis und weitere Sozialleistungen. Er wird vom Versorgungsamt festgelegt und hängt vom Schweregrad Ihrer Erkrankung ab.

**REHABILITATION UND KUREN:** Die gesetzliche Rentenversicherung oder Krankenversicherung übernimmt häufig die Kosten für Rehabilitationsmaßnahmen, die darauf abzielen, die Erwerbsfähigkeit zu erhalten oder wiederherzustellen. Sie können zudem stationäre oder ambulante Kuren beantragen, um Ihre Gesundheit zu stabilisieren. Ein wichtiger Tipp ist, wie bereits erwähnt, bei der Antragstellung den Begriff »Heilklima« zu erwähnen, um eine passende Kur in einem gesundheitlich förderlichen Klima zu erhalten.

## Finanzielle Unterstützung in Österreich

Auch in Österreich steht Ihnen bei einer COPD-Erkrankung finanzielle Unterstützung zu:

**GESETZLICHE KRANKENVERSICHERUNG:** In Österreich deckt die gesetzliche Krankenversicherung (GKK) die grundlegenden Gesundheitskosten für COPD-Patientinnen und -Patienten ab. Dazu gehören ärztliche Behandlungen, Medikamente und medizinische Hilfsmittel wie Inhalatoren und Sauerstoffgeräte. Zuzahlungen können für bestimmte Medikamente und Hilfsmittel anfallen, jedoch gibt es eine Deckelung der Zuzahlungen abhängig vom Einkommen.

**PFLEGEGELD:** Das österreichische System bietet Pflegegeld für Menschen, die aufgrund von COPD pflegebedürftig sind. Das Pflegegeld wird in sieben Stufen gewährt, abhängig vom Pflegebedarf. Es handelt sich um eine finanzielle Unterstützung, die unabhängig vom Einkommen gewährt wird und dazu dient, die Pflegekosten zu decken.

**INVALIDITÄTSPENSION:** Wenn Menschen mit COPD in Österreich nicht mehr arbeitsfähig sind, können sie eine Invaliditätspension beantragen. Diese wird gewährt, wenn der oder die Versicherte aufgrund der Erkrankung dauerhaft nicht mehr in der Lage ist, den bisherigen Beruf auszuüben. Die Höhe der Pension für die Betroffenen richtet sich nach dem vorherigen Einkommen und den geleisteten Versicherungsbeiträgen.

**STEUERLICHE ERLEICHTERUNGEN:** Menschen mit chronischen Erkrankungen wie COPD können in Österreich steuerliche Erleichterungen in Anspruch nehmen. Dazu gehören z. B. der Pauschalbetrag für Behinderte oder die Berücksichtigung von außergewöhnlichen Belastungen. Ein Behindertenpass kann zudem weitere Vorteile bieten, etwa bei der Befreiung von der Kfz-Steuer oder bei Vergünstigungen im öffentlichen Nahverkehr.

## Finanzielle Unterstützung in der Schweiz

Auch in der Schweiz werden bestimmte Kosten übernommen, wenn Sie an COPD erkrankt sind:

**KRANKENVERSICHERUNG:** In der Schweiz sind alle Bürger verpflichtet, eine Grundversicherung abzuschließen, die die notwendigen medizinischen Behandlungen abdeckt. Menschen mit COPD können über ihre Krankenversicherung ärztliche Behandlungen, Medikamente, Inhalationsgeräte und Therapien erhalten. Allerdings müssen sie bei den Behandlungskosten einen prozentualen Anteil selbst tragen.

**INVALIDENVERSICHERUNG (IV):** Die Invalidenversicherung (IV) bietet finanzielle Unterstützung für Menschen, die aufgrund von COPD nicht mehr arbeitsfähig sind. Diese Unterstützung umfasst Rehabilitation, Umschulungen und, falls notwendig, eine Invalidenrente. Die IV verfolgt das Ziel, die Betroffenen so weit wie möglich wieder ins Erwerbsleben zu integrieren.

**ERGÄNZUNGSLEISTUNGEN:** Wenn die Renten und das Einkommen nicht ausreichen, um die grundlegenden Lebenshaltungskosten zu decken, können COPD-Patientinnen und -Patienten in der Schweiz Ergänzungsleistungen (EL) zur AHV/IV beantragen. Diese Leistungen sollen sicherstellen, dass die Betroffenen trotz ihrer Erkrankung ein angemessenes Einkommen zur Verfügung haben.

**PFLEGEGELD UND HILFSMITTEL:** Pflegegeld wird in der Schweiz von den kantonalen Ausgleichskassen verwaltet und kann bei Bedarf beantragt werden. Zudem haben Menschen mit COPD Anspruch auf Hilfsmittel, die das Leben erleichtern, wie z. B. Sauerstoffgeräte. Diese Kosten werden teilweise von der Krankenversicherung oder der IV übernommen.

## Was jetzt zu tun ist

Die finanzielle Planung sollte möglichst bald nach der Diagnose COPD beginnen. Informieren Sie sich über die möglichen Kosten und Unterstützungsleistungen, um rechtzeitig die notwendigen Anträge stellen zu können. Eine frühzeitige Planung kann Ihnen helfen, finanzielle Engpässe zu vermeiden und sicherzustellen, dass alle verfügbaren Ressourcen genutzt werden.

Zögern Sie nicht, professionelle Beratung in Anspruch zu nehmen, um sich über finanzielle Hilfen, Rentenansprüche und Steuererleichterungen zu informieren. In Deutschland bieten Sozialverbände wie der VdK oder der Sozialverband Deutschland (SoVD) Beratungen an. In Österreich können die Arbeiterkammern oder Sozialberatungsstellen helfen, während in der Schweiz kantonale Beratungsstellen und die Pro Infirmis Unterstützung bieten.

Es lohnt sich, die eigenen Versicherungen zu überprüfen, um sicherzustellen, dass man für den Fall von Erwerbsunfähigkeit oder Pflegebedürftigkeit ausreichend abgesichert ist. Eine private Berufsunfähigkeitsversicherung oder eine Zusatzversicherung für Pflegekosten kann eine sinnvolle Ergänzung zur gesetzlichen Absicherung darstellen.

Achten Sie darauf, dass Sie Anträge auf finanzielle Hilfen sorgfältig und vollständig ausfüllen. Fehlende oder unklare Angaben können zu Verzögerungen führen. Fügen Sie den Anträgen am besten alle relevanten medizinischen Unterlagen bei und holen Sie sich bei Bedarf Unterstützung beim Ausfüllen der Anträge, etwa bei Beratungsstellen.

## Mehr Lebensqualität durch finanzielle Sicherheit

Finanzielle Unsicherheiten können erheblichen Stress verursachen, der sich negativ auf die Gesundheit auswirken kann. Durch eine gute finanzielle Planung und die Nutzung aller zur Verfügung stehenden Unterstützungsangebote können Sie dazu beitragen, Ihre finanzielle Situation zu stabilisieren. Dies kann Ihnen die nötige Ruhe und Sicherheit geben, um sich auf Ihre Gesundheit zu konzentrieren.

Denken Sie auch an die langfristige Perspektive. Wie wird sich Ihre finanzielle Situation in den nächsten Jahren entwickeln? Es ist wichtig, für die Zukunft vorzusorgen, sei es durch Sparpläne, den Abschluss von Versicherungen oder die frühzeitige Planung des Ruhestands. Eine gute finanzielle Grundlage kann Ihnen dabei helfen, die Herausforderungen der COPD besser zu bewältigen.

Sprechen Sie offen mit Ihrer Familie über Ihre finanzielle Situation. Gemeinsam können Sie Lösungen finden, um finanzielle Belastungen zu reduzieren und eine stabile Basis für die Zukunft zu schaffen.

INFO

### Finanzielle Sicherheit für ein lebenswertes Leben mit COPD

Die möglichen finanziellen Auswirkungen der COPD sollten nicht unterschätzt werden. Durch eine frühzeitige Planung, die Inanspruchnahme aller zur Verfügung stehenden Hilfen und eine sorgfältige Verwaltung der eigenen Ressourcen können Sie Ihre finanzielle Situation stabilisieren und sicherstellen, dass Sie auch in schwierigen Zeiten gut versorgt sind. Dies trägt wesentlich dazu bei, dass Sie Ihre Lebensqualität erhalten und den Fokus auf das richten können, was wirklich wichtig ist: Ihr Wohlbefinden und Ihre Gesundheit.

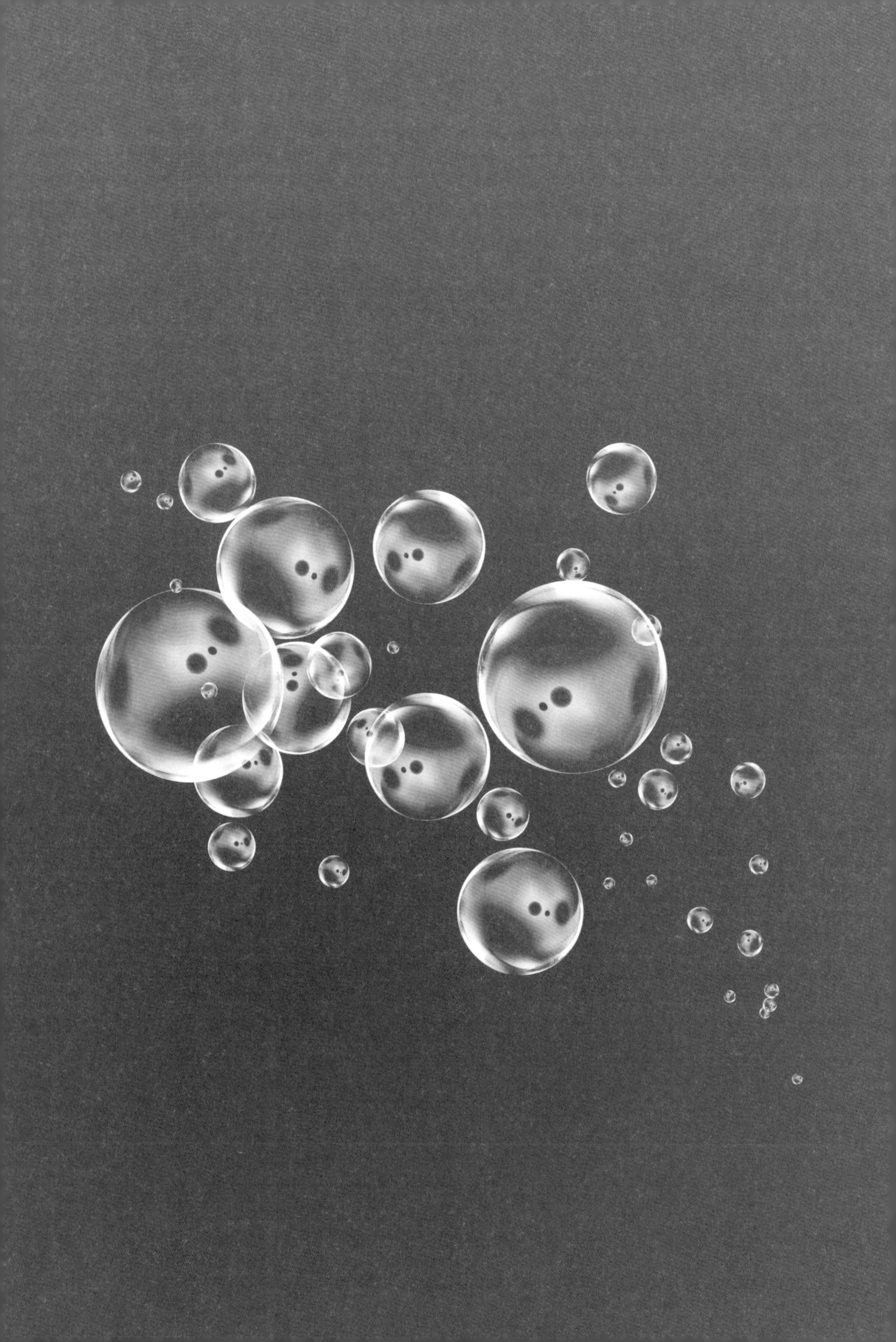

# Selbst aktiv werden bei COPD

# ERNÄHRUNG UND COPD

Ernährung spielt eine zentrale Rolle im Umgang mit COPD und kann die Symptome, den Krankheitsverlauf und die Lebensqualität erheblich beeinflussen. Hier haben Sie die Möglichkeit, selbst aktiv zu werden,

## Wie beeinflusst Ernährung COPD?

Die Anpassung der Ernährung ist ein wichtiger Hebel zur Verbesserung der Gesundheit und der Lebensqualität bei COPD. Relativ weit verbreitet ist bei Menschen mit COPD die sogenannte »Malnutrition« (Mangelernährung). In diesem Fall ist die Menge an Ernährung in Kilokalorien oder die Qualität, d. h. die Nährstoffzusammensetzung, unzureichend. Ein solcher Nährstoffmangel sollte vermieden werden, da er die Krankheit verschlimmern kann.

Dieses Kapitel beleuchtet die neuesten wissenschaftlichen Erkenntnisse zur Rolle der Ernährung bei COPD und bietet Ihnen konkrete Hinweise für eine ausgewogene, optimale Ernährung.

### Welche Rolle die Ernährung bei COPD spielt

COPD erhöht den Energieverbrauch, da der Körper mehr Energie benötigt, um die Atemmuskulatur zu unterstützen. Studien zeigen, dass Menschen mit COPD einen um 10 bis 20 Prozent höheren Energiebedarf haben können als gesunde Menschen. Gleichzeitig können Appetitlosigkeit, Atemnot und Erschöpfung dazu führen, dass Betroffene weniger essen, was das Risiko für Mangelernährung erhöht. Mangelernährung wiederum verschlechtert die Prognose und erhöht das Risiko für Exazerbationen und Krankenhausaufenthalte. Eine ausgewogene und nährstoffreiche Ernährung ist daher wichtig für die Deckung Ihres Energiebedarfs und die Unterstützung Ihrer Körperfunktionen. Wie Ihre Ernährung bei einer COPD-Erkrankung konkret aussehen kann, werden Sie in diesem Kapitel ab S. 124 erfahren.

Bestimmte Nährstoffe haben einen direkten Einfluss auf die Lungenfunktion. Antioxidantien wie Vitamin C und Vitamin E sowie Omega-3-Fettsäuren können Entzündungen in den Atemwegen reduzieren und die Lungenfunktion stabilisieren. Studien haben gezeigt, dass eine Ernährung, die reich an diesen Nährstoffen ist, das Risiko für Exazerbationen verringern und die Lebensqualität verbessern kann. Eine ungesunde Ernährung hingegen, reich an gesättigten Fetten und Zucker, kann Entzündungen fördern und die Atemwege belasten.

Sowohl Übergewicht als auch Untergewicht können sich negativ auf COPD auswirken. Übergewicht belastet das Zwerchfell und erschwert die Atmung, während Untergewicht zu Muskelschwäche und einem erhöhten Risiko für Exazerbationen führt. Es ist daher wichtig, dass Sie ein gesundes Körpergewicht haben bzw. halten, um die Atmung zu erleichtern und Ihre körperliche Leistungsfähigkeit zu verbessern. Hierbei spielt die Ernährung eine entscheidende Rolle.

## Wissenschaftliche Erkenntnisse zur Ernährung bei COPD

Dass Ernährung bei der COPD-Therapie ein wichtiger Faktor ist, wurde in wissenschaftlichen Studien vielfach nachgewiesen. Hier sind die wichtigsten Ergebnisse:

**MALNUTRITION UND IHRE FOLGEN:** Mangelernährung ist bei Menschen mit COPD weit verbreitet und führt häufig zu einer Verschlechterung des Krankheitsverlaufs. Eine frühzeitige Anpassung der Ernährung ist daher entscheidend, um die Lebensqualität zu verbessern und die Sterblichkeit zu senken. Untersuchungen haben gezeigt, dass eine gezielte Ernährungsunterstützung signifikante Verbesserungen bewirken kann, indem sie den körperlichen Zustand stabilisiert und das Immunsystem stärkt.

**NÄHRSTOFFMANGEL UND COPD:** Die frühzeitige Erkennung und Behandlung von Nährstoffmängeln sind bei COPD von großer Bedeutung. Ein Mangel an Proteinen, Vitaminen und Mineralstoffen kann die Symptome der COPD verschlimmern und die Lebensqualität erheblich beeinträchtigen. Eine gezielte Einnahme von Nahrungsergänzungsmitteln und eine auf die individuellen Bedürfnisse abgestimmte Ernährung sind erforderlich, um diese Defizite auszugleichen. Dadurch kann das Fortschreiten der Krankheit verlangsamt und die allgemeine Gesundheit verbessert werden.

**ERNÄHRUNGSSTRATEGIEN UND DEREN WIRKUNG:** Individuell angepasste Ernährungsstrategien, die auf die spezifischen Bedürfnisse von COPD-Patientinnen und -Patienten abgestimmt sind, haben sich als besonders effektiv erwiesen. Eine proteinreiche Ernährung hilft, die Muskelmasse zu erhalten, was für die Atemmuskulatur von großer Bedeutung ist. Zudem sollte die Kalorienzufuhr ausreichend sein, um den erhöhten Energiebedarf zu decken. Diese Maßnahmen können nicht nur das Fortschreiten der Krankheit verlangsamen, sondern auch die körperliche Leistungsfähigkeit und das Wohlbefinden erheblich steigern.

## Welche Nährstoffe sind für Menschen mit COPD wichtig?

Bei COPD ist vor allem eine proteinreiche, entzündungshemmende und mikronährstoffreiche Ernährung wichtig:

**PROTEINE UND MUSKELMASSE:** Proteine sind entscheidend für den Erhalt und den Aufbau von Muskelmasse, insbesondere der Atemmuskulatur. Eine proteinreiche Ernährung hilft,

Muskelabbau zu verhindern und die körperliche Leistungsfähigkeit zu erhalten. Studien zeigen, dass eine erhöhte Proteinzufuhr die Lebensqualität verbessert und das Risiko von Exazerbationen senkt. Lebensmittel wie mageres Fleisch, Fisch, Eier, Hülsenfrüchte und Milchprodukte sind gute Proteinquellen. Täglich sollten Sie etwa 1,2 bis 1,5 Gramm Protein pro Kilogramm Körpergewicht zu sich zu nehmen.

**ANTIOXIDANTIEN UND ENTZÜNDUNGSHEMMUNG:** Antioxidantien wie Vitamin C und E sowie Omega-3-Fettsäuren haben entzündungshemmende Eigenschaften, die bei COPD von großer Bedeutung sind. Diese Nährstoffe helfen, oxidativen Stress zu reduzieren und die Lungenfunktion zu stabilisieren. Studien zeigen, dass eine regelmäßige Zufuhr von Antioxidantien das Risiko für Exazerbationen verringern kann. Lebensmittel wie Beeren, Nüsse, grünes Blattgemüse und fetten Fisch sollten Sie daher regelmäßig essen.

**KALORIENREICHE DIÄTEN BEI UNTERGEWICHT:** Für Patientinnen und Patienten, die an Gewichtsverlust leiden, sind kalorienreiche, aber nährstoffdichte Diäten unerlässlich. Studien haben gezeigt, dass die Ergänzung der Ernährung mit kalorienreichen Lebensmitteln wie Nüssen, Avocados und Vollfett-Milchprodukten helfen kann, das Gewicht zu stabilisieren und die Muskelmasse zu erhalten. Es ist wichtig, dass Sie bei Untergewicht regelmäßig kleine, energiereiche Mahlzeiten zu sich nehmen, um Ihren Kalorienbedarf zu decken, ohne den Magen zu überlasten.

**MIKRONÄHRSTOFFE:** Die Makronährstoffe – also Kohlenhydrate, Fette und Proteine – kennt jeder. Laien fällt es oft schwer, den Begriff »Mikronährstoffe« zu definieren. Hierzu zählen Vitamine, Mineralstoffe und Spurenelemente. Sie sind zwar nur in geringen Mengen notwendig, erfüllen jedoch unverzichtbare Aufgaben für zahlreiche Körperfunktionen: Mikronährstoffe unterstützen das Immunsystem, sorgen für eine reibungslose Funktion der Muskulatur (beispielsweise durch Magnesium als Cofaktor für Muskelkontraktionen), sind für die Nervenfunktion essenziell (u. a. über B-Vitamine) und haben teils hormonelle Wirkungen. So wird Vitamin D inzwischen häufig als Hormon angesehen, da es die Kalziumregulation und wichtige Prozesse im Immunsystem steuert.

## Praktische Tipps zur Umsetzung einer gesunden Ernährung

Eine gute Planung ist der Schlüssel zu einer erfolgreichen Ernährung. Erstellen Sie am besten einen wöchentlichen Speiseplan und kaufen Sie gezielt ein. Bereiten Sie Mahlzeiten vor, die sich gut einfrieren lassen, damit Sie auch an anstrengenden Tagen etwas Gesundes zur Hand haben. Fertiggerichte und stark verarbeitete Lebensmittel sollten Sie meiden, da sie oft wenig Nährstoffe und viel Zucker oder Salz enthalten. Was Sie außerdem beachten sollten:

**REGELMÄSSIGE MAHLZEITEN:** Viele Menschen mit COPD profitieren von regelmäßigen kleinen, aber häufigen Mahlzeiten. Dies verhindert eine übermäßige Belastung des Verdauungssystems und stellt sicher, dass der Körper kontinuierlich mit Nährstoffen versorgt wird. Eine proteinreiche Ernährung ist besonders wichtig, um die Muskelmasse zu erhalten und die Atemmuskulatur zu stärken. Ein Beispiel für einen täglichen Ernährungsplan könnte sein:

- Frühstück: Haferflocken mit Nüssen, Samen und Beeren, dazu ein Glas Vollmilch
- Snack: griechischer Joghurt mit Honig und Walnüssen
- Mittagessen: gegrilltes Hähnchen mit Quinoa und gedünstetem Gemüse

- Nachmittagssnack: ein Smoothie aus Banane, Spinat und Mandelmilch
- Abendessen: gebratener Lachs mit Süßkartoffeln und Brokkoli
- Spätabend-Snack: ein paar Scheiben Käse und eine Handvoll Mandeln

Lassen Sie sich gerne auch inspirieren von den Rezeptvorschlägen (ab S. 136).

**FLÜSSIGKEITSZUFUHR:** Eine ausreichende Flüssigkeitszufuhr ist entscheidend, um die Schleimhäute feucht zu halten und das Sekret in den Atemwegen zu verflüssigen. Wenn keine andere Erkrankung dagegenspricht, trinken Sie täglich mindestens 1,5 bis 2 Liter Wasser oder ungesüßten Tee. Bei fortgeschrittener COPD kann es ratsam sein, die Flüssigkeitszufuhr auf mehrere kleine Portionen zu verteilen, um Blähungen und damit verbundene Atemprobleme zu vermeiden.

**INDIVIDUELLE ERNÄHRUNGSPLÄNE:** Ernährungspläne sollten individuell an Ihre Bedürfnisse und Präferenzen angepasst werden. Eine enge Zusammenarbeit mit einer Fachkraft für Ernährungsberatung kann Ihnen dabei helfen, die richtige Balance zwischen Kalorienzufuhr und Nährstoffdichte zu finden. Bei speziellen Bedürfnissen wie einer erforderlichen Gewichtszunahme oder -abnahme ist eine individuelle Beratung besonders wichtig. Sie kann auch dabei helfen, Mahlzeiten so zu planen, dass sie den erhöhten Energiebedarf decken, ohne den Magen-Darm-Trakt zu überlasten.

**SUPPLEMENTIERUNG:** Bei diagnostizierten Mängeln wie etwa einem Vitamin-D-Mangel kann eine gezielte Supplementierung, d. h. Nahrungsergänzung, sinnvoll sein. Die regelmäßige Überprüfung des Nährstoffstatus und die Anpassung der Ernährungsstrategie sind entscheidend, um gute Ergebnisse zu erzielen. Insbesondere bei Vitamin D und Omega-3-Fettsäuren besteht häufig ein Mangel – sie sollten bei Bedarf ergänzt werden.

**VERMEIDUNG VON BLÄHUNGEN:** Blähungen können die Atmung zusätzlich erschweren. Meiden Sie Lebensmittel, die dafür bekannt sind, Blähungen zu verursachen, etwa Bohnen, Kohl, Zwiebeln und kohlensäurehaltige Getränke. Achten Sie darauf, langsam zu essen und gründlich zu kauen, um die Verdauung zu erleichtern. Bei Bedarf können Sie digestive Enzyme einnehmen, um die Verdauung zu unterstützen.

INFO

## Ernährung als integraler Bestandteil des COPD-Managements

Die richtige Ernährung ist ein zentraler Bestandteil des COPD-Managements und kann einen erheblichen Einfluss auf die Lebensqualität und die Krankheitsprogression haben. Die neuesten wissenschaftlichen Erkenntnisse bestätigen, dass eine gezielte Ernährungsunterstützung, die den speziellen Bedürfnissen von Menschen mit COPD gerecht wird, wesentlich dazu beiträgt, die Gesundheit zu stabilisieren, Exazerbationen zu reduzieren und die Lebensqualität zu verbessern. Achten Sie daher auf eine möglichst ausgewogene, proteinreiche und entzündungshemmende Ernährung und passen Sie diese an Ihre individuellen Bedürfnisse an – so können Sie aktiv dazu beitragen, Ihre Krankheit besser zu managen und Ihre Lebensqualität zu erhalten.

**KOHLENHYDRATARME ERNÄHRUNG:** Wenn Sie unter Hyperkapnie (einem erhöhten $CO_2$-Gehalt im Blut) leiden, kann eine kohlenhydratarme Ernährung sinnvoll sein. Kohlenhydrate werden im Körper zu $CO_2$ abgebaut, was die Atemarbeit erhöhen kann. Eine Ernährung, die eher auf gesunden Fetten und Proteinen basiert und den Kohlenhydratanteil reduziert, kann helfen, die $CO_2$-Produktion zu minimieren und die Atemarbeit zu erleichtern. Beispiele für kohlenhydratarme, nährstoffreiche Lebensmittel sind Avocados, Nüsse, Samen und Blattgemüse.

## Die Rolle von Übergewicht und Untergewicht bei COPD

Das Körpergewicht spielt eine entscheidende Rolle im Verlauf und Management von COPD. Sowohl Übergewicht als auch Untergewicht können die Krankheit erheblich beeinflussen und die Prognose der Betroffenen verschlechtern. In diesem Kapitel erfahren Sie, wie sich ein zu hohes oder zu niedriges Körpergewicht auf COPD auswirkt, welche Risiken damit verbunden sind und welche Maßnahmen ergriffen werden können, um das Körpergewicht optimal zu regulieren.

### Übergewicht verschlimmert die Krankheitssymptome

Übergewicht und insbesondere Adipositas sind mit einer Verschlechterung der Atemfunktion bei COPD-Patienten verbunden. Das zusätzliche Körperfett, insbesondere im Bauchbereich, erhöht, wie bereits erwähnt, den Druck auf das Zwerchfell und erschwert die Atemarbeit. Dies führt zu einer verminderten Lungenexpansion und einer geringeren Sauerstoffaufnahme. Studien zeigen, dass Adipositas die Belastung des kardiovaskulären Systems erhöht, was das Risiko für Komplikationen bei COPD weiter steigert.

Übergewichtige Menschen mit COPD haben häufig auch andere gesundheitliche Probleme wie das metabolische Syndrom, das durch Insulinresistenz, Bluthochdruck und erhöhte Blutfettwerte gekennzeichnet ist. Diese zusätzlichen Erkrankungen können die Entzündung im Körper verstärken und das Fortschreiten der COPD beschleunigen. Die Kombination aus COPD und metabolischem Syndrom erhöht das Risiko für Herz-Kreislauf-Erkrankungen und verschlechtert die Lebensqualität der Betroffenen.

Auch das Risiko für Exazerbationen ist bei Übergewichtigen mit COPD erhöht. Adipositas ist oft mit einem Zustand chronischer Entzündung im Körper verbunden, der die Atemwege anfälliger für Infektionen und andere Reize macht. Eine Reduktion des Körpergewichts kann dazu beitragen, das Risiko für Exazerbationen zu senken und die Atemfunktion zu verbessern.

**GEWICHTSMANAGEMENT BEI COPD:** Für übergewichtige COPD-Patienten ist eine Gewichtsreduktion oft ein wesentlicher Bestandteil der Behandlung. Sie sollte jedoch vorsichtig und unter ärztlicher Aufsicht erfolgen, damit der Verlust an Körperfett nicht zu einem Verlust an Muskelmasse führt, was die Atemmuskulatur schwächen könnte. Ein ausgewogener Ernährungsplan, kombiniert mit regelmäßigem, angepasstem körperlichem Training, ist der Schlüssel zu einer sicheren und effektiven Gewichtsreduktion. Studien haben gezeigt, dass eine moderate Gewichtsreduktion zu einer Verbesserung der Lungenfunktion und einer Reduktion der Symptome führen kann.

### Untergewicht: Der Verlust von Muskelmasse kann zu Atemnot führen

Untergewicht und Kachexie (ein schwerer, meist krankheitsbedingter Gewichtsverlust) sind bei Menschen mit COPD häufig und mit einer besonders schlechten Prognose verbunden. Kachexie führt zu einem Verlust an Muskelmasse, einschließlich der Atemmuskulatur, was die Atemnot verschlimmert und die körperliche Leistungsfähigkeit stark einschränkt. Studien haben gezeigt, dass untergewichtige Menschen mit COPD ein höheres Risiko für Infektionen und Exazerbationen sowie eine erhöhte Sterblichkeit haben.

Die Ursachen für Untergewicht bei COPD sind vielfältig. Neben einem erhöhten Energieverbrauch durch die Atemarbeit spielen auch Appetitlosigkeit, eine durch die Krankheit verursachte Erschöpfung und psychosoziale Faktoren eine Rolle. Zusätzlich können Atemnot und Husten das Essen erschweren, was zu einer unzureichenden Nahrungsaufnahme führt. Chronische Entzündungen und eine erhöhte Zytokinproduktion können ebenfalls zur Entwicklung von Kachexie beitragen.

Untergewichtige COPD-Patientinnen und -Patienten haben oft eine schlechtere Lungenfunktion als normalgewichtige oder übergewichtige Betroffene. Der Verlust an Muskelmasse, insbesondere der Atemmuskulatur, führt zu einer verminderten Atemeffizienz und erhöht die Anstrengung beim Atmen. Dadurch verschlechtert sich die allgemeine körperliche Verfassung weiter.

**ERNÄHRUNGSSTRATEGIEN ZUR GEWICHTSZUNAHME:** Für untergewichtige Menschen mit COPD ist es wichtig, sich kalorien- und nährstoffreich zu ernähren, um an Gewicht zuzunehmen und die Muskelmasse zu erhalten. Kleine, häufige Mahlzeiten, die reich an Proteinen und gesunden Fetten sind, können helfen, den Kalorienbedarf zu decken. Studien zeigen, dass eine Kombination aus Ernährungsumstellung und angepasstem Krafttraining die Muskelmasse und die Lungenfunktion bei untergewichtigen COPD-Patientinnen und -Patienten verbessern kann. In einigen Fällen können auch Nahrungsergänzungsmittel sinnvoll sein, um den erhöhten Bedarf an bestimmten Nährstoffen zu decken und das Risiko für Mangelernährung zu verringern.

Beispiele für energiereiche, nährstoffdichte Lebensmittel sind:

- **Nüsse und Samen:** hoher Gehalt an gesunden Fetten und Proteinen, ideal als Snack
- **Avocados:** reich an Kalorien und gesunden Fetten, vielseitig verwendbar in Salaten und Aufstrichen
- **Vollfett-Milchprodukte:** Käse, Sahne, Joghurt und Vollmilch bieten eine hohe Energiedichte.
- **fettreiche Fische:** Lachs, Makrele und Hering liefern wertvolle Omega-3-Fettsäuren und Proteine.
- **Eier:** vielseitige Proteinquelle, die sich leicht in verschiedene Mahlzeiten integrieren lässt
- **kalorienreiche Getränke:** Flüssige Kalorien können eine einfache Möglichkeit sein, den Kalorienverbrauch zu steigern. Smoothies mit Nüssen, Samen, Vollmilch und Avocado oder proteinreiche Shakes sind ideal, um zusätzlich Energie zu liefern.

### Individuelle Anpassung und ärztliche Begleitung

Sowohl Übergewicht als auch Untergewicht erfordern eine Herangehensweise, die an die spezifischen Bedürfnisse der Betroffenen angepasst ist. Die enge Zusammenarbeit mit einem Arzt bzw. einer Ärztin und einer Ernährungsfachkraft ist entscheidend, um eine optimale Gewichtskontrolle zu gewährleisten und die Risiken, die mit einem ungesunden Körpergewicht verbunden sind, zu minimieren. Um Ihre Gesundheit bestmöglich zu unterstützen, sollten Sie daher regelmäßige Kontrollen und Anpassungen der Ernährungs- und Bewegungspläne vornehmen lassen.

**MONITORING UND ANPASSUNG:** Die Überwachung des Körpergewichts und der Körperzusammensetzung sollte regelmäßig erfolgen.

Dabei sind nicht nur das Gesamtgewicht, sondern auch die Verteilung von Fett- und Muskelmasse von Bedeutung. Für übergewichtige Menschen mit COPD kann die Reduktion des viszeralen Fetts (Bauchfett) besonders wichtig sein, während Untergewichtige darauf achten sollten, vor allem Muskelmasse aufzubauen.

**THERAPIEANSÄTZE UND -ZIELE:** Die Behandlung von Über- oder Untergewicht bei COPD sollte immer das Ziel haben, die Lungenfunktion zu verbessern, das Risiko von Exazerbationen zu reduzieren und die Lebensqualität zu erhöhen. Dies kann durch eine Kombination aus Ernährungsberatung, körperlicher Aktivität, psychologischer Unterstützung und gegebenenfalls medikamentöser Therapie erreicht werden. Für untergewichtige Patientinnen und Patienten können darüber hinaus Anabolika oder appetitsteigernde Medikamente erwogen werden, während bei Übergewichtigen eine bariatrische Therapie (Adipositastherapie) in Betracht gezogen werden kann.

## Gesunde Lebensmittel für COPD-Patienten

Die richtige Auswahl von Lebensmitteln ist ein wichtiger Bestandteil des Managements von COPD. Eine gezielte Ernährung kann Ihnen helfen, Entzündungen zu reduzieren, die Energieversorgung zu sichern, Blähungen zu vermeiden und die Darmflora zu unterstützen. Auf den folgenden Seiten erfahren Sie, welche Lebensmittel bei einer COPD-Erkrankung besonders vorteilhaft sind, welche Mikronährstoffe sie liefern, wie sie den Verdauungstrakt positiv beeinflussen und warum sie Teil einer entzündungshemmenden Ernährung sein sollten.

### Energiereiche Lebensmittel für erhöhten Kalorienbedarf

Wenn Sie aufgrund von COPD Untergewicht oder einen erhöhten Energiebedarf haben, sollten Sie auf kalorienreiche, aber nährstoffdichte Lebensmittel setzen. Diese Lebensmittel helfen, den Energiebedarf zu decken, ohne den Magen-Darm-Trakt zu überlasten:

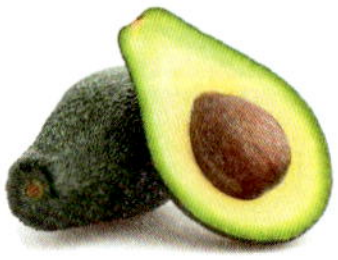

**AVOCADOS** enthalten viele gesunde ungesättigte Fette, die kalorienreich sind und gleichzeitig viele Vitamine (insbesondere Vitamin E und K) liefern. Sie lassen sich vielseitig verwenden, etwa als Aufstrich, in Salaten oder in Smoothies.

INFO

### Bedeutung der Gewichtskontrolle bei COPD

Das Körpergewicht ist ein entscheidender Faktor für den Verlauf und die Prognose von COPD. Übergewicht belastet die Atemwege und das Herz-Kreislauf-System, während Untergewicht zu Muskelschwäche und einer Verschlechterung der Lungenfunktion führen kann. Eine sorgfältige und individuell angepasste Gewichtskontrolle ist daher unerlässlich, um die Symptome zu lindern, Exazerbationen zu verhindern und die Lebensqualität von COPD-Patientinnen und -Patienten zu verbessern. Regelmäßige ärztliche Betreuung und die Anpassung von Ernährungs- und Bewegungsplänen sind dabei von zentraler Bedeutung, um die bestmöglichen Ergebnisse zu erzielen.

**VOLLFETT-MILCHPRODUKTE (JOGHURT, KÄSE, SAHNE)** bieten eine hohe Energiedichte und liefern gleichzeitig Kalzium, Vitamin D und Proteine. Sie sind besonders geeignet, um Gewicht zu stabilisieren und die Muskelmasse zu erhalten.

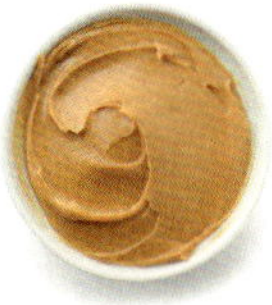

**NÜSSE UND NUSSBUTTER** (z. B. Erdnussbutter, Mandelbutter) sind ideal, um zusätzliche Kalorien und gesunde Fette in die Ernährung einzubauen. Sie können als Snack oder als Zutat in Smoothies, Porridge oder auf Vollkornbrot verwendet werden.

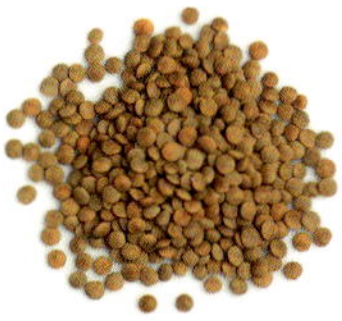

**HÜLSENFRÜCHTE (LINSEN, BOHNEN, KICHERERBSEN)** sind kalorienreich und liefern gleichzeitig viel pflanzliches Eiweiß und Ballaststoffe. Sie sind besonders sättigend und können in Suppen, Eintöpfen oder Salaten verwendet werden.

**OLIVENÖL** ist reich an einfach ungesättigten Fettsäuren und Antioxidantien. Es kann zum Kochen, als Dressing für Salate oder zum Verfeinern von Gerichten verwendet werden, um den Kaloriengehalt zu erhöhen.

## Entzündungshemmende Lebensmittel

Eine entzündungshemmende Ernährung kann helfen, die chronische Entzündung bei COPD zu reduzieren und die Atemwege zu entlasten. Die folgenden Lebensmittel sind besonders hilfreich:

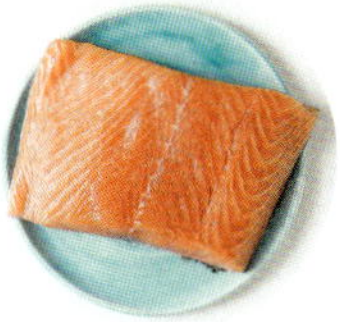

**FETTREICHE FISCHE (LACHS, MAKRELE)** sind nicht nur reich an Mikronährstoffen (S. 130), sondern auch an Omega-3-Fettsäuren, die nachweislich entzündungshemmend wirken und die Lungenfunktion unterstützen.

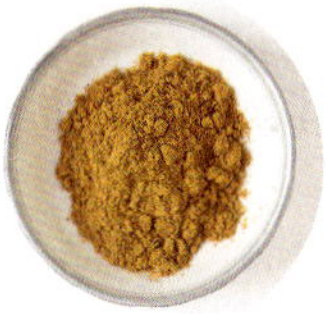

**KURKUMA** enthält Curcumin, einen starken Entzündungshemmer. Es kann in Currys, Suppen oder als Bestandteil von Smoothies verwendet werden, um Entzündungen im Körper zu reduzieren.

**INGWER** hat entzündungshemmende und antioxidative Eigenschaften. Er kann frisch gerieben in Tee, Smoothies oder als Gewürz in verschiedenen Gerichten verwendet werden.

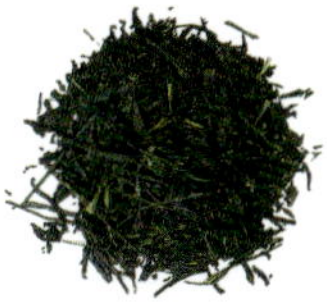

**GRÜNER TEE** ist reich an Polyphenolen, die antioxidative und entzündungshemmende Eigenschaften haben. Er kann täglich getrunken werden, um das Immunsystem zu stärken und Entzündungen zu bekämpfen.

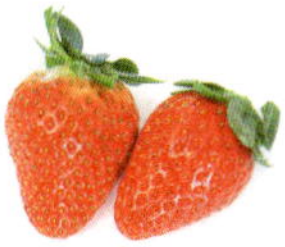

**BEEREN (HEIDELBEEREN, JOHANNISBEEREN, ERDBEEREN)** sind reich an Antioxidantien, insbesondere an Anthocyanen, die entzündungshemmend wirken und die Zellgesundheit fördern.

## Lebensmittel zur Unterstützung der Darmflora

Eine gesunde Darmflora ist essenziell für das Immunsystem und die allgemeine Gesundheit, insbesondere bei chronischen Erkrankungen wie COPD. Die folgenden Lebensmittel unterstützen eine gesunde Darmflora:

**PROBIOTISCHE LEBENSMITTEL (JOGHURT, KEFIR, SAUERKRAUT):** Probiotika enthalten lebende Bakterienkulturen, die das Gleichgewicht

EXKURS

# Mikronährstoffreiche Lebensmittel

*Mikronährstoffe spielen eine zentrale Rolle bei der Unterstützung der Immunfunktion, der Reduzierung von Entzündungen und der Erhaltung der Muskelmasse bei COPD-Patientinnen und -Patienten. Die folgenden Lebensmittel sind reich an essenziellen Vitaminen und Mineralstoffen.*

## Grünes Blattgemüse (Spinat, Grünkohl, Mangold)

ist reich an Vitamin C, Vitamin K, Magnesium, Kalium, Calcium und Folsäure. Diese Nährstoffe sind wichtig für die Immunfunktion, die Blutgerinnung und die Muskelfunktion. Grünes Blattgemüse liefert auch Antioxidantien, die helfen, oxidativen Stress zu reduzieren.

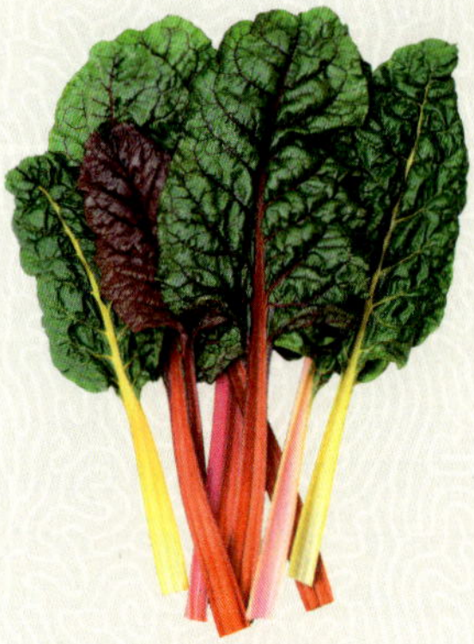

## Fettreiche Fische (Lachs, Makrele, Sardinen)

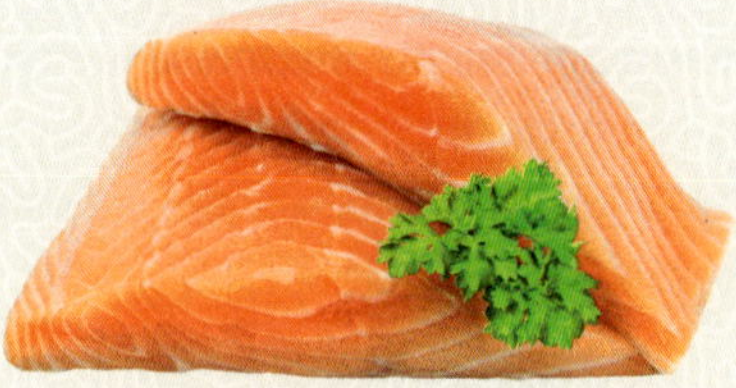

enthalten gesunde Omega-3-Fettsäuren, die entzündungshemmend wirken und das Herz-Kreislauf-System unterstützen. Diese Fette können die Entzündungsprozesse in den Atemwegen von COPD-Patientinnen und -Patienten verringern und die allgemeine Lungenfunktion verbessern.

### Nüsse und Samen
### (Mandeln, Walnüsse, Chiasamen)

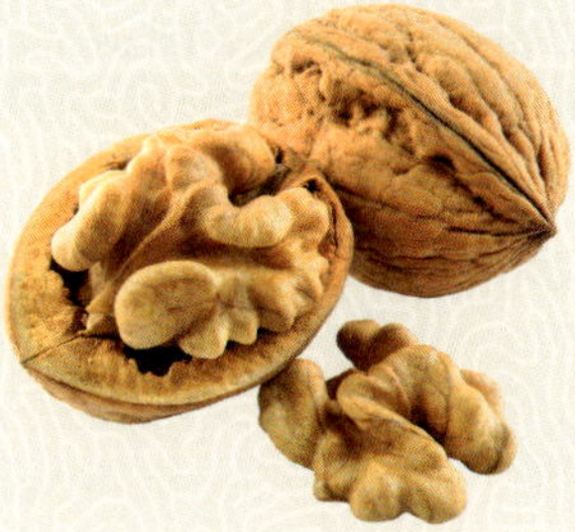

sind mit ihrem hohen Gehalt an pflanzlichem Eiweiß und gesunden Fetten wahre Kraftpakete. Sie liefern aber vor allem auch gesunde Mikronährstoffe wie Vitamin E, B-Vitamine, Calcium, Kalium und Magnesium. Vitamin E wirkt als starkes Antioxidans und schützt die Zellen vor Schäden durch freie Radikale. Magnesium unterstützt die Muskelfunktion und kann Muskelkrämpfe lindern.

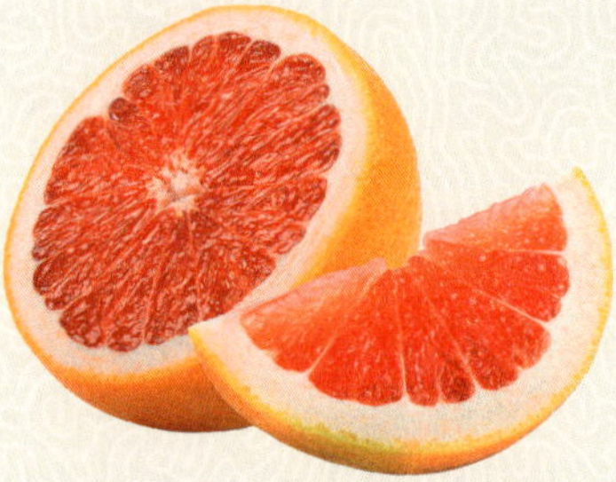

### Zitrusfrüchte
### (Orangen, Grapefruits, Zitronen)

stärken mit ihrem hohen Gehalt an Vitamin C die Immunfunktion und reduzieren Entzündungen. Sie sind zudem reich an Flavonoiden, die antioxidative Eigenschaften haben.
Bitte beachten Sie: Grapefruits hemmen in Darm und Leber das Enzym CYP3A4, das für den Medikamentenabbau zuständig ist. Dadurch kann der Wirkstoffspiegel im Blut ansteigen. Betroffen sind oral einzunehmende Arzneien wie Blutdrucksenker (z. B. Amlodipin) oder Statine. Inhalative COPD-Medikamente wirken direkt lokal in den Atemwegen und bleiben davon unbeeinflusst.

### Beeren
### (Heidelbeeren, Erdbeeren, Himbeeren, Johannisbeeren)

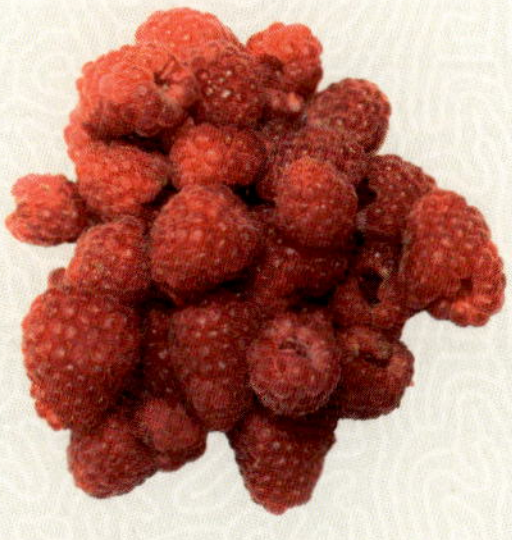

sind reich an Antioxidantien wie den Vitaminen C und E sowie Polyphenolen. Diese Nährstoffe helfen, Entzündungen zu reduzieren und das Immunsystem zu stärken. Beeren sind außerdem ballaststoffreich und fördern eine gesunde Verdauung.

der Darmflora fördern. Joghurt und Kefir sind reich an Milchsäurebakterien, die die Verdauung unterstützen und das Immunsystem stärken. Sauerkraut liefert zusätzlich Vitamin C und Ballaststoffe.

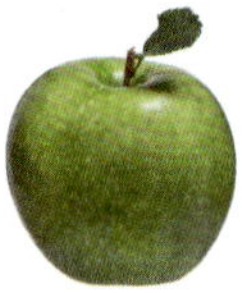

**BALLASTSTOFFREICHE LEBENSMITTEL (HAFERFLOCKEN, ÄPFEL, CHIASAMEN):** Ballaststoffe dienen als Nahrung für die gesunden Bakterien im Darm und fördern deren Wachstum. Haferflocken und Äpfel enthalten lösliche Ballaststoffe, die die Verdauung regulieren und das Risiko für Verstopfung verringern.

**KNOBLAUCH UND ZWIEBELN** enthalten Präbiotika, die das Wachstum gesunder Darmbakterien fördern. Knoblauch und Zwiebeln haben zudem antibakterielle Eigenschaften, die helfen können, das Darmmilieu zu stabilisieren.

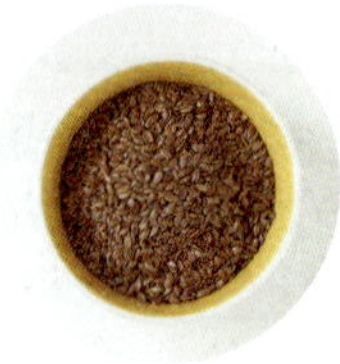

**LEINSAMEN** sind reich an Ballaststoffen und Omega-3-Fettsäuren, die beide eine gesunde Verdauung unterstützen. Sie können in Smoothies, Joghurt, Müsli oder Salaten verwendet werden.

**BANANEN** sind nicht nur gut verträglich, sondern enthalten auch resistente Stärke, die als Präbiotikum wirkt und das Wachstum gesunder Darmbakterien fördert.

### Lebensmittel, die Blähungen vermeiden

Blähungen können die Atmung zusätzlich erschweren, wenn Sie an COPD erkrankt sind. Daher ist es wichtig, Lebensmittel zu wählen, die gut verträglich sind und keine Blähungen verursachen:

**ZUCCHINI** ist leicht verdaulich und verursacht in der Regel keine Blähungen. Sie ist reich an Wasser und Ballaststoffen, enthält außerdem wichtige Vitamine wie Vitamin C und Kalium.

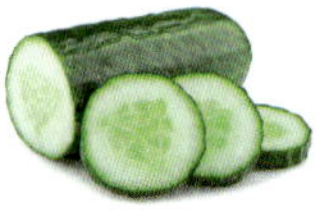

**GURKEN** bestehen größtenteils aus Wasser und sind sehr bekömmlich. Sie enthalten Vitamin K und Antioxidantien, die den Körper unterstützen, ohne den Magen zu belasten.

**KAROTTEN** sind ballaststoffreich, aber dennoch gut verträglich. Sie enthalten Beta-Carotin, das im Körper in Vitamin A umgewandelt wird und wichtig für das Immunsystem ist.

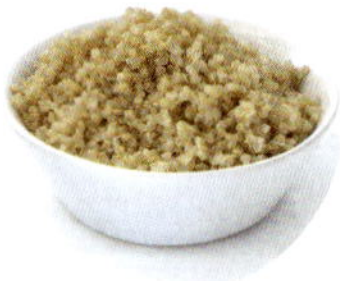

**REIS UND QUINOA** sind leicht verdauliche Getreidesorten, die seltener Blähungen verursachen als Weizenprodukte. Quinoa ist zudem eine gute Proteinquelle und liefert Magnesium sowie Eisen.

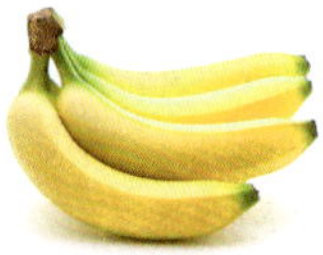

**BANANEN** (vgl. linke Spalte) sind leicht verdaulich und enthalten Magnesium sowie Kalium, das hilft, den Elektrolythaushalt im Körper zu regulieren. Sie sind ideal als Snack oder in Smoothies, um die Verdauung zu schonen.

## Ernährungsplanung und respiratorischer Quotient

Der respiratorische Quotient (RQ) ist ein wichtiger Parameter, der bei der Ernährungsplanung für Menschen mit COPD berücksichtigt werden sollte. Er gibt Aufschluss darüber, welche Nährstoffe bevorzugt verstoffwechselt werden und wie dies den $CO_2$-Ausstoß beeinflusst.

INFO

## Ernährung als Schlüssel zur Gesundheit bei COPD

Die richtige Ernährung ist ein wesentlicher Bestandteil des COPD-Managements. Durch die Auswahl von mikronährstoffreichen, gut verträglichen und entzündungshemmenden Lebensmitteln können COPD-Patientinnen und -Patienten ihre Symptome lindern, ihre Lungenfunktion unterstützen und ihre Lebensqualität verbessern. Die Kombination aus energiereichen Nahrungsmitteln bei erhöhtem Bedarf, Lebensmitteln zur Förderung einer gesunden Darmflora und der Vermeidung von blähenden Zutaten schafft eine solide Grundlage für die Ernährungstherapie und ein gesundes Leben mit COPD.

**KOHLENHYDRATE** haben einen RQ von 1,0, was bedeutet, dass bei ihrer Verstoffwechselung gleich viel $CO_2$ produziert, wie $O_2$ verbraucht wird. Für Menschen mit COPD kann dies problematisch sein, da die erhöhte $CO_2$-Produktion zu einer Ateminsuffizienz und einer Verschlimmerung der Symptome führen kann. Dies kann besonders in Fällen von chronischer Hyperkapnie (erhöhter $CO_2$-Konzentration im Blut) kritisch werden.

**FETTE** haben einen niedrigeren RQ von etwa 0,7, was bedeutet, dass weniger $CO_2$ produziert als Sauerstoff verbraucht wird. Eine fettbetonte Ernährung kann bei COPD daher helfen, die $CO_2$-Belastung zu reduzieren und die Atemarbeit zu erleichtern. Dies ist besonders vorteilhaft, wenn Sie an fortgeschrittener COPD leiden, bei der die Atemarbeit deutlich erhöht ist.

**PROTEINE** haben einen RQ von etwa 0,8, was sie zu einem wichtigen Bestandteil einer ausgewogenen Ernährung bei COPD macht. Proteine sind essentiell für den Erhalt und den Aufbau der Muskelmasse, einschließlich der Atemmuskulatur. Eine ausreichende Proteinzufuhr hilft, die Muskelkraft zu erhalten und die allgemeine körperliche Leistungsfähigkeit zu unterstützen.

**KLEINE, HÄUFIGE MAHLZEITEN** verhindern, dass Sie nach dem Essen unter frühem Sättigungsgefühl und Blähungen leiden, die bei größeren Mahlzeiten durch den Druck des tiefstehenden Zwerchfells auf den Bauchraum verstärkt werden. Gleichzeitig stellen Sie sicher, dass Sie genügend Nährstoffe aufnehmen. Diese Methode erleichtert Ihre Verdauung und verhindert, dass sich Ihr Magen zu stark füllt, was die Atmung erschweren könnte.

Da alle Betroffenen unterschiedliche Bedürfnisse haben, sollten die Ernährungspläne jeweils individuell angepasst werden. Faktoren wie der Schweregrad der Erkrankung, die Körperzusammensetzung und der allgemeine Gesundheitszustand müssen berücksichtigt werden, um eine optimale Ernährung sicherzustellen.

**MIT DEM RESPIRATORISCHEN QUOTIENTEN OPTIMIEREN SIE IHRE ERNÄHRUNG:** Durch die Berücksichtigung des respiratorischen Quotienten und die gezielte Auswahl von Lebensmitteln können Sie Ihre Symptome lindern, die Atemarbeit erleichtern und Ihre Lebensqualität verbessern. Eine regelmäßige Überwachung und individuelle Anpassungen der Ernährung sind zusätzlich notwendig, um die besten Ergebnisse zu erzielen und die Gesundheit langfristig zu unterstützen.

## Ernährungstipps für Übergewicht bei COPD

Übergewicht kann die Atemarbeit bei COPD erheblich erschweren und das Risiko für Begleiterkrankungen wie Herz-Kreislauf-Probleme erhöhen. Hier kann eine ausgewogene, kalorienreduzierte Ernährung helfen, Gewicht zu reduzieren und die Symptome zu lindern.

Zur Gewichtsreduktion sollten fettarme und ballaststoffreiche Lebensmittel bevorzugt werden, die lange sättigen und gleichzeitig nährstoffreich sind. Beispiele sind:

— **Gemüse und Salate:** Besonders grüne Blattgemüse wie Spinat und Salat sind kalorienarm, aber reich an Vitaminen und Mineralstoffen.

INFO

### Kleiner Leitfaden für die Ernährung im Alltag bei COPD

Halten Sie sich an einfache Regeln, statt lange zu überlegen. Kleine, konsequent umgesetzte Schritte sind wirksamer und nachhaltiger als kurzfristige, schwer durchzuhaltende Diätprogramme:

— Bewährt hat sich, das Essen auf mehrere kleinere Mahlzeiten über den Tag zu verteilen, damit ein stark gefüllter Magen das Zwerchfell nicht nach oben drückt und Atemnot verstärkt.

— **Die Tellerregel** kann Ihnen als praktische Orientierung dienen: Mindestens ein Viertel des Tellers sollte aus hochwertigem Eiweiß wie Fisch, Quark, Eiern oder Hülsenfrüchten bestehen, um die Atemmuskulatur zu unterstützen. Bei Untergewicht oder Muskelabbau darf und soll dieser Eiweißanteil größer sein, ergänzt durch energiereiche gesunde Fette. Der restliche Teller wird – abhängig vom Ernährungszustand – durch viel Gemüse und komplexe Kohlenhydrate ergänzt; bei Übergewicht ist der Kohlenhydratanteil moderater, bei Untergewicht großzügiger.

— Essen Sie langsam und bewusst mit kleinen Bissen und kurzen Pausen, um die Atmung nicht zusätzlich zu belasten.

— Trinken Sie bei stabilem oder erhöhtem Gewicht bevorzugt Wasser und ungesüßten Tee, während Sie bei Untergewicht auch energiereichere Getränke wie verdünnte Säfte, Milch, Ayran oder Buttermilch zu sich nehmen können.

▼ So sollte Ihr gefüllter Teller ungefähr aussehen:

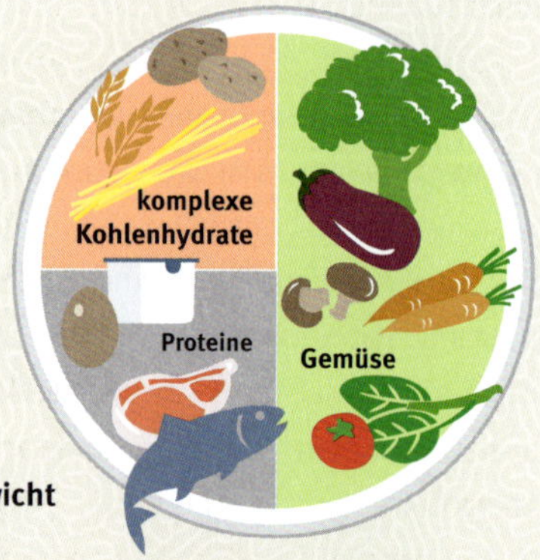


**bei Übergewicht**

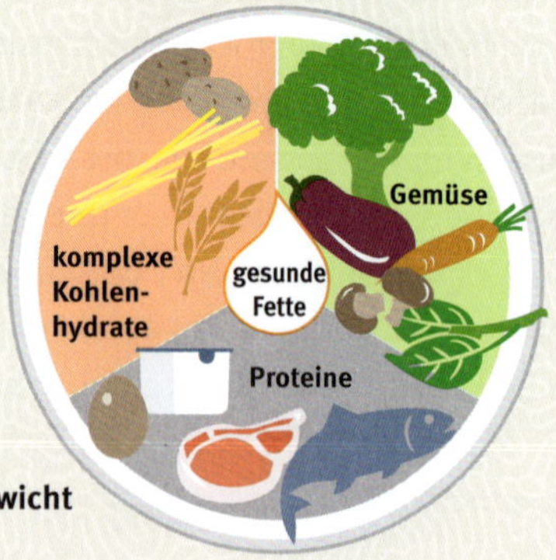


**bei Untergewicht**

- **Hülsenfrüchte:** Linsen, Kichererbsen und Bohnen liefern pflanzliches Protein und Ballaststoffe, die lange sättigen.
- **Vollkornprodukte**: Vollkornreis, Haferflocken und Quinoa sind ballaststoffreich und helfen, den Blutzuckerspiegel stabil zu halten.

Eine Ernährung mit reduzierten Kohlenhydraten trägt dazu bei, den respiratorischen Quotienten (RQ) zu senken und die $CO_2$-Produktion zu minimieren. Dies ist besonders wichtig für Menschen mit Hyperkapnie. Dabei sollten gesunde Fette und Proteine den Großteil der Kalorienzufuhr ausmachen.

COPD-Patientinnen und -Patienten mit Übergewicht sollten auf Portionskontrolle achten und regelmäßige, kleine Mahlzeiten einplanen. Dies verhindert Überessen und hilft, den Blutzuckerspiegel stabil zu halten. Eine gute Strategie ist, die Hälfte des Tellers mit Gemüse zu füllen, ein Viertel mit Proteinen und das letzte Viertel mit Vollkornprodukten (Abb. S. 134).

Versuchen Sie die Gewichtsreduktion immer mit körperlicher Aktivität zu kombinieren, um die Muskelmasse zu erhalten und die Fettverbrennung zu fördern. Bewegung hilft auch, die Atemkapazität zu verbessern und die Symptome von COPD zu lindern.

**Wichtig:** Zuckerhaltige und stark verarbeitete Lebensmittel sind oft kalorienreich, aber nährstoffarm und sollten daher möglichst gemieden werden. Sie können zu einer schnellen Gewichtszunahme beitragen, ohne den Körper mit wichtigen Mikronährstoffen zu versorgen. Daher gilt: Meiden Sie zuckerhaltige Getränke, Snacks und Fertiggerichte und bevorzugen Sie stattdessen frische, unverarbeitete Lebensmittel.

**INDIVIDUELLE ERNÄHRUNGSBERATUNG:** Da sowohl Unter- als auch Übergewicht unterschiedliche Auswirkungen auf die COPD haben können, ist eine individuelle Ernährungsberatung essenziell. Dabei wird Ihr Ernährungsplan auf Ihre spezifischen Bedürfnisse und gesundheitlichen Ziele abgestimmt.

**REGELMÄSSIGE ÜBERWACHUNG:** Ihr Körpergewicht, die Muskelmasse und die allgemeinen Gesundheitsparameter sollten regelmäßig überwacht werden. Dies hilft Ihnen, den Erfolg der Ernährungsmaßnahmen zu bewerten und Anpassungen vorzunehmen, um die besten Ergebnisse zu erzielen.

**ERHALT DER MUSKELMASSE:** Unabhängig vom Gewichtsziel ist der Erhalt der Muskelmasse besonders wichtig, da die Atemmuskulatur eine entscheidende Rolle bei COPD spielt. Daher sollten Sie bei der Ernährung immer auf eine ausreichende Proteinzufuhr achten.

INFO

## Rezepte, die Ihnen guttun

Wie sieht nun eine gesunde Ernährung für Menschen mit COPD in der Praxis aus? Auf den folgenden Seiten finden Sie eine kleine Auswahl an Rezepten für Gerichte, die besonders förderlich für Ihre Gesundheit sind: Sie tragen dazu bei, Entzündungen zu reduzieren, versorgen Sie mit ausreichend Energie und den wichtigen Mikronährstoffen, ohne den Darm unnötig zu belasten. Lassen Sie sich von ihnen inspirieren!

ANTIENTZÜNDLICH

## Apfel-Lauch-Brot mit Majoran

**FÜR 2 PORTIONEN | 35 MIN.**

**300 g** mehligkochende Kartoffeln • Salz
**4** Majoranstängel **1 kleine** Lauchstange **1** Apfel
**1 TL** Rapsöl • frisch gemahlener schwarzer Pfeffer **2 Scheiben** Dinkel-Vollkornbrot

Kartoffeln mit der Schale in kochendem Salzwasser je nach Größe in 20–30 Min. weich garen. Majoranblättchen abzupfen und fein hacken.

•

In der Zwischenzeit Lauch in etwa 1 cm breite Streifen schneiden (nur das Helle). Apfel halbieren und Kerngehäuse entfernen. Fruchtfleisch fein würfeln.

•

Öl in einer beschichteten Pfanne erhitzen. Lauch darin bei schwacher Hitze etwa 6 Min. dünsten, dabei Deckel auflegen. Apfel und Majoran zugeben und 1 Min. mitdünsten. Mit Salz und Pfeffer würzen.

•

Kartoffeln abgießen, unter kaltem Wasser abschrecken, pellen und noch warm durch eine Kartoffelpresse in eine Schüssel drücken.

•

Apfel-Lauch-Gemüse gut unterrühren, salzen, pfeffern und abkühlen lassen. Brotscheiben mit dem Aufstrich bestreichen.

REICHHALTIG UND DARMGESUND

## Beeren-Bowl mit Amaranth

**FÜR 2 PERSONEN | 10 MIN.**

**1 EL** Pinienkerne **je 100 g** Himbeeren + Heidelbeeren **5 EL** gepuffter Amaranth **200 g** Mandeljoghurt »natur« **1 EL** Reissirup

Pinienkerne in einer Pfanne ohne Öl kurz bräunen und Beeren waschen.

•

Amaranth mit Joghurt und Reissirup mischen. Beeren unterheben und Mischung auf 2 Schüsseln verteilen.

•

Die Pinienkerne darüberstreuen und servieren.

BEI ERHÖHTEM ENERGIEBEDARF

## Fitmacher-Müsli

**FÜR 1 PERSON | 10 MIN. + 5 MIN. ZIEHZEIT**

**5 EL** kernige Haferflocken **125 g** Schlagsahne, 30 % Fett **1 mittelgroßer** Apfel
**½** Banane **1 TL** Zitronensaft **1 TL** Honig
**1–2 EL** Rosinen **1 EL** gehackte Haselnüsse

Haferflocken und Sahne in eine Schüssel geben.

•

Apfel waschen, vierteln, Kerngehäuse entfernen, dann raspeln. Banane schälen und in Scheiben schneiden.

•

Obst mit Zitronensaft beträufeln und zusammen mit den anderen Zutaten zu den Haferflocken geben. Alles verrühren und 5–10 Min. durchziehen lassen.

▶ Beeren-Bowl

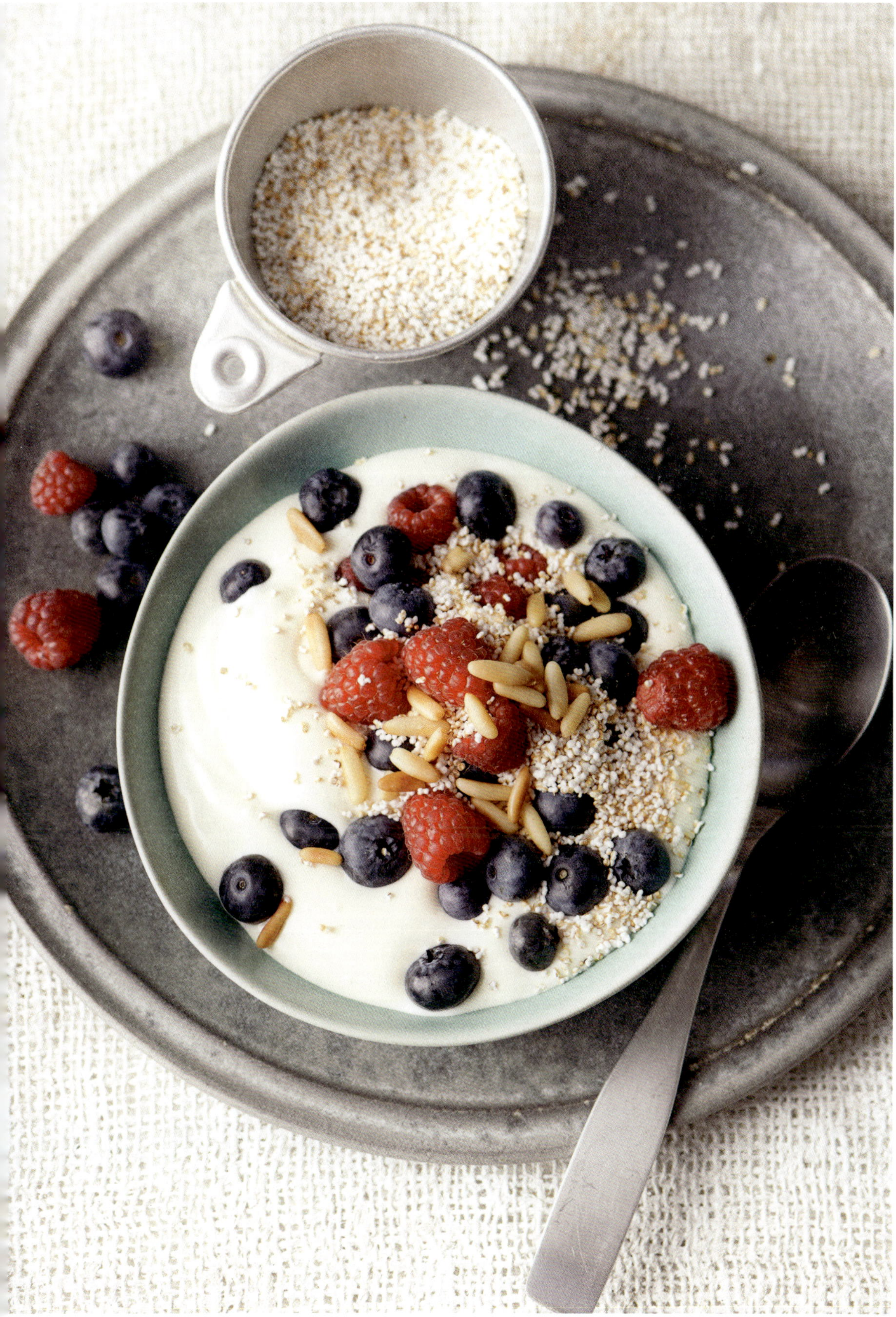

ANTIENTZÜNDLICH, MIKRONÄHRSTOFFREICH

## Quinoa-Spinat-Salat

**FÜR 2 PORTIONEN | 20 MIN.**

**250 ml** Gemüsebrühe **100 g** Quinoa
**½** Bund Basilikum **4–5** Pfefferminzstängel
**100 g** junge Löwenzahnblätter (ersatzweise Rucola) **60 g** Babyspinat **2 EL** frisch gepresster Zitronensaft **2 EL** Olivenöl • Salz
frisch gemahlener schwarzer Pfeffer

Quinoa in einem Sieb unter fließendem Wasser waschen. In einem Topf Quinoa in Gemüsebrühe aufkochen und etwa 15 Min. zugedeckt bei schwacher Hitze köcheln lassen, dann die Platte abstellen und Quinoa weitere 5 Min. quellen lassen.

•

In der Zwischenzeit Basilikum- und Minzeblättchen abzupfen und hacken. Löwenzahnblätter sehr fein hacken. Spinat grob hacken.

•

Zitronensaft mit Öl verrühren. Zusammen mit Kräutern, Löwenzahn und Spinat unter die Quinoa mischen. Mit Salz und Pfeffer abschmecken.

MIKRONÄHRSTOFFREICH

## Mikrogrün-Salat mit Melone und Oliven

**FÜR 2 PORTIONEN | 20 MIN.**

**6 große** Blätter Romanasalat **200 g** Sprossen (z. B. Alfalfa, Brokkoli, Radieschen), gemischt mit Microgreens (Kresse oder Sonnenblumengrün) **½ kleine** Wassermelone
**2** Karotten **20** schwarze oder grüne Oliven, entsteint **2 TL** Dulse-Algen **6 EL** Olivenöl
**3 EL** Zitronensaft **etwas** Honig und/oder Stevia **1 TL** Senf • Salz • Pfeffer

Salatblätter waschen und in Stücke zupfen. Blätter auf 2 Bowls verteilen. Sprossen und Microgreens durchspülen, gut abtropfen lassen und auf die Salatblätter setzen.

•

Wassermelone in Stücke schneiden. Karotten hobeln oder in Stifte schneiden.

•

Wassermelone, Karotten, Oliven und Algen auf die Bowls verteilen.

•

Öl, Zitronensaft, Süßungsmittel, Senf, Salz und Pfeffer verrühren und über die Bowls verteilen.

ANTIENTZÜNDLICH

## Rote-Linsen-Suppe

**FÜR 2 PORTIONEN | 30 MIN.**

**1** Zwiebel **1** Knoblauchzehe **2 EL** Öl zum Dünsten **100 g** rote Linsen • Salz • frisch gemahlener schwarzer Pfeffer • Currypulver **1** Karotte **2** Lauchstangen **80 ml** Kokosmilch

Zwiebel und Knoblauch schälen und fein hacken. Öl in einem Topf erhitzen und Zwiebel und Knoblauch darin glasig dünsten.

•

Linsen in einem Sieb unter fließendem Wasser waschen, in den Topf geben und mit 500 ml Wasser aufgießen. Mit Salz, Pfeffer und Curry würzen.

•

Karotte schälen und in kleine Stücke schneiden. Lauch in dünne Ringe schneiden. Beides in den Topf geben. Aufkochen lassen, dann Hitze reduzieren und zugedeckt bei schwacher Hitze ca. 20 Min. köcheln lassen. Anschließend die Kokosmilch unterrühren und alles pürieren.

BEI ERHÖHTEM ENERGIEBEDARF

## Fruchtige Geflügelsuppe

**FÜR 1 PERSON | 25 MIN.**

**80 g** Putenbrust oder Hähnchenbrust **20 g** Zwiebeln **2 TL** Butter • Currypulver **100 ml** Hühnerbrühe **1½ EL** Weizenmehl, Type 1050 **100 ml** Milch, 3,5 % Fett **50 ml** Sahne Salz • Pfeffer • Zucker **½** Banane **1 EL** Crème double **1 EL** Petersilie, gehackt

Putenbrust und Zwiebeln in Streifen schneiden, in Butter andünsten und mit Curry bestäuben. Mit der Brühe ablöschen und 20 Min. bei mittlerer Hitze garen.

•

Das Mehl mit der Milch glatt rühren, zur Suppe geben und diese nochmals aufkochen. Die Sahne unterrühren und die Suppe anschließend würzen.

•

Die Banane in Scheiben schneiden und unter die fertige Suppe geben. Anrichten, mit Crème double und gehackter Petersilie garnieren.

ANTIENTZÜNDLICH

## Spinat-Kartoffel-Curry

**FÜR 2 PORTIONEN | 30 MIN.**

**150 g** TK-Spinat **100 g** TK-Erbsen **½** Zwiebel **1** Knoblauchzehe **1 Stück** Ingwer (2 cm) **3 große** Kartoffeln **1 EL** Öl zum Dünsten Salz **1 TL** Curry **1 TL** gemahlene Kurkuma **1 Prise** frisch gemahlener schwarzer Pfeffer **1 TL** Garam Masala (indische Gewürzmischung) **½ EL** Tomatenmark **200 ml** Kokosmilch (Dose)

Spinat auftauen und Erbsen in kochendem Wasser blanchieren. Zwiebel, Knoblauch und Ingwer schälen und fein würfeln. Kartoffeln schälen und in mundgerechte Stücke schneiden.

•

Öl in einem Topf erhitzen, Zwiebeln und Knoblauch darin glasig dünsten. Salz, Gewürze, Tomatenmark und Kartoffeln hinzufügen und kurz anschwitzen.

•

Mit Kokosmilch ablöschen und 15–20 Min. bei schwacher Hitze köcheln lassen. Wenn die Kartoffeln fast gar sind, aufgetauten Spinat und Erbsen hinzufügen und mitkochen. Mit Curry nochmals abschmecken.

MIKRONÄHRSTOFFREICH UND DARMGESUND

## Orientalische Putenspieße mit Hirsesalat

**FÜR 2 PERSONEN | 20 MIN. + 25 MIN. GARZEIT**

**200 g** Hirse **300 g** Putenbrustfilet **1 Prise** Meersalz **1 Prise** rosa Pfeffer **2 TL** mildes Ras el-Hanout **4** Holzspieße **1 Handvoll** Petersilie **2 Handvoll** Minze **1** Frühlingszwiebel **3 EL** Granatapfelkerne **1** rote Paprikaschote **1** Zitrone **3 EL** Olivenöl • Meersalz • Pfeffer

Hirse waschen und nach Packungsanleitung kochen. Danach abschütten und abkühlen lassen.

•

Backofen auf 200 Grad Ober-/Unterhitze vorheizen. Backblech mit Backpapier auslegen.

•

Fleisch waschen, trocken tupfen und in große Würfel für die Spieße schneiden. Salzen, pfeffern und mit Ras el-Hanout einreiben. Fleisch auf die Holzspieße stecken, auf das Backblech legen und im Ofen auf mittlerer Schiene 25 Min. garen.

•

Petersilie und Minze waschen und fein hacken. Frühlingszwiebel waschen und in Ringe schneiden. Granatapfelkerne mit einem Löffel herauslösen. Paprikaschote halbieren, Samen und weiße Trennwände entfernen. Die Zitrone auspressen und den Saft auffangen.

•

Kräuter, Frühlingszwiebeln, Paprika und Granatapfelkerne mit der abgekühlten Hirse vermischen und mit Olivenöl, 1 EL Zitronensaft sowie Salz und Pfeffer nach Geschmack würzen. Den Hirsesalat mit den Putenspießen servieren.

▶ Orientalische Putenspieße

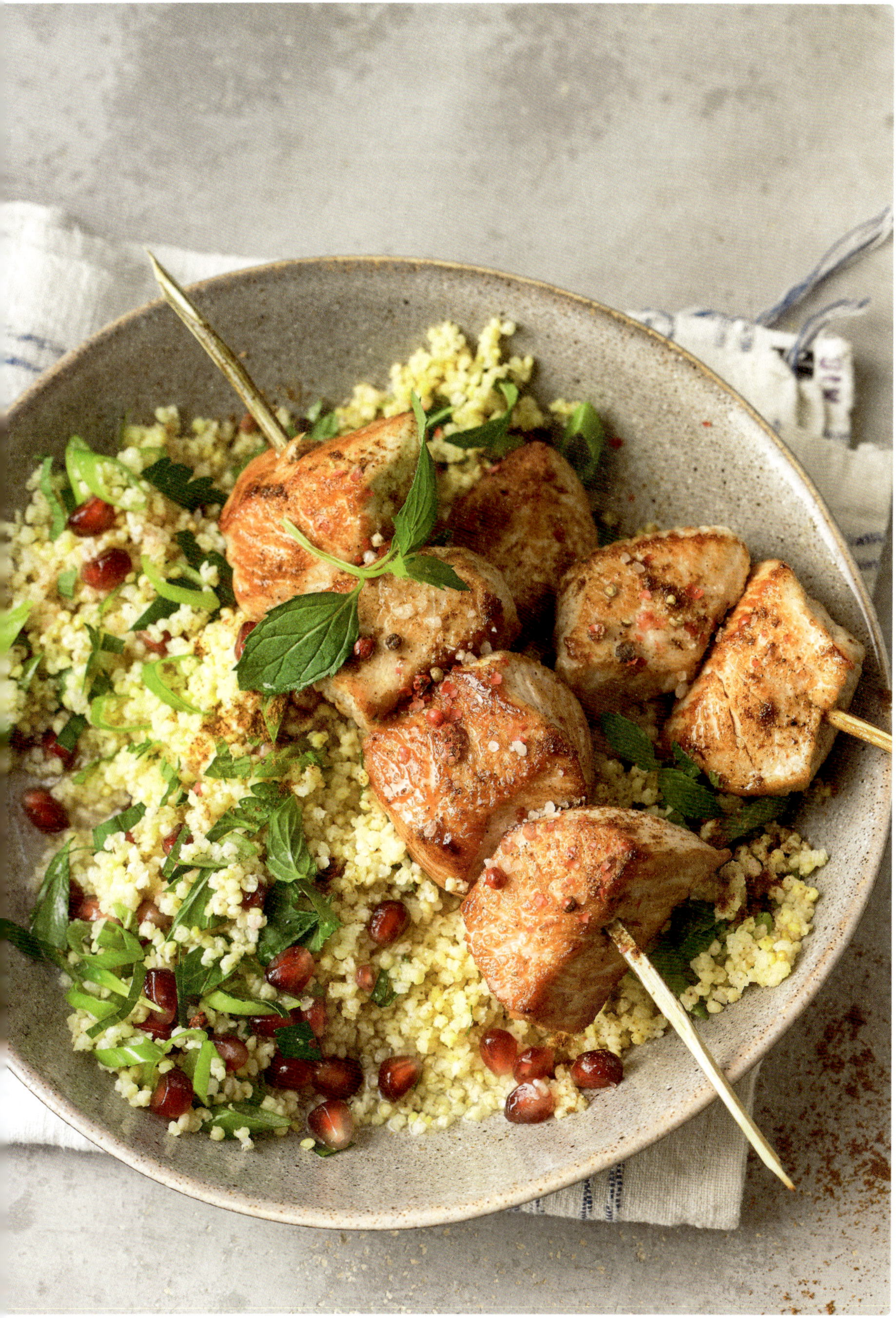

ANTIENTZÜNDLICH, DARMGESUND

# Zanderfilet auf Quinoa-Gemüse-Bett

**FÜR 2 PORTIONEN | 40 MIN. + 20 MIN. BACKZEIT**

**250 g** Quinoa Tricolore **750 ml** Gemüsebrühe **1** Kohlrabi **2** Rote Beten **1** Apfel **4 EL** Ghee **1 EL** Reissirup **2 Prisen** Meersalz **1 Prise** rosa Pfeffer **1 Handvoll** Petersilie **1** Zitrone **2** Zander- oder Lachsfilets **1 EL** Sonnenblumenkerne

Quinoa waschen, mit Brühe in einem Topf kurz aufkochen. Bei niedriger Hitze 15 Min. köcheln lassen, gelegentlich umrühren. Vom Herd nehmen und zugedeckt 5 Min. ausquellen lassen.

•

Backofen auf 180 Grad Umluft vorheizen. Backblech mit Backpapier auslegen.

•

Kohlrabi, Rote Bete und Apfel schälen und würfeln. Ghee schmelzen lassen, mit Sirup, Salz und Pfeffer in eine Schüssel geben und gut verrühren, Gemüse dazugeben und auf dem Backblech verteilen. Im Ofen auf der mittleren Schiene 20 Min. backen.

•

Petersilie waschen und fein hacken. Zitrone auspressen, Saft auffangen. Den Fisch abwaschen, trocken tupfen und die Hautseite mehrmals einschneiden. Jeweils mit 1 EL Zitronensaft beträufeln. Die Filets in einer Pfanne mit 1 EL Ghee auf der Hautseite 4 Min. bei mittlerer Hitze knusprig braten. Umdrehen und in weiteren 4 Min. fertig braten. Salzen und pfeffern.

•

Gemüse und Quinoa mischen, jeweils mit einem Fischfilet auf einen Teller geben, mit Petersilie und Sonnenblumenkernen garnieren.

ANTIENTZÜNDLICH

# Himbeer-Chia-Joghurt

**FÜR 2 PORTIONEN | 10 MIN. + QUELLZEIT ÜBER NACHT**

**2 EL** Chiasamen **200 ml** Mandeldrink **250 g** Himbeeren **200 g** Sojajoghurt **1–2** getrocknete Datteln **1 TL** gehackte Walnusskerne **½ EL** Quinoaflocken **½ EL** geschroteter Leinsamen **½ EL** flüssiger Honig

Chiasamen mit Mandeldrink verrühren und zugedeckt über Nacht im Kühlschrank quellen lassen.

•

Am nächsten Morgen 1 Handvoll Himbeeren beiseitelegen. Die übrigen Beeren mit einer Gabel fein zerdrücken und unter die Chia-Mischung rühren. In 2 Schälchen geben und Sojajoghurt darauf verteilen.

•

Datteln hacken, mit Walnüssen, Quinoaflocken, Leinsamen und Honig mischen und das Topping zusammen mit den restlichen Beeren auf dem Joghurt verteilen.

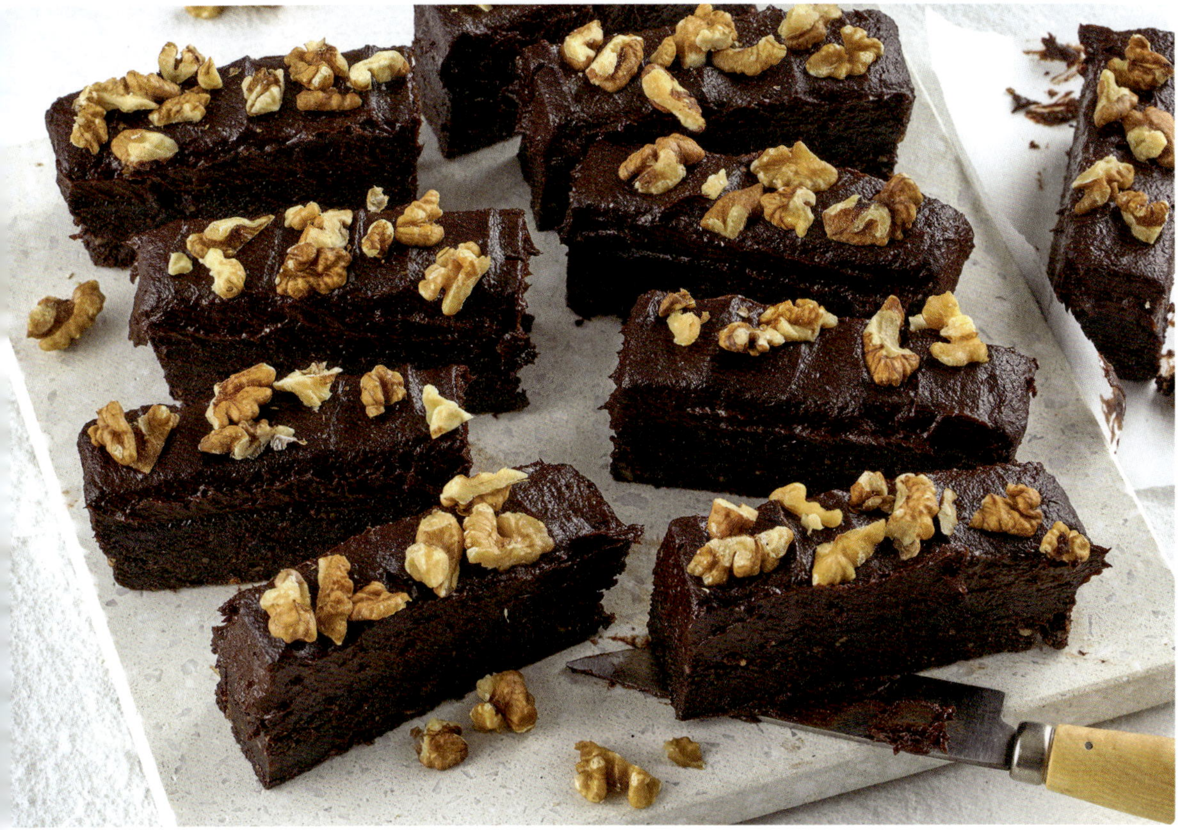

ANTIENTZÜNDLICH, BEI ERHÖHTEM ENERGIEBEDARF

# Dattel-Schoko-Walnuss-Riegel

**FÜR 12 STÜCK | 20 MIN. + 2 STD. 20 MIN. KÜHLZEIT**

Für die Riegel: **300 g** Walnusskerne **75 g** ungesüßtes Kakaopulver **1 Prise** Salz **150 g** Trockenfrüchte (Rosinen, Aprikosen) **300 g** getrocknete Datteln ohne Stein **90 g** flüssiger Honig oder Ahornsirup

Für das Frosting: **175 g** getrocknete Datteln ohne Stein **1½** Avocados **40 g** ungesüßtes Kakaopulver **3 TL** flüssiger Honig oder Ahornsirup **2 EL** Olivenöl **12** Walnusskerne zum Garnieren

Ein kleines Backblech (20 × 20 cm) mit Backpapier auslegen.

Für die Riegel Walnüsse, Kakao und Salz in einem Mixer ca. 2 Min. mixen. Trockenfrüchte, Datteln und Honig zugeben und in weiteren 1–2 Min. zu einer glatten Masse mixen. Masse auf dem Backblech verteilen und glatt drücken. Mindestens 20 Min. im Kühlschrank kaltstellen.

Für das Frosting Datteln 20 Min. in etwas Wasser einweichen. Abgießen und trocken tupfen. Avocados halbieren und Fruchtfleisch mit einem Löffel aus der Schale heben. Avocados und Datteln mit allen anderen Zutaten in 1–2 Min. zu einer glatten Masse mixen. Mindestens 2 Std. kaltstellen.

Frosting über die Riegel verteilen und mit Walnüssen garnieren. Alles in 12 gleich große Riegel schneiden. Die Riegel können sofort verzehrt oder im Kühlschrank bis zu 5 Tage aufbewahrt werden.

# SELBSTHILFE UND AKTIVPROGRAMME

Mit Atem- und Entspannungsübungen können Sie aktiv zu einer Besserung Ihrer Symptome beitragen. Auch bei Atemnot oder bei Exazerbationen gibt es gute Strategien dafür, schnell wieder die Kontrolle und mehr Sicherheit zu erlangen.

Regelmäßige körperliche Aktivität spielt eine entscheidende Rolle im Umgang mit COPD. Sie trägt nicht nur zur Verbesserung der Atemfunktion und Stärkung der Muskulatur bei, sondern fördert auch das allgemeine Wohlbefinden. Dabei ist es wichtig, dass Sie Übungen und Bewegungsabläufe wählen, die speziell auf Ihre Bedürfnisse abgestimmt sind.

## Übungen für Menschen mit COPD

Ein zentrales Element beim Training mit COPD ist die Vermeidung einer »dynamischen Überblähung« der Lunge. Diese tritt auf, wenn sich während körperlicher Anstrengung zu viel Luft in den Lungen ansammelt, weil die Ausatmung unvollständig ist. Dies kann zu erhöhter Atemnot führen und das Training erschweren oder sogar gefährlich machen. Um das zu vermeiden, ist es wichtig, dass Sie die Atmung und die körperliche Belastung sorgfältig koordinieren.

### Was verstehen wir unter der Atem-Belastungs-Koordination?

Anstatt zu denken: »Ich steige noch schnell die Treppe hoch«, sollten Sie Ihre Aktivitäten in einem gleichmäßigen und kontrollierten Tempo ausführen. Die Koordination von Atmung und Bewegung, auch Atem-Belastungs-Koordination genannt, hilft Ihnen, die Atemwege offen zu halten und die Effizienz Ihrer Atmung zu verbessern. Was heißt das konkret für Sie?

— Führen Sie alle Aktivitäten in einem gleichmäßigen Tempo aus, das es Ihnen ermöglicht,

Ihre Atmung unter Kontrolle zu halten. Vermeiden Sie plötzliche oder schnelle Bewegungen, die zu Atemnot führen können.

- Es ist hilfreich, den anstrengenden Teil einer Bewegung mit dem Ausatmen zu koordinieren. Beim Treppensteigen bedeutet dies, dass Sie beim Hochsteigen der Stufen bewusst ausatmen. Dies unterstützt die Entleerung der Lungen und reduziert die Gefahr der Überblähung.
- Konzentrieren Sie sich darauf, mehr auszuatmen als einzuatmen. Eine verlängerte und vollständige Ausatmung hilft dabei, Platz für frische Luft zu schaffen.

## Empfohlene Übungen unter Berücksichtigung der Atemtechnik

Im Kapitel »Freizeit, Bewegung und Sport« haben wir Ihnen die für Sie besonders geeigneten Sportarten bereits vorgestellt (S. 98). Hier erfahren Sie, wie Sie die Bewegung am besten mit Ihrer Atmung koordinieren:

**AUSDAUERTRAINING:** Ausdauerübungen fördern das Herz-Kreislauf-System und verbessern die Sauerstoffaufnahme. Dabei sollte stets auf die Atmung geachtet werden.

- **Gehen:** Achten Sie darauf, in einem Tempo zu gehen, das Ihre Atmung nicht übermäßig belastet. Synchronisieren Sie Ihre Schritte mit Ihrer Atmung, z. B. zwei Schritte beim Einatmen und drei Schritte beim Ausatmen.
- **Radfahren:** Treten Sie in einem gleichmäßigen Rhythmus und koordinieren Sie die Atmung mit der Tretbewegung.

**KRAFTTRAINING:** Bei Kraftübungen ist die Koordination von Atmung und Bewegung besonders wichtig.

- **Ausatmen bei Anstrengung:** Atmen Sie während der Anstrengungsphase der Übung aus (z. B. beim Heben eines Gewichts) und atmen Sie während der Entspannungsphase ein. Dies hilft, den Druck in den Atemwegen zu regulieren.
- **Kontrollierte Bewegungen:** Führen Sie die Übungen langsam und bewusst aus, um eine Überanstrengung zu vermeiden und die Atmung zu kontrollieren.

**ATEMÜBUNGEN UND ATEMGYMNASTIK:** Gezielte Atemtechniken sind entscheidend, um die Atmung effizienter zu gestalten und die Gefahr der dynamischen Überblähung zu minimieren.

- Lippenbremse (S. 147): Praktizieren Sie die Lippenbremse regelmäßig, besonders während körperlicher Aktivitäten. Langsames Ausatmen durch leicht geschürzte Lippen verlängert die Ausatmungsphase und hilft, mehr verbrauchte Luft aus den Lungen zu entfernen.
- Zwerchfellatmung (S. 147): Trainieren Sie die Bauchatmung, um die tieferen Atemmuskeln zu aktivieren und eine effektivere Atmung zu fördern.

## Integration der Atem-Belastungs-Koordination in den Alltag

Die Koordination von Atmung und Bewegung sollten Sie nicht nur während des Trainings, sondern auch im Alltag beachten. Bei Tätigkeiten wie Treppensteigen, Hausarbeit oder Gartenarbeit ist es hilfreich, die Bewegungen in einem gleichmäßigen Tempo auszuführen und die Atmung bewusst zu steuern.

Nehmen Sie sich also Zeit beim Treppensteigen und gehen Sie Stufe für Stufe, während Sie bei jedem Tritt nach oben ausatmen. Vermeiden Sie es, mehrere Stufen auf einmal zu nehmen oder sich zu beeilen. Tätigkeiten wie Staubsaugen oder Wischen können anstrengend sein. Koordinieren Sie Ihre Bewegungen mit der Atmung und legen Sie bei Bedarf Pausen ein. Nutzen Sie beim Einkauf einen Einkaufswagen zum Abstützen und gehen Sie in Ihrem eigenen Tempo.

INFO

## Praktische Tipps zur Vermeidung dynamischer Überblähung

**Pausen einlegen:** Hören Sie auf Ihren Körper und machen Sie Pausen, wenn Sie merken, dass Ihre Atmung schneller wird, oder Sie Atemnot verspüren.

**Aktivitäten planen:** Teilen Sie körperliche Aufgaben in kleinere Abschnitte auf und vermeiden Sie es, sich zu überanstrengen.

**Bewusste Atmung im Alltag:** Integrieren Sie die Atem-Belastungs-Koordination in Ihren Alltag, z. B. bei Hausarbeiten oder beim Einkaufen.

**Hilfsmittel nutzen:** Verwenden Sie bei Bedarf Hilfsmittel wie Handläufe oder Einkaufswagen, um sich abzustützen und die Belastung zu reduzieren.

Bei körperlichen Aktivitäten sollten Sie generell darauf achten, eine dynamische Überblähung zu vermeiden. Durch die bewusste Koordination von Atmung und Belastung können Symptome wie Atemnot reduziert und die Effizienz Ihrer Atmung verbessert werden. Wenn Sie Aktivitäten in einem gleichmäßigen Tempo ausführen und den Fokus auf eine vollständige Ausatmung legen, können Sie Ihre Erkrankung besser kontrollieren und fördern gleichzeitig Ihre körperliche Fitness.

## Atmungs- und Entspannungsmethoden

Für Menschen mit COPD spielt die Atmung eine entscheidende Rolle. Die Erkrankung beeinträchtigt die Lungenfunktion und führt häufig zu Atemnot und Anspannung. Durch gezielte Atmungstechniken und Entspannungsmethoden können Betroffene jedoch aktiv Einfluss auf ihre Symptome nehmen, die Atmung verbessern und das allgemeine Wohlbefinden steigern.

### Die Bedeutung langsamer Atmung

Ein wichtiger Aspekt bei der Kontrolle der Atmung ist das Prinzip der langsamen Atmung. Ziel ist es, die Atemfrequenz bewusst zu reduzieren, z. B. auf 6 Atemzüge pro Minute, indem man 4 Sekunden einatmet und 6 Sekunden ausatmet. Diese Methode hat mehrere positive Effekte:

- Eine langsame Atemfrequenz kann das autonome Nervensystem beruhigen und dadurch den ganzen Körper entspannen.
- Atmung und psychischer Zustand beeinflussen sich gegenseitig. Während Aufregung die Atemfrequenz erhöht, signalisiert eine langsame Atmung dem Gehirn, dass keine Gefahr besteht, was zu einer Beruhigung der Psyche führt.
- Durch die bewusste Kontrolle der Atmung kann die Atmung vom Problem zur Lösung werden, indem sie zur Entspannung beiträgt.

## Wichtige Atemübungen

**LANGSAME ATEMTECHNIK:** Diese Übung reduziert Stress und Angstgefühle. Sie verbessert die Sauerstoffversorgung des Körpers und fördert einen ruhigen und gleichmäßigen Atemrhythmus.

- Finden Sie eine bequeme Sitz- oder Liegeposition. Schließen Sie die Augen und konzentrieren Sie sich auf Ihre Atmung.
- Atmen Sie langsam durch die Nase ein und zählen Sie dabei bis vier. ❶
- Atmen Sie anschließend mit geschürzten Lippen aus und zählen Sie bis sechs. ❷

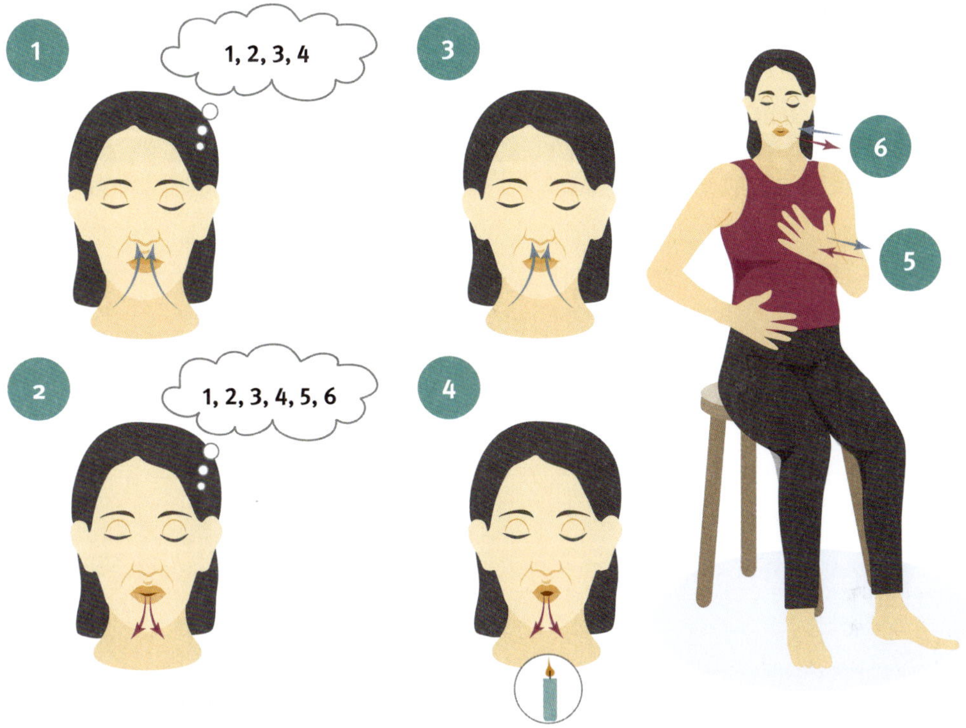


▲ Drei hilfreiche Atemübungen: Langsame Atemtechnik, Lippenbremse und Bauchatmung

— Wiederholen Sie diesen Zyklus, um eine Atemfrequenz von etwa 6 Atemzügen pro Minute zu erreichen.

**LIPPENBREMSE:** Diese Übung verlängert die Ausatmungsphase. Sie hält die Atemwege offen und erleichtert das Ausatmen. Dadurch verhindert sie eine Überblähung der Lunge.

— Atmen Sie langsam durch die Nase ein. ❸
— Schürzen Sie die Lippen, als wollten Sie eine Kerze sanft ausblasen.
— Atmen Sie langsam und gleichmäßig durch die gespitzten Lippen aus, länger als die Einatmung. ❹

**BAUCHATMUNG (ZWERCHFELLATMUNG):** Bei dieser Übung nutzen Sie die volle Kapazität Ihrer Lunge. Die Atemhilfsmuskulatur entspannt sich, dadurch können Sie tiefer und effizienter atmen.

— Legen Sie eine Hand auf den Bauch und die andere auf die Brust.
— Atmen Sie tief durch die Nase ein, sodass sich der Bauch hebt, während die Brust ruhig bleibt. ❺
— Atmen Sie langsam durch die Lippenbremse aus und spüren Sie, wie sich der Bauch senkt. ❻

Fortsetzung auf Seite 152

EXKURS

# Gezielte Lungensportübungen

*Werden Sie körperlich aktiv: Einfache Lungensportübungen helfen Ihnen bei COPD, Ihre Atemwege zu öffnen, die Atemmuskulatur zu stärken und Ihre körperliche Leistungsfähigkeit zu verbessern. Hier finden Sie einige Beispiele.*

## Strecken mit gekreuzten Armen

- Setzen Sie sich auf einen Stuhl mit Rückenlehne.
- Überkreuzen Sie die Arme hinter dem Kopf und versuchen Sie, den Brustkorb regelrecht »aufzuspannen«.
- Nutzen Sie dabei die Stuhllehne und drücken Sie die Ellenbogen nach hinten, sodass Sie eine Dehnung in der Brustmuskulatur spüren.

## Handstütz rücklings

- Stellen Sie sich mit dem Rücken vor die Kante eines niedrigen Tisches oder von etwas Ähnlichem.
- Stützen Sie sich mit gestreckten Armen hinter dem Oberkörper ab.
- »Dehnen« Sie Ihren Brustkorb.

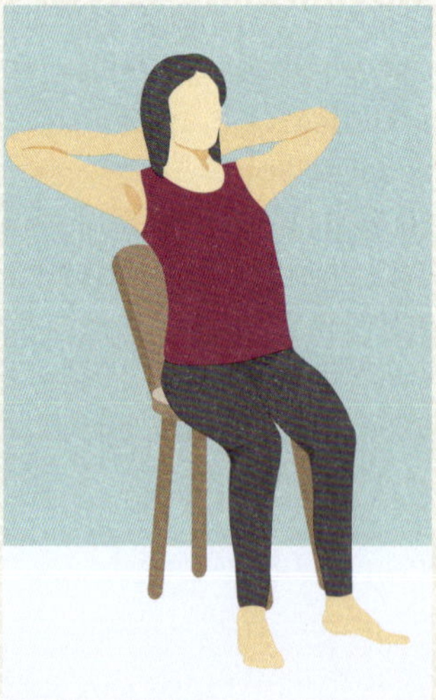

1

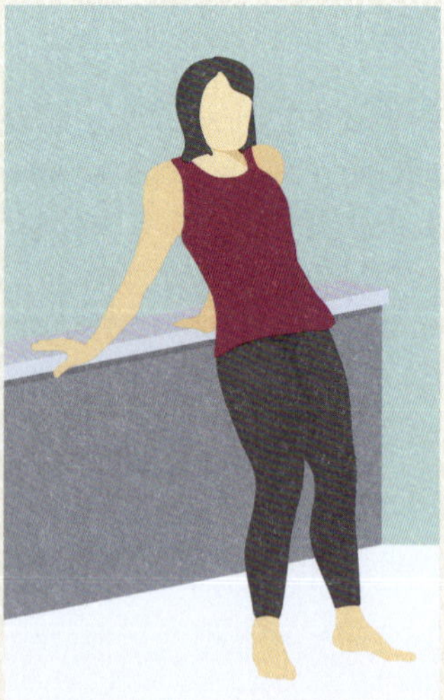

2

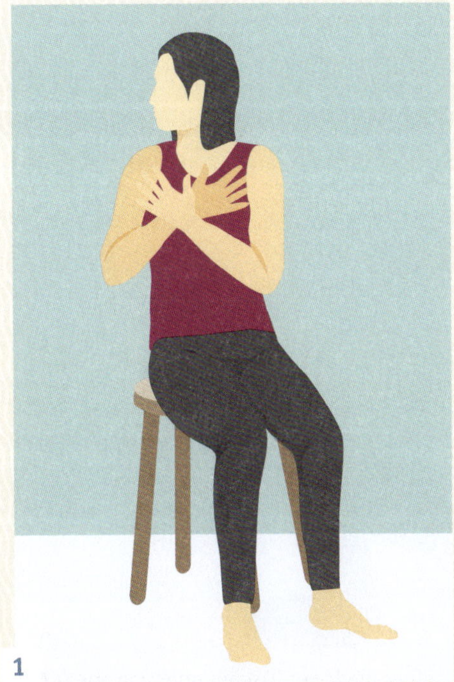
1

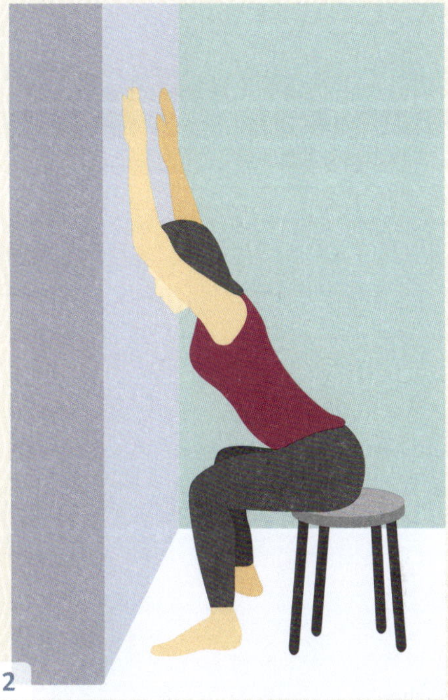
2

## Rotation im Sitzen

- Setzen Sie sich aufrecht auf einen Stuhl oder Sitzball.
- Legen Sie die Hände vor der Brust übereinander.
- Drehen Sie den Oberkörper auf eine Seite und folgen Sie der Bewegung mit dem Kopf. Drehen Sie sich anschließend wieder in die Ausgangsposition zurück.
- Koordinieren Sie die Bewegung mit der Atmung.
- Wechseln Sie nun die Seite.

## Strecken an der Wand

- Setzen Sie sich auf einen Stuhl oder einen Sitzball mit dem Gesicht in etwa einem Meter Abstand zur Wand.
- Nehmen Sie die Hände so weit wie möglich nach oben und stützen Sie sich mit den Handflächen an der Wand ab.
- Bringen Sie die Wirbelsäule in Streckung, indem Sie den Schultergürtel gegen die Wand drücken.

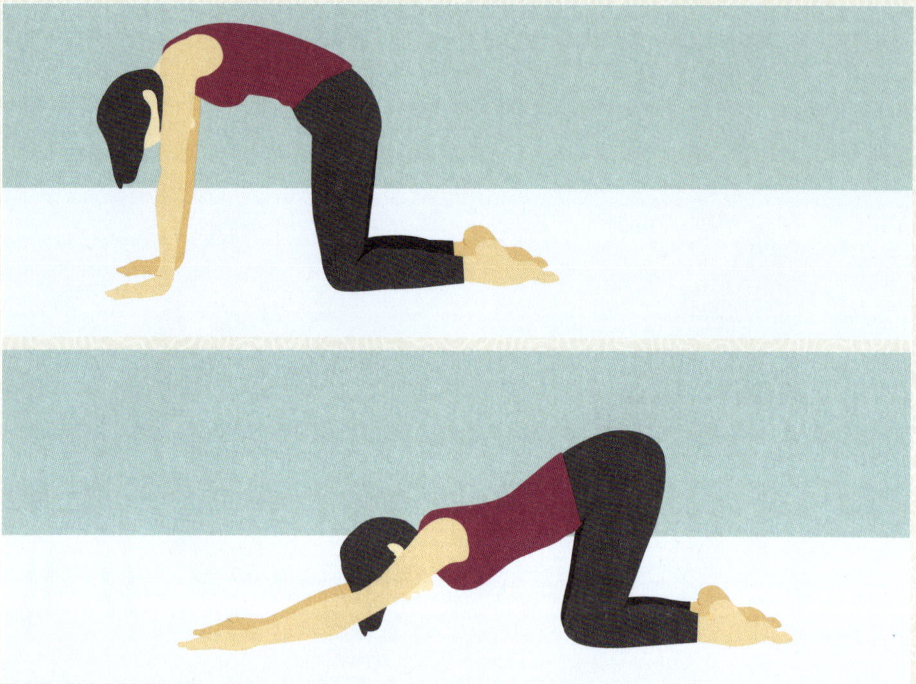

## Katzenbuckel

- Knien Sie sich im Vierfüßlerstand auf eine Matte, die groß genug ist, damit sie sich bei der Übung nicht verschieben kann.
- Leiten Sie die Bewegung ein, indem Sie das Kinn an die Brust ziehen, und drücken Sie sich in eine Rundrückenposition (»Katzenbuckel«).
- Strecken Sie anschließend die Wirbelsäule, indem Sie die Hände so weit wie möglich nach vorne setzen und den Schultergürtel in Richtung Boden drücken.
- Halten Sie die jeweilige Position drei bis fünf Atemzüge lang.

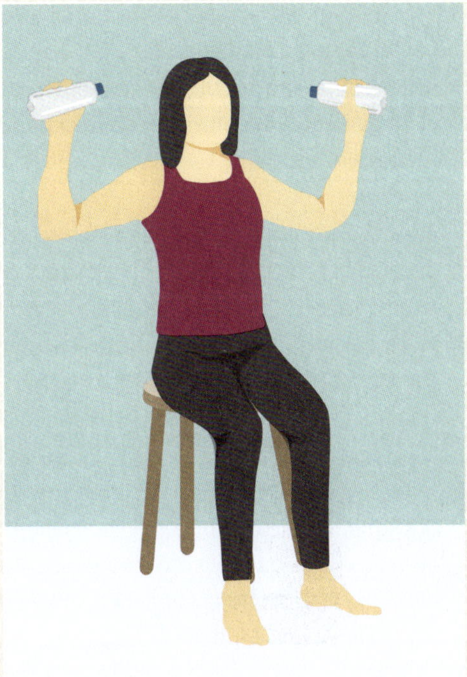
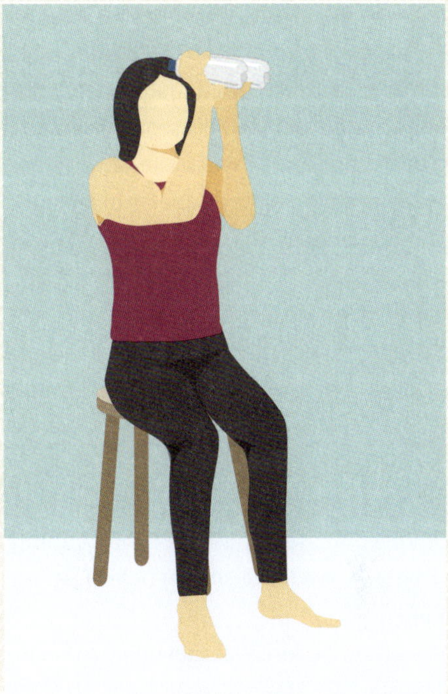

## Schmetterling

- Setzen Sie sich auf einen Stuhl oder einen Sitzball.
- Winkeln Sie die Arme um 90° an.
- Halten Sie die Ellbogen auf Schulterhöhe. Halten Sie dabei Hanteln fest in den Händen.
- Führen Sie mit der Ausatmung die Unterarme vorne zusammen und öffnen Sie die Arme wieder mit der Einatmung. Achten Sie darauf, dass die Ellbogen auf Schulterhöhe bleiben.

### Die Psychologie der Atmung

Die Atmung ist eng mit unserem emotionalen Zustand verknüpft. Bei Stress oder Angst beschleunigt sich die Atmung automatisch, was wiederum zu verstärkter Atemnot führen kann. Umgekehrt kann eine bewusste Verlangsamung der Atmung das Nervensystem beruhigen und ein Gefühl der Sicherheit vermitteln. Dies ist besonders für Menschen mit COPD wichtig, da Atemnot oft zu Angstgefühlen führt, die die Symptome verschlimmern können. Diese Wechselwirkung zwischen Psyche und Atmung nennt man »bidirektionale Kommunikation«. Für Sie bedeutet das: Die Psyche beeinflusst Ihre Atmung, aber Ihre Atmung kann auch die Psyche beeinflussen. Indem Sie Ihre Atmung kontrollieren, senden Sie Ihrem Gehirn Signale der Ruhe.

Versuchen Sie, Ihre Wahrnehmung zu verändern: Anstatt die Atmung als Problem zu sehen, können Sie sie als Werkzeug nutzen, um Kontrolle über Ihren Körper zu erlangen und Entspannung zu fördern.

**INTEGRATION DER ÜBUNGEN IN DEN ALLTAG:**

- Üben Sie Atmungstechniken und Entspannungsmethoden täglich, um langfristige Vorteile zu erzielen.
- Nehmen Sie sich im Alltag bewusst Zeit für kurze Atemübungen, besonders in stressigen Situationen.
- Kombinieren Sie langsame Atmung mit alltäglichen Aktivitäten wie Gehen, Treppensteigen oder Hausarbeit.
- Nutzen Sie Angebote für Atemtherapie oder spezielle Kurse für Menschen mit COPD.

**PRAKTISCHE TIPPS:**

- Das Erreichen einer Atemfrequenz von 6 Atemzügen pro Minute kann anfangs herausfordernd sein. Seien Sie geduldig mit sich selbst und steigern Sie sich langsam.
- Zwingen Sie sich nicht zu extremen Atemübungen, sondern finden Sie ein Tempo, das für Sie angenehm ist.
- Sehen Sie die Atmung als Verbündeten, der Ihnen hilft, Kontrolle zu gewinnen und sich besser zu fühlen.

Atmungstechniken und Entspannungsmethoden bieten Ihnen effektive Möglichkeiten, die Symptome von COPD zu lindern und Ihr Wohlbefinden zu verbessern. Durch das bewusste Reduzieren der Atemfrequenz und die Integration von Entspannungsübungen können Sie nicht nur Ihre körperliche Verfassung positiv beeinflussen, sondern auch Ihre mentale Gesundheit stärken. Die Atmung wird so vom wahrgenommenen Problem zu einem kraftvollen Werkzeug, das Ihnen hilft, den Herausforderungen der Erkrankung mit Gelassenheit und Kontrolle zu begegnen.

## Akuthilfe bei Atemnot und anderen COPD-Symptomen

Akute Atemnot gehört zu den beängstigendsten Erfahrungen für Menschen mit COPD. Sie kann unvermittelt auftreten und leicht zu Panik führen, was die Situation zusätzlich verschlimmern kann. In solchen Momenten ist es entscheidend, Strategien und Techniken zur Hand zu haben, um schnell und effektiv reagieren zu können. Im Folgenden lernen Sie einen umfassenden Leitfaden zur Akuthilfe bei Atemnot und anderen typischen COPD-Symptomen kennen.

### Was führt zu Atemnot bei COPD?

Bei COPD kommt es zu einer Verengung der Atemwege und einer Überblähung der Lungen. Dies erschwert das Ausatmen verbrauchter Luft und führt zu einem Gefühl von Luftnot. In akuten Situationen kann diese Atemnot Angst und Panik auslösen, was die Atmung weiter beeinträchtigt und einen Teufelskreis entstehen lässt.

### Sofortmaßnahmen bei akuter Atemnot

Der erste und vielleicht wichtigste Schritt bei akuter Atemnot ist, ruhig zu bleiben. Panik erhöht die Herzfrequenz und den Sauerstoffbedarf des Körpers, was die Atemnot verstärken kann. Versuchen Sie daher, sich selbst zu beruhigen, indem Sie sich daran erinnern, dass Sie diese Situation bewältigen können und dass die Atemnot vorübergehen wird.

**KÖRPERHALTUNG (KUTSCHERSITZ):** Nehmen Sie eine Haltung ein, die Ihnen das Atmen erleichtert. Eine bewährte Position ist der sogenannte »Kutschersitz« (Abbildung S. 154). Setzen Sie sich dazu auf einen Stuhl oder die Bettkante, stellen Sie die Beine leicht auseinander und platzieren Sie die Füße flach auf dem Boden. Beugen Sie sich leicht nach vorne und stützen Sie die Ellbogen auf den Oberschenkeln ab. Lassen Sie die Schultern entspannt hängen. Diese Haltung entlastet die Atemhilfsmuskulatur und erleichtert das Ausatmen.

Alternativ können Sie sich auch mit dem Rücken gegen eine Wand lehnen. Stellen Sie die Füße etwa 30 cm von der Wand entfernt auf und lassen Sie die Schultern locker, während die Arme seitlich herabhängen. Beide Positionen helfen, die Atemarbeit zu reduzieren und die Atmung zu stabilisieren.

**ATEMTECHNIKEN:** sind ein weiteres effektives Mittel, die Situation zu kontrollieren. Die »Lippenbremse« (S. 146) ist hierbei besonders hilfreich. Atmen Sie langsam durch die Nase ein und schürzen Sie dann die Lippen, als wollten Sie eine Kerze ausblasen. Atmen Sie kontrolliert und verlängert durch die gespitzten Lippen aus. Konzentrieren Sie sich darauf, die Ausatmung zu verlängern, um die Lunge besser zu entleeren.

Eine andere Technik ist die Bauchatmung (Abbildung S. 147). Legen Sie eine Hand auf den Bauch und atmen Sie tief durch die Nase ein, sodass sich der Bauch hebt. Atmen Sie langsam durch die Lippenbremse aus und spüren Sie, wie sich der Bauch wieder senkt. Diese Techniken verbessern die Atemeffizienz und helfen, die Atemwege offen zu halten.

**FRISCHE LUFT:** Mehr Luft, auch wenn sie nicht zwingend mehr Sauerstoff enthält, kann das Gefühl von Atemnot ebenfalls lindern. Öffnen Sie ein Fenster oder eine Tür, um den Raum zu belüften, und lassen Sie frische Luft herein. Die leichte Brise eines Ventilators kann zusätzlich das Empfinden von Atemnot reduzieren. Achten Sie jedoch darauf, extreme Temperaturen zu vermeiden, da kalte oder sehr warme Luft die Atemwege reizen können.

**NOTFALLMEDIKATION:** Die Anwendung von Soforthilfemedikation ist ein weiterer wichtiger Schritt. Nutzen Sie Ihren vom Arzt verschriebenen schnellwirksamen Inhalator gemäß den Anweisungen. Stellen Sie sicher, dass Ihr Inhalator funktionsfähig und stets griffbereit ist. Achten Sie auf die korrekte Inhalationstechnik, um die volle Wirkung des Medikaments zu erzielen. Bei Unsicherheit lassen Sie sich die Anwendung regelmäßig vom Arzt oder Apotheker erklären.

**ENTSPANNUNGSMETHODEN:** Übungen zur Entspannung können zusätzlich helfen, die Situation zu beruhigen. Techniken wie die progressive Muskelentspannung, bei der Sie sich auf das bewusste Entspannen einzelner Muskelgruppen konzentrieren, können Stress abbauen. Achtsamkeitsübungen, bei denen Sie sich auf den Moment und Ihre Atmung fokussieren, oder Visualisierungstechniken, bei denen Sie sich einen beruhigenden Ort vorstellen, können ebenfalls hilfreich sein.

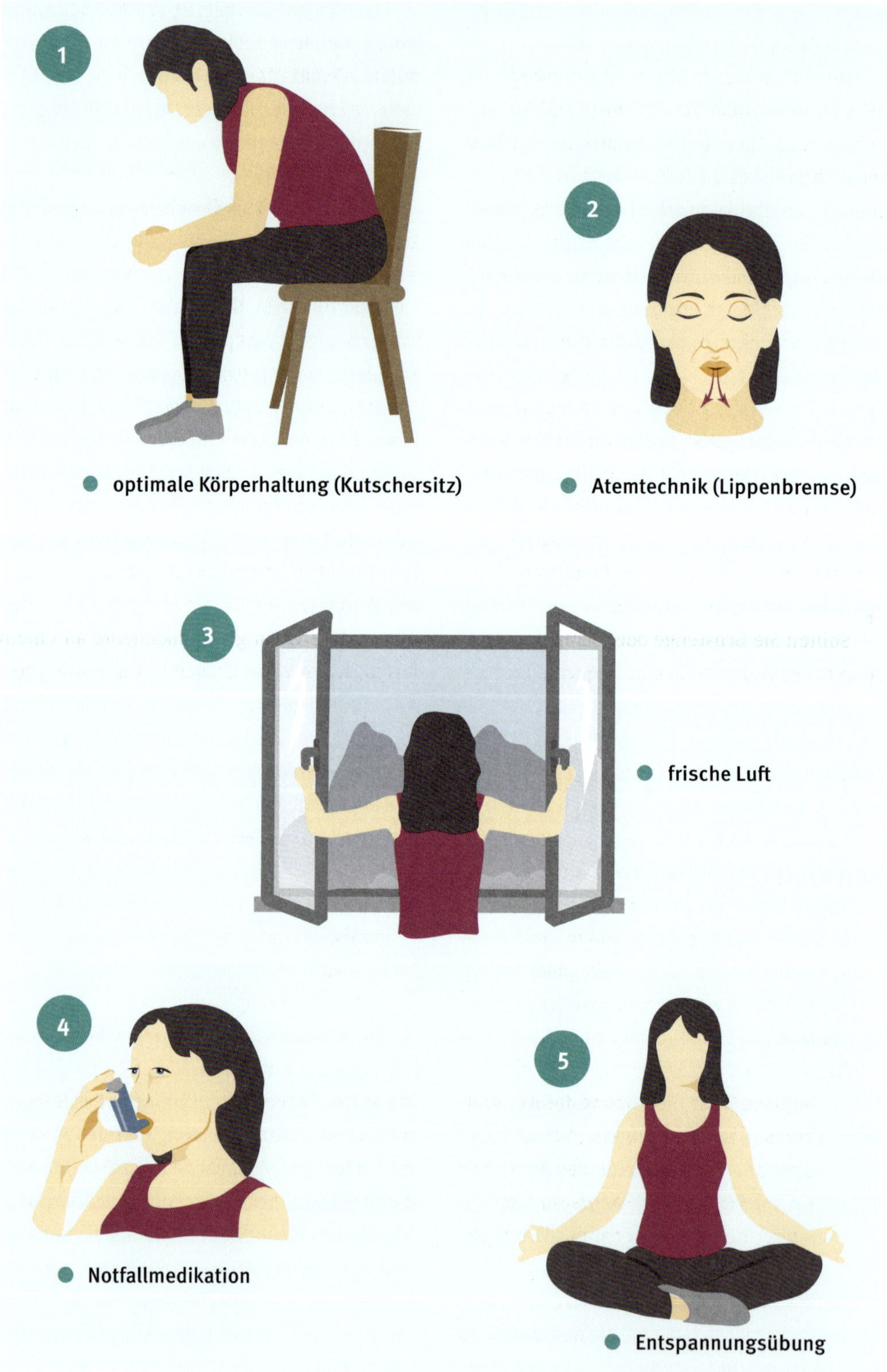


▲ Was Sie bei akuter Atemnot tun sollten

### Umgang mit anderen akuten COPD-Symptomen:

**Hustenanfälle:** Neben der Atemnot können auch andere Symptome wie Hustenanfälle oder vermehrte Schleimbildung auftreten. Bei Hustenanfällen ist es wichtig, eine aufrechte Position einzunehmen, um die Lunge zu entlasten. Trinken Sie kleine Schlucke Wasser, um den Hals zu beruhigen, und nutzen Sie Techniken wie das kontrollierte Husten, um Schleim zu lösen.

**Bei vermehrter Schleimbildung** können Atemphysiotherapie-Techniken wie die autogene Drainage helfen. Dabei handelt es sich um spezielle Atmungstechniken, die den Schleim aus den Atemwegen befördern. Vibrations- und Klopftechniken wie etwa ein sanftes Klopfen auf den Rücken können den Schleim zusätzlich lösen. Achten Sie darauf, ausreichend zu trinken, um den Schleim zu verflüssigen.

**Sollten Sie Brustenge** oder Schmerzen verspüren, legen Sie sich in eine bequeme Position und vermeiden Sie Anstrengungen. Atemtechniken können helfen, die Muskulatur zu entspannen. Bei Bedarf können Sie auch schmerzlindernde Mittel nach ärztlicher Anweisung nutzen.

### Vorbereitung auf Notfallsituationen

Damit Sie in akuten Situationen richtig handeln können, müssen Sie gut vorbereitet sein. Erstellen Sie zusammen mit Ihrem Arzt oder Ihrer Ärztin einen persönlichen Aktionsplan. Dieser sollte beinhalten, welche Symptome welche Maßnahmen erfordern, wann ärztliche Hilfe in Anspruch genommen werden sollte und wie die Dosierung und Anwendung von Notfallmedikamenten aussieht.

Halten Sie eine Liste wichtiger Notfallkontakte bereit, darunter die Ihrer Hausarztpraxis, Notrufnummern und die von Angehörigen oder Nachbarn. Platzieren Sie diese Liste an einem gut sichtbaren Ort. Bewahren Sie Ihre Inhalatoren und andere wichtige Medikamente an einem festen, leicht zugänglichen Ort auf und über-

INFO

## Wann ärztliche Hilfe erforderlich ist

Es ist wichtig zu wissen, wann professionelle medizinische Hilfe erforderlich ist. Wenn sich Ihre Symptome trotz der oben beschriebenen Interventionen weiter verschlechtern, sollten Sie nicht zögern, ärztliche Hilfe in Anspruch zu nehmen.
Weitere Anzeichen dafür, dass Sie umgehend ärztliche Hilfe benötigen, sind:

- **Jegliche Beeinträchtigung des Bewusstseins** wie Verwirrtheit, Schläfrigkeit oder Ohnmacht: Dies können Anzeichen für eine ernsthafte Sauerstoffunterversorgung sein, die nicht nur kurzfristig und vorübergehend ist.
- **bläuliche Verfärbungen** von Lippen oder Fingernägeln (Zyanose), was auf einen niedrigen Sauerstoffgehalt im Blut hindeutet
- **starker oder unregelmäßiger Herzschlag**
- **starke Brustschmerzen**
- **Atemnot**, die sich trotz Anwendung von Notfallmedikamenten nicht bessert oder sogar verschlimmert

In solchen Fällen sollten Sie **sofort den Notruf** wählen. Geben Sie klare Informationen über Ihren Zustand und Ihre Erkrankung und bleiben Sie, soweit möglich, ruhig, während Sie den Anweisungen des Rettungsdienstes folgen.

prüfen Sie regelmäßig das Verfallsdatum der Medikamente und die Funktionsfähigkeit der Inhalatoren.

Informieren Sie Ihr Umfeld über Ihre Erkrankung und mögliche Notfallsituationen. Klären Sie Familie, Freunde oder Kollegen darüber auf und schulen Sie sie ggf. in der Anwendung Ihres Inhalators oder anderer Hilfsmittel. Dies kann im Ernstfall wertvolle Unterstützung bieten.

## Wie Sie am besten mit COPD-Exazerbationen umgehen

Eine Exazerbation der chronisch obstruktiven Lungenerkrankung (COPD) ist eine akute Verschlechterung der Symptome, die über die übliche tägliche Variation hinausgeht. Solche Episoden können durch Infektionen, Umweltfaktoren oder andere Auslöser hervorgerufen werden und stellen für Betroffene eine erhebliche Belastung dar. Der richtige Umgang mit Exazerbationen ist entscheidend, um Komplikationen zu vermeiden und den Krankheitsverlauf positiv zu beeinflussen.

### Achten Sie auf frühzeitige Symptome

Ein tiefes Verständnis der COPD-Exazerbationen beginnt mit der Kenntnis ihrer Anzeichen und Symptome. Wie bereits beschrieben, äußern sie sich häufig in verstärkter Atemnot, erhöhtem Husten und vermehrter Schleimbildung (S. 57). Die Farbe des Schleims kann sich verändern, oft wird der Ton gelblich oder grünlich, was auf eine Infektion hinweisen kann. Darüber hinaus können allgemeine Symptome wie Fieber, Müdigkeit oder Schwindel auftreten. Diese plötzlichen Verschlechterungen sind nicht nur physisch belastend, sondern können auch emotional herausfordernd sein, da sie Unsicherheit und Angst hervorrufen können.

Die frühzeitige Erkennung von Exazerbationen ist ein wichtiger Schritt im Umgang mit der Erkrankung. Indem Sie aufmerksam auf Veränderungen in Ihrem Körper achten, können Sie frühzeitig Maßnahmen ergreifen. Wenn Sie bemerken, dass Ihre Atemnot stärker wird als üblich, Ihr Husten sich verändert oder Sie mehr Schleim produzieren, sollten Sie dies als Warnzeichen betrachten. Auch wenn Sie sich allgemein unwohl fühlen, Fieber haben oder schneller erschöpft sind als sonst, kann dies auf eine beginnende Exazerbation hindeuten.

### Machen Sie einen Aktionsplan

Ein individueller Plan, den Sie gemeinsam mit Ihrem Arzt oder Ihrer Ärztin erstellen, kann in solchen Situationen von unschätzbarem Wert sein. Dieser Plan sollte klare Anweisungen enthalten, wie Sie bei den ersten Anzeichen reagieren sollten. Dazu gehören Anpassungen der Medikation, wie z. B. die Erhöhung der Dosis Ihres Inhalators oder die vorübergehende Einnahme von Kortikosteroiden oder Antibiotika. Der Plan sollte auch festlegen, wann Sie Ihren Arzt kontaktieren oder medizinische Hilfe in Anspruch nehmen sollten. Ein solcher Aktionsplan gibt Sicherheit und hilft, schnell und angemessen zu reagieren.

### Ergreifen Sie Selbsthilfemaßnahmen

Während einer Exazerbation ist es wichtig, bestimmte Selbsthilfemaßnahmen zu ergreifen. Versuchen Sie, Ruhe zu bewahren und Stress zu reduzieren, da Angst und Anspannung die Symptome verschlimmern können. Nutzen Sie Atemtechniken wie die Lippenbremse oder die Bauchatmung (S. 147), um Ihre Atmung zu erleichtern. Achten Sie darauf, ausreichend Flüssigkeit zu sich zu nehmen, um den Schleim zu verflüssigen und das Abhusten zu erleichtern. Es kann auch hilfreich sein, körperliche Anstrengungen zu reduzieren, um Ihrem Körper die Möglichkeit zu geben, sich zu erholen.

Sollten sich Ihre Symptome trotz dieser Maßnahmen nicht bessern oder sogar verschlimmern, ist es unerlässlich, ärztliche Hilfe in Anspruch zu nehmen (S. 155). Insbesondere wenn Sie eine schwere Atemnot verspüren, die sich in Ruhe nicht bessert, oder wenn Sie bläuliche Verfärbungen an Lippen oder Fingernägeln bemerken, sollten Sie sofort handeln. Diese Anzeichen können auf einen ernsthaften Sauerstoffmangel hinweisen. Auch hohes Fieber, starker Husten mit blutigem Auswurf oder Verwirrtheit und Bewusstseinsveränderungen erfordern eine sofortige medizinische Betreuung. Zögern Sie in solchen Fällen nicht, den Notruf zu wählen oder direkt eine Notfallambulanz aufzusuchen.

### Wichtig sind präventive Maßnahmen

Die beste Strategie im Umgang mit Exazerbationen ist jedoch ihre Vermeidung. Durch präventive Maßnahmen können Sie das Risiko solcher Episoden deutlich reduzieren. Eine konsequente Einhaltung der medikamentösen Therapie ist dabei von zentraler Bedeutung. Nehmen Sie Ihre Medikamente regelmäßig und gemäß den ärztlichen Anweisungen ein, um die Lungenfunktion stabil zu halten. Impfungen gegen Grippe und Pneumokokken sind ebenfalls wichtig, da Infektionen häufig Auslöser für Exazerbationen sind. Achten Sie zudem auf eine gute Handhygiene und meiden Sie den Kontakt zu Menschen mit Erkältungen oder Grippe.

Der Verzicht auf das Rauchen ist einer der effektivsten Wege, Exazerbationen vorzubeugen und das Fortschreiten der COPD zu verlangsamen. Auch passives Rauchen sollte vermieden werden. Darüber hinaus spielt die Luftqualität eine Rolle: Versuchen Sie, Orte mit starker Luftverschmutzung, Staub oder Schadstoffen zu meiden (siehe Box).

Regelmäßige körperliche Aktivität kann Ihr Immunsystem stärken, doch sollten Sie darauf achten, sich nicht zu überanstrengen. Sich maßvoll zu bewegen fördert die Gesundheit, ohne den Körper zu belasten.

### Suchen Sie emotionale Unterstützung

Exazerbationen können nicht nur körperlich, sondern auch psychisch belastend sein. Gefüh-

INFO

## Was tun, wenn Sie starker Luftverschmutzung ausgesetzt sind?

Starke Luftverschmutzung lässt sich im Alltag nicht immer vermeiden, insbesondere wenn Sie in einer Großstadt oder an vielbefahrenen Straßen leben. Dennoch können Sie die persönliche Belastung bewusst steuern.

Es lohnt sich, Orte mit besserer Luftqualität zu kennen – Parks, Grünanlagen, Wälder oder Bereiche mit dichter Bepflanzung weisen in der Regel niedrigere Feinstaubkonzentrationen auf als stark befahrene Straßen. Auch der Zeitpunkt spielt eine Rolle: Frühmorgens vor dem Berufsverkehr oder nach Regenfällen ist die Luft oft sauberer, während bei Inversionswetterlagen oder hohem Verkehrsaufkommen die Schadstoffbelastung deutlich ansteigen kann.

In Innenräumen kann regelmäßiges Stoßlüften zu verkehrsarmen Zeiten sinnvoll sein. Luftreiniger mit HEPA-Filtern zeigen bei Asthma und allergenbedingten Beschwerden positive Effekte und können auch für Menschen mit COPD sinnvoll sein, insbesondere bei zusätzlicher Feinstaub- oder Allergenbelastung. Entscheidend ist nicht die vollständige Vermeidung, sondern eine bewusste Reduktion der individuellen Schadstoffexposition im Alltag.

le von Angst, Frustration oder Depression sind nicht ungewöhnlich. Es ist wichtig, sich dieser emotionalen Aspekte bewusst zu sein und ggf. Unterstützung zu suchen. Selbsthilfegruppen bieten Ihnen die Möglichkeit, sich mit anderen Betroffenen auszutauschen und Erfahrungen zu teilen. Professionelle psychologische Beratung kann dabei helfen, Ängste zu bewältigen und Strategien zur Stressbewältigung zu entwickeln. Entspannungstechniken wie Meditation, progressive Muskelentspannung oder Yoga können ebenfalls hilfreich sein, um das seelische Gleichgewicht wiederherzustellen.

Nach einer überstandenen Exazerbation ist es wichtig, sich ausreichend zu erholen und mit der Ärztin oder dem Arzt über die weitere Therapie zu sprechen. Vereinbaren Sie einen Termin zur medizinischen Kontrolle, um Ihren Gesundheitszustand zu überprüfen und die Medikation ggf. anzupassen. Eine pneumologische Rehabilitation kann Sie dabei unterstützen, die körperliche Leistungsfähigkeit wiederherzustellen und neue Bewältigungsstrategien zu erlernen.

Der Umgang mit COPD-Exazerbationen erfordert Aufmerksamkeit, Wissen und proaktives Handeln. Durch die frühzeitige Erkennung von Symptomen, einen klaren Aktionsplan und die enge Zusammenarbeit mit Ihrem medizinischen Team können Sie die Auswirkungen von Exazerbationen minimieren. Präventive Maßnahmen und Selbstmanagement spielen eine Schlüsselrolle, um Ihre Lebensqualität zu erhalten und Komplikationen zu vermeiden. Denken Sie daran, dass Sie nicht allein sind – nutzen Sie die verfügbaren Ressourcen und Unterstützung, um Ihren Alltag mit COPD bestmöglich zu gestalten.

HERR M., 62 JAHRE, COPD MIT TYP-2-ENTZÜNDUNG

## »Es war zu schaffen – und es war es wert«

*Als Herr M. im Januar 2024 die letzte Schachtel Zigaretten zerdrückte, war das kein heroischer Moment: »Ich habe sie in den Werkstattmülleimer gedrückt und gedacht: Das hält eh nicht lange.« 45 Jahre lang hatte er täglich geraucht, 20 bis 25 Zigaretten. Der Geruch von Öl, Metall und kaltem Rauch gehörte zu seinem Alltag als Kfz-Meister bei einem großen deutschen Autohersteller. Nach einer Lungenentzündung im Winter und zwei weiteren Verschlechterungen (»Exazerbationen«) blieb ihm schließlich die Luft schon beim Bettenmachen weg.*

*»Ich habe die Decke aufgezogen und es war, als würde mir jemand den Brustkorb zusammenschnüren. Als ich mich krankschreiben ließ, habe ich mich geschämt. Ein Mann, der sein Leben lang schwere Motoren gehoben hat, scheitert an einer Bettdecke.«*

### Erste Vorstellung im Mai 2024: Diagnose mit vielen Facetten

*In der pneumologischen Praxis fällt früh auf: Herr M. bringt ein Paket von Problemen mit. Er hustet, produziert zähes, zeitweise gelbliches Sekret, klagt über zunehmende Atemnot. Seit Januar raucht er nicht mehr, aber die Lunge ist schon stark gezeichnet. Die Untersuchung ergibt eine schwere obstruktive Ventilationsstörung mit sehr starker Überblähung und einer mittleren Diffusionsstörung – Zeichen eines Lungenemphysems. Gleichzeitig finden sich Bronchiektasen, also dauerhaft erweiterte Bronchien, in denen Sekret hängenbleibt. Die typischen Messwerte sprechen eine deutliche Sprache:*

- *$FEV_1$ (die Luftmenge, die er in der ersten Sekunde ausatmen kann): 1,35 l – nur 36 Prozent dessen, was man bei seiner Statur erwarten würde*
- *RV/TLC (Grad der Überblähung): 67 Prozent – massiv erhöht*
- *DLCO oder TLCO (Gasaustauschfähigkeit): 41 Prozent – vermindert*

*»Ich habe den Ausdruck im Gesicht des Arztes gesehen und verstanden: Es ist ernst.«*

*Die Blutwerte sind auffällig: Die Eosinophilen, also bestimmte Entzündungszellen, liegen hoch (um 10 bis 12 Prozent; absolut über 1000/µl), das IgE ist ebenfalls erhöht. Zusätzlich zeigt die Ausatemluft (FeNO) mit 40 ppb einen Marker der sogenannten Typ-2-Entzündung. Für den Pneumologen ist das wichtig: Es deutet auf einen entzündlichen Anteil hin, der auf spezielle Therapien ansprechen kann.*

*Therapeutisch wird zunächst die inhalative Basis optimiert: Herr M. erhält eine moderne Dreifachtherapie – in diesem Fall einen Ellipta-Pulverinhalator, er bekommt Berodual (S. 41) als Bedarfsmedikation – sowohl als Dosieraerosol für unterwegs als auch als Lösung für den Vernebler –, das er zusammen mit physiologischer Kochsalzlösung über ein Inhalationsgerät inhalieren kann. Außerdem lernt er die Atemphysiotherapie mit dem RC-Cornet (S. 51) kennen, einem kleinen Widerstandsgerät, das die Luftsäule durch ein oszillierendes Gummiband zum Schwingen bringt und damit Sekret löst: »Am Anfang fand ich das albern. Dann kam das erste Mal richtig Schleim hoch, und ich hatte eine Ahnung, dass ich hier mitarbeiten kann.«*

*Parallel wird die Frage nach einer zielgerichteten Zusatztherapie gestellt: Passen die Werte und der Verlauf, könnte Dupilumab (S. 44) – ein Antikörper, der IL-4/IL-13 hemmt – Exazerbationen verringern und die Lungenfunktion stabilisieren. Herr M. ist skeptisch.*

*»Mir war mulmig zumute. Spritzen? Aber die Alternative war, dass ich weiter alle paar Tage Kortison in Form von Prednisolon benötige.«*

## Zwischenbilanz im Dezember 2024: Der Einbruch vor dem Aufschwung

*Im Spätherbst wird klar: Die Atemwege sind weiter gereizt, im Alltag reicht die Luft oft nicht. In der Lungenfunktion rutschen die Werte zwischenzeitlich ab ($FEV_1$ 1,13 l; 31 Prozent), die Überblähung bleibt sehr hoch (RV/TLC 67 Prozent) und der Atemwegswiderstand steigt. »Ich musste das Bett wieder in zwei Etappen machen«, sagt Herr M. trocken. Er nimmt »zu oft« Prednisolon, wie er selbstkritisch anmerkt. Nach ausführlicher Aufklärung beginnt er am 17. Dezember mit Dupilumab (300 mg alle zwei Wochen).*

*»Ich habe die erste Spritze in der Praxis bekommen, die MFA hat mir ruhig erklärt, wie ich das selbst machen kann. Ich habe mir gesagt: Ich kann auch lernen, mit einem Stift zu spritzen – schließlich habe ich Leuten das Schweißen beigebracht.«*

*In den ersten Wochen tritt ein juckender Ausschlag an Armen und Beinen auf, typischerweise an den Tagen nach der Injektion. Das Team reagiert pragmatisch: engmaschige Kontrolle, Hautpflege und die Option, das Medikament vorübergehend in einem Drei-Wochen-Intervall zu injizieren, falls nötig. »Es war zu schaffen. Und es war es wert.«*

## Spürbare Wende im Frühling 2025: Atmen mit mehr Reserve

*Im April 2025 zeigt sich in der Messung, was Herr M. längst fühlt: Die Luft reicht wieder für den Alltag. Die Lungenfunktion verbessert sich deutlich:*

- *$FEV_1$ steigt auf 2,25 l (61 Prozent).*
- *Die Überblähung nimmt ab (RV/TLC 56 Prozent, später im Juli sogar 42 Prozent).*
- *Der Atemwegswiderstand sinkt, die Kraft beim Ausatmen (PEF) nimmt zu.*
- *Die Sauerstoffsättigung liegt stabil bei 96 Prozent.*

*»Ich hatte plötzlich wieder Luft. Ich konnte die Treppe nehmen, ohne oben das Gefühl zu haben, unter Wasser zu sein.« Seine Frau beschreibt es so: »Er hat wieder gelacht beim Frühstück. Das hatten wir lange nicht.«*

*Medikamentös läuft es jetzt strukturierter: Der Ellipta-Pulverinhalator täglich, ACC 600 als Schleimlöser, NaCl-Inhalationen und Cornet-Training fest im Tagesplan, mindestens einmal täglich. Dupilumab wird fortgeführt, die Hautreaktionen bleiben mild und kontrollierbar. Wichtig ist auch das, was nicht mehr nötig ist: Das Kortison Prednisolon kommt nicht mehr zum Einsatz. Herr M. wird zudem ins DMP COPD (Disease*

*Management Programm COPD) eingeschrieben – ein strukturiertes Behandlungsprogramm mit regelmäßiger Kontrolle, Schulung und klaren Vereinbarungen, etwa, wie bei Frühzeichen eines Schubs gehandelt wird.*

## Alltag und Arbeit: Verlust, Anpassung, neue Routinen

*Die größte Baustelle ist psychologisch. Herr M. ringt mit der Frage, ob er in die Werkstatt zurückkehren kann. »Die Jungs haben mich besucht. Einer hat gesagt: ›Meister, ohne dich läuft's auch... aber nicht so gut.‹ Das tat weh – aber es tat auch gut.« Parallel laufen Anfragen der Krankenkasse und der Rentenversicherung: Formulare müssen ausgefüllt, Berichte geschrieben, Widerspruchsfristen eingehalten werden. Herr M. wünscht sich einen ärztlichen Verlaufsschriftsatz, aber ausdrücklich kein juristisches Hickhack. »Ich wollte ehrlich aufschreiben lassen, wie es ist – nicht kämpfen, sondern erklären.«*

*Zu Hause verändert sich der Rhythmus. Morgens Inhalation und Cornet-Training, dann ein kurzer Spaziergang, später die »schwere« Aktivität des Tages: Einkauf, Keller aufräumen, kurze Reparaturen. »Ich habe gelernt, in Abschnitten zu arbeiten. Früher habe ich eine Bremse in einem Zug gemacht, heute mache ich sie in drei Etappen – und sauberer als vorher.« Herr M. baut kleine Pausen ein, trinkt zwischendurch genug, nutzt das PEP-Gerät und hält sich an den Aktionsplan: Wenn Husten, Farbintensität des Sputums oder Atemnot zunehmen, meldet er sich früh beim Arzt, bevor ein Schub Fahrt aufnimmt. »Ich habe kapiert: Ein Schub ist kein Schicksal, sondern ein Prozess, den ich bremsen kann.«*

## Rauchstopp: Wie es wirklich war

*Herr M. erzählt offen, wie schwer der Rauchstopp war: »Die erste Woche war ich unausstehlich. Ich habe den Geruch von kaltem Kaffee und Öl in der Werkstatt mit Zigarette im Kopf – das gehört zusammen wie Schraube und Mutter.« Geholfen haben ihm drei Dinge: ein fester Plan (tägliche Routine mit Inhalation und kurzer Bewegung), Ersatzhandlungen (zu den heiklen Uhrzeiten ein Glas Wasser, einen Apfel, eine kurze Atemübung) und soziale Kontrolle (»Ich habe meiner Frau gesagt: Wenn ich rauche, sag's dem Doktor. Das hat gezogen«). Heute riecht er Zigarettenqualm auf der Straße und merkt, wie sein Brustkorb »Nein« sagt: »Ich bin kein Asket. Aber das Kapitel ist abgeschlossen.«*

## Bronchiektasen – die unterschätzte Begleiterkrankung

*Die erweiterten, schlaffen Bronchien machen Herrn M. mehr zu schaffen, als das Wort vermuten lässt. Sie sind verantwortlich für zähen Schleim, der Infekte begünstigt und Luftwege verstopft. Mit NaCl-Inhalation, RC-Cornet und einer kleinen, täglich geübten Atemphysio-Sequenz gelingt es, das Sekret zu lösen. An schlechten Tagen ergänzt er Berodual. »Es ist mein Notfallplan für zu Hause.«*

## Sicherheit und Impfungen – die leisen Helden

*Herr M. hatte die Grippeimpfung beim Hausarzt, über COVID-Booster »denkt er noch nach«, wie die Akte einmal trocken vermerkt. Im Verlauf sprechen wir gezielt über Pneumokokken und RSV. »Ich war nie ein Impffreund. Aber wenn mir etwas hilft, nicht wegen eines Infekts wieder bei Kortison zu landen, bin ich dabei.« Der Nutzen spiegelt sich später in einem winterlich stabilen Krankheitsverlauf ohne Klinikeinweisung.*

## Juli 2025 – ein neuer Ausgangszustand

*Die Messwerte im Sommer 2025 sind fast eine kleine Sensation – jedenfalls für jemanden, der ein halbes Jahr zuvor bei 31 Prozent* $FEV_1$ *stand.* $FEV_1$ *2,36 l (64 %), RV/TLC 42 Prozent, Atemwegswiderstand normalisiert, Sauerstoffsättigung stabil bei 95 bis 96 Prozent. »Ich bin nicht geheilt«, sagt Herr M. nüchtern. »Aber ich bin wieder ich – mit Reserven.« Im Alltag bedeutet das: wieder selbst einkaufen, die Enkel vom Kindergarten abholen, kleinere Reparaturen in der Garage. Seine Frau bringt es auf den Punkt: »Er kommt abends nicht mehr mit dem Gesicht eines Ertrinkenden ins Wohnzimmer.«*

## Rückschläge und kleine Stellschrauben

*Ganz ohne Dellen verläuft der Weg nicht. Nach einigen Dupilumab-Gaben verstärkt sich der Hautausschlag wieder; das Team erwägt eine Intervallverlängerung auf drei Wochen und optimiert die Hautpflege.*

> *»Mir war wichtig, dass niemand in Panik verfällt. Wir haben's angeschaut, entschieden, weitergemacht – wie bei einer schwierigen Schraube, die man nicht runddrehen will.«*

*Auch das Berufsleben bleibt ein sensibles Thema. Der Dreischichtbetrieb, Staub, Temperaturwechsel – vieles spricht gegen eine komplette Rückkehr an den alten Platz. Herr M. und sein Arbeitgeber diskutieren angepasste Tätigkeiten: Qualitätssicherung, Ausbildung, Annahme und Dokumentation. »Ich habe gelernt, dass mein Wert nicht daran hängt, wie lange ich unter der Hebebühne liege.«*

*Natürlich ist jede COPD anders. Der Fortschritt von Herrn M. ist das Ergebnis mehrerer Bausteine: Rauchstopp, korrekt angewandte Inhalation, Sekretmanagement bei Bronchiektasen, strukturierte Nachsorge – und Dupilumab als zielgerichtete Zusatztherapie in einer klar passenden Entzündungskonstellation. »Es war kein Wunderding«, sagt er. »Es war ein guter Plan – und gut, dass ich mitgemacht habe.«*

**WAS SIE AUS DEM FALL VON HERRN M. MITNEHMEN KÖNNEN:** COPD ist beeinflussbar. Je früher Warnzeichen ernst genommen werden, desto größer der Spielraum. Moderne Therapien – einschließlich neuer inhalativer Optionen und zielgerichteter Antikörper – helfen besonders dann, wenn sie passgenau eingesetzt werden. Schulung, Selbstmanagement und einfache Routinen entscheiden mit über den Erfolg. Und der wichtigste Schritt bleibt oft der schwerste – der Rauchstopp –, aber er lohnt sich jeden einzelnen Tag. »Ich hätte nie gedacht, dass ich das sage«, meint Herr M. und lächelt, »aber Luft ist besser als jede Zigarette.«

INFO

## Was Herr M. anderen mitgibt

Am Ende eines langen Gespräches sagt er drei Sätze, die im Gedächtnis bleiben:
»Rauchstopp ist kein Charaktertest, sondern eine Entscheidung, die man täglich trifft – mit Hilfe.«
»Früh melden statt Zähne zusammenbeißen. Ein Schub verschwindet nicht, weil ich hart gegen mich bin.«
»Mitmachen ist die halbe Miete: inhalieren, üben, laufen. Medikamente sind stark – aber ich bin der, der sie stark macht.«

# WAS BRINGT DIE ZUKUNFT?

Die Forschung zu COPD hat in letzter Zeit Fahrt aufgenommen: durch neue Medikamente, genauere Diagnostik, digitale Frühalarmsysteme, moderne Eingriffe und bessere Impfstrategien. Worauf dürfen wir in den nächsten Jahren hoffen?

COPD meint längst nicht mehr nur eine »Raucherlunge«. Wir verstehen COPD heute als Sammelbegriff für verschiedene, oft einander überlappende Krankheitsbilder – mit individuellen »Behandlungsmerkmalen« (sogenannten »treatable traits«), auf die man gezielt eingehen kann. Gleichzeitig hat die Forschung in jüngster Zeit spürbare Fortschritte gemacht. Dieses Kapitel ordnet ein, welche neuen Therapien bereits gesichert sind, was international praktiziert wird und in welche Richtung sich die COPD-Therapie bewegt.

## Aktuelle Forschung und Entwicklungen

Viele Betroffene haben früh Veränderungen in den kleinen Atemwegen, obwohl die klassische Lungenfunktion (Spirometrie) noch relativ unauffällig wirkt. Hier helfen ergänzende Verfahren:

**FUNKTIONELLE BILDGEBUNG AM CT (PARAMETRIC RESPONSE MAPPING/PRM):** Moderne Auswertungen können zwischen Emphysem und funktioneller Small-Airway-Disease (S. 72) unterscheiden und zeigen in Längsschnittstudien, dass Störungen der kleinen Atemwege häufig vor dem ausgeprägten Emphysem auftreten – also sehr früh, wenn Behandeln am meisten bewirken kann. Für den klinischen Alltag ist PRM vor allem in spezialisierten Zentren verfügbar, aber es prägt das Verständnis der Krankheitsentwicklung und Forschung stark.

**OSZILLOMETRIE:** Diese bequeme, wenig belastende Messung ergänzt die Spirometrie und kann kleine Atemwegsveränderungen bereits bei milder Erkrankung aufspüren. Sie ist kein Ersatz, aber ein nützlicher Zusatz – gerade zur Verlaufskontrolle bei Symptomen, die nicht recht zur Spirometrie passen. Internationale Übersichten und aktuelle Studien untermauern das.

**RADIOLOGISCHE MARKER WIE MUCUSPLUGS (SCHLEIMPFROPFEN):** Neue CT-Analysen zeigen, dass sichtbare Schleimpfropfen mit einem höheren Risiko für zukünftige Verschlechterungen (Exazerbationen) verknüpft sind. Das stärkt Maßnahmen gegen zähen Schleim (Inhalation, Atemphysiotherapie) und eine sorgfältige Inhalationstechnik.

**KÜNSTLICHE INTELLIGENZ UND WEARABLES:** EU-Projekte wie das Forschungsprojekt TOLIFE (ein Forschungsprojekt zur besseren Versorgung bei COPD) verknüpfen Alltagsdaten (Schrittzahl, Herzfrequenz, Schlaf, Umgebung) mit KI-Modellen, um Exazerbationen früh vorherzusagen. Die klinische Überprüfung läuft seit 2024; Ziel ist, dass Patientinnen und Patienten rechtzeitig Gegenmaßnahmen starten (z. B. einen »Aktionsplan« erhalten). Parallel arbeiten weitere EU-Konsortien an digitaler, personalisierter COPD-Betreuung.

Was bedeutet das für Sie? Wenn Ihre Beschwerden nicht zur »normalen« Lungenfunktion passen, kann die Zusatzdiagnostik helfen, das Bild zu vervollständigen. Fragen Sie nach, ob in Ihrem Fall Oszillometrie, eine gezielte CT-Analyse oder digitales Monitoring sinnvoll ist.

## Medikamente: die größten Fortschritte seit Jahren

Nach langer Flaute sind gleich zwei echte Neuerungen verfügbar – und eine dritte Option wird geprüft:

- **Ensifentrin (Ohtuvayre):** Der erste inhalative Wirkstoff mit neuem Mechanismus seit mehr als 20 Jahren. Er kombiniert Bronchienerweiterung und antientzündliche Effekte (dual: PDE3/4) und ist in den USA seit Juni 2024 für die Dauertherapie zugelassen. Die GOLD-Leitlinie 2025 (S. 177) empfiehlt Ensifentrin bei anhaltender Atemnot zusätzlich zur Doppelbronchodilatation. In Studien verbesserte sich die Lungenfunktion, und die Atemnot ließ nach. Der Einfluss auf Lebensqualität und Exazerbationen hängt von der Begleittherapie ab, deshalb wird das Mittel gezielt »on top« eingesetzt, ist aber nur in den USA zugelassen.
- **Dupilumab (Dupixent):** Der erste Biologikum-Antikörper mit Zulassung für COPD – in der EU und damit Deutschland seit Juli 2024 und in den USA seit September 2024, jeweils als Zusatztherapie bei erwachsenen Patientinnen und Patienten mit eosinophiler Entzündung (»Typ-2-COPD«) und unzureichender Kontrolle trotz maximaler Inhalationstherapie. In zwei großen Studien (BOREAS, NOTUS) senkte Dupilumab Exazerbationen und besserte Lungenfunktion und Symptome. Wichtig: Es wirkt zielgerichtet bei einer definierbaren Unterform der COPD.
- **Weitere Biologika:** Die IL-33-Blockade (Itepekimab) zeigte 2025 gemischte Phase-III-Ergebnisse: In einer Studie bei Ex-Rauchenden wurde das Ziel (weniger Exazerbationen) erreicht, in der Parallelstudie dagegen nicht. Ob und für wen diese Klasse einen Platz bekommt, ist noch offen.

Warum die IL-33 Blockade trotzdem weiterhin von Interesse ist? Tozorakimab erreichte 2026 eine Reduktion der Exazerbationen. Wann diese Klasse für welche Patientengruppe kommt, ist noch offen. Die bewährten Langzeit-Bronchodilatatoren (LABA/LAMA), das rationale Einsetzen inhalativer Kortikosteroide (ICS) je nach Eosinophilen-Status und Exazerbationsgeschichte, Nikotinstopp, Bewegung/Sport und Impfungen bleiben die Basis. Die GOLD 2025 führt die Neuerungen in übersichtlichen Behandlungspfaden zusammen – inklusive der jetzt berücksichtigten Optionen Ensifentrin und Dupilumab.

### Interventionen: moderne Endoskopie – mit Augenmaß

Nicht jeder profitiert, aber in passenden Konstellationen können Eingriffe Lebensqualität und Atemmechanik verbessern:

**ENDOBRONCHIALE LUNGENVOLUMENREDUKTION (VENTILE):** Für ausgewählte Patientinnen und Patienten mit schwerem Emphysem verbessert die Ventiltherapie Belastbarkeit und Lebensqualität anhaltend; sie wird in spezialisierten Zentren routinemäßig angeboten. Gute Auswahlkriterien sind entscheidend.

**BRONCHIALE RHEOPLASTIE (RHEOX):** Ziel ist, bei chronischer Bronchitis das überaktive Schleimhautgewebe zu »remodeln«. Ein prospektives Multicenter-Follow-up (eine Studie an mehreren Kliniken mit Nachbeobachtung) bis 36 Monate berichtet von anhaltenden Symptomverbesserungen; Zulassungs-/Erstattungslagen sind länderspezifisch, die Methode bleibt vorläufig Zentren und Studien vorbehalten.

**GEZIELTE LUNGENDENERVATION (TARGETED LUNG DENERVATION, TLD):** Das große, verblindete AIRFLOW-3-Studienprogramm verfehlte 2025 seinen primären Endpunkt (Exazerbationsreduktion). Interessant: In physiologischen Parametern stabilisierten sich Lungenfunktion und Gasfalle in der Behandlungsgruppe gegenüber Verschlechterung im Scheinarm. Klinisch bedeutet das: Dies sind vielversprechende Signale, aber (noch) kein Standard.

### Prävention und Impfungen: der unterschätzte Hebel

Nicht vergessen sollte man, dass vor allem auch Impfungen und Prävention eine wichtige Rolle in der COPD-Therapie spielen.

**IMPFUNGEN GEGEN PNEUMOKOKKEN UND RSV:** Für Erwachsene ab 60 (bzw. mit Risikofaktoren) empfehlen deutsche Leitgremien PCV20 als Standard und – seit 2024/25 – eine RSV-Impfung (Standard ab 75; 60–74 Jahre mit Risiken wie COPD als Indikation). Das senkt das Risiko schwerer Atemwegsinfektionen und Exazerbationen.

**UMWELT UND LUFTQUALITÄT:** Kurz- und langfristige Feinstaub- und Stickoxidbelastungen erhöhen Exazerbationsrisiken; experimentelle Daten deuten darauf hin, dass Partikel sogar »schlummernde« Viren reaktivieren und Entzündungen anfeuern können. Praktisch hilfreich: lokale Luftqualitäts-Apps (Empfehlungen dazu finden Sie im Serviceteil des Buches, S. 177), Masken bei starken Belastungen und konsequente Innenraumlüftung/-filterung.

### Digitalmedizin – was bringt's wirklich?

Tele-Rehabilitation und digitale Inhaler-Sensoren können die Trainings- und Medikamententreue verbessern und so Exazerbationen vorbeugen; systematische Übersichten sehen einen Nutzen, wenn Programme strukturiert begleitet werden. Wichtig dabei ist die ärztliche Einbindung und einfache Bedienbarkeit. Ein deutscher Sonderfall: Die App Kaia COPD (S. 168) war zeitweise als erstattungsfähige DiGA gelistet, wurde aber 2024 wieder aus dem Verzeichnis genommen – ein Hinweis darauf, wie streng der Evidenznachweis bewertet wird.

EXKURS

# Digital Health: Digitale Hilfsmittel für Menschen mit COPD

*Digitale Angebote können den Alltag mit COPD spürbar erleichtern. Sie unterstützen z. B. beim Training, bei Atemübungen und beim Austausch mit dem Behandlungsteam. Wichtig ist: Apps und Telemedizin ergänzen Ihre ärztliche Behandlung, sie ersetzen sie nicht.*

Wenn im Folgenden von »Apps« die Rede ist, meinen wir Programme für Smartphone oder Tablet, die Sie im Alltag nutzen können. Manche bieten ein Trainingsprogramm, andere leiten Atemübungen an oder erinnern an Medikamente. Von einer »App auf Rezept« sprach man in Deutschland, wenn eine Krankenkasse die Kosten übernahm. Das ändert sich jedoch immer wieder – prüfen Sie deshalb im Gespräch mit Ihrer Ärztin oder Ihrem Arzt sowie Ihrer Kasse, wie der aktuelle Stand ist. »Telemonitoring« bedeutet, dass Werte wie Sauerstoffsättigung, Puls oder Fragebogen-Antworten digital an die Praxis übermittelt werden, damit jemand mit geschultem Blick Veränderungen erkennt und bei Bedarf früh reagiert. »Heim-Lungenfunktion« (S. 169) beschreibt die Messung der Lungenfunktion mit kleinen Geräten für zu Hause, mit denen beispielsweise die Einsekundenkapazität ($FEV_1$) dokumentiert werden kann (Abbildung S. 170).

## Therakey – Ihr digitales COPD-Begleiterportal

Therakey ist ein ärztlich geprüftes Online-Portal von BERLIN-CHEMIE, das Menschen mit COPD alltagstauglich unterstützt – mit verständlichen Artikeln, Erklärvideos, praxisnahen Übungen und Tools rund um Krankheit, Inhalationstechnik, Medikamente und Selbstmanagement. Zugang erhalten Sie in der Regel über einen persönlichen Therakey-Code, den Sie von Ihrer Ärztin oder Ihrem Arzt bekommen; damit registrieren Sie sich und schalten die Inhalte für COPD frei. Im Portal steht Ihnen außerdem »ISA«, ein integrierter Frage-Assistent, zur Verfügung: Er beantwortet häufige Fragen auf Basis der Therakey-COPD-Inhalte – direkt in einfacher Sprache. Therakey versteht sich als Ergänzung zur Behandlung: Es hilft Ihnen, Informationen zu bündeln, Routinen aufzubauen und gut vorbereitet in den nächsten Praxistermin zu gehen.

## Kaia COPD – eine App mit Bewegungscoach

Kaia COPD ist – oder besser: war – eine in Deutschland verbreitete App mit einem Mix aus Bewegungstraining, Atem- und Entspannungsübungen sowie leicht verständlicher Patientenschulung. Eine Besonderheit war der digitale »Bewegungscoach«, der über die Kamera die Ausführung korrigierte. Viele Patientinnen und Patienten nutzten die App, um Reha-Erfolge in den Alltag zu übertragen oder überhaupt erst mit einem sicheren, kurzen Trainingsprogramm zu beginnen. Seit Mai 2024 wird Kaia in der Regel nicht mehr von den gesetzlichen Kassen erstattet; sie kann meist nur noch privat genutzt werden. Ob das für Sie sinnvoll ist, hängt von Motivation, technischer Aufgeschlossenheit und persönlichen Zielen ab.

Wer unter ausgeprägter Herzschwäche leidet, eine Lungenembolie hinter sich hat, schwanger ist oder gerade eine akute Verschlechterung erlebt, sollte Training nur nach ärztlicher Rücksprache starten. Für alle anderen gilt: Beginnen Sie behutsam. Klären Sie zunächst, welches Ziel Ihnen wirklich wichtig ist – z. B. »Treppen mit weniger Pausen« oder »regelmäßige Spaziergänge«. Planen Sie dann kurze Einheiten ein, gern zehn bis fünfzehn Minuten, an drei Tagen pro Woche. Das Tempo bestimmt nicht die App, sondern Ihr Körper. Treten Brustschmerz, Schwindel oder starke Atemnot auf, ist das ein Stopp-Signal und Grund für eine ärztliche Abklärung.

## Telemonitoring in der Praxis – was Sie erwartet

Manche Praxen oder Kliniken arbeiten mit Telemonitoring-Plattformen, etwa SaniQ. In der Praxis sieht das so aus: Sie geben täglich oder mehrmals pro Woche ein paar Informationen ein – wie es Ihnen geht, ob Husten und Auswurf zugenommen haben, wie belastbar Sie waren. Falls Sie Geräte nutzen, übermittelt ein Pulsoximeter die Sauerstoffsättigung oder ein Heim-Spirometer Ihre $FEV_1$-Messung. Das Team schaut sich diese Entwicklungen in einer Übersicht an. Das gibt vielen das Gefühl, »auf dem Radar« zu sein, und es sorgt dafür, dass bei Frühzeichen schneller gehandelt werden kann. Telemonitoring setzt eine Einwilligung zur Datenübertragung, ein Smartphone oder Tablet und etwas Routine voraus. Nicht jede Praxis bietet es an, und es ersetzt keine Notfallversorgung. Wenn sich Ihr Zustand deutlich verschlechtert, nehmen Sie sofort Kontakt auf – warten Sie nicht auf eine Rückmeldung aus dem Portal.

## Digitale Krankenkassenprogramme

Einige Krankenkassen erproben oder betreiben Programme (z. B. »A.T.e.m.«), bei denen Sie zweimal täglich Puls und Sauerstoffsättigung messen und Ihr Befinden kurz dokumentieren. Ärztinnen und Ärzte werten diese Daten aus und melden sich bei Auffälligkeiten. Ziel ist, Exazerbationen zu verhindern oder abzumildern. Solche Angebote sind oft regional begrenzt und befristet. Ein kurzer Anruf bei Ihrer Krankenversicherung klärt, ob es ein passendes COPD-Programm in Ihrer Nähe gibt und wie Sie aufgenommen werden können.

## NichtraucherHelden – App auf Rezept

NichtraucherHelden ist ein digitales, leitliniennahes Entwöhnungsprogramm für 90 Tage, das Sie Schritt für Schritt durch den Rauchstopp und die kritische Phase danach begleitet. Die

App nutzt kognitiv-verhaltenstherapeutische Module mit kurzen Video-Coachings, Übungen, Alltagsstrategien gegen Verlangen und Rückfallprophylaxe; optional gibt es Community-Austausch mit fachlicher Begleitung. Für gesetzlich Versicherte ist das Programm als DiGA verordnungsfähig (Indikation: F17.2 Tabakabhängigkeit); die Krankenkasse übernimmt die Kosten.

Wirksamkeit und Qualität: NichtraucherHelden ist dauerhaft im BfArM-DiGA-Verzeichnis gelistet; Stiftung Warentest kürte das Programm 2023/24 zum Testsieger unter Rauchstopp-Apps/Programmen.

Das Programm ist entwickelt worden für COPD-Patientinnen und -Patienten, die bereit sind aufzuhören, aber Präsenzkurse schwer wahrnehmen können – oder zusätzliche, alltagsnahe Unterstützung wünschen. Die App lässt sich gut mit Nikotinersatz oder ärztlich verordneter Medikation kombinieren, wenn das individuell passt. Kontraindikationen (z. B. akute psychotische Episoden, schwere unbehandelte Depressionen/Angststörungen) sind laut DiGA-Steckbrief zu beachten; Ihre Ärztin bzw. Ihr Arzt prüft die Eignung.

So läuft es ab:

1. Anmeldung
2. Festlegen des Rauchstopp-Tages
3. tägliche App-Impulse und Übungen
4. Rückfall-Vorbeugung in den Wochen nach dem Stopp

### Heim-Lungenfunktion und Symptomtagebuch – sinnvoll, wenn's passt

Viele Menschen profitieren davon, den eigenen Verlauf besser zu verstehen. Ein kleines, App-gekoppeltes Spirometer hilft dabei. Messen Sie möglichst immer unter ähnlichen Bedingungen, z. B. morgens zur gleichen Zeit. Setzen oder stellen Sie sich aufrecht hin, atmen Sie tief ein und blasen Sie dann rasch und kräftig in das Mundstück (Abbildung S. 170). Drei Versuche genügen; die App speichert den besten Wert. Zusammen mit einem Symptomtagebuch – Husten, Auswurf, Atemnot, Belastbarkeit – entsteht ein Bild, aus dem Sie und Ihr Behandlungsteam gemeinsam lernen können. Heim-Messungen sind eine Ergänzung; sie ersetzen nicht die Lungenfunktion in der Praxis.

### Datenschutz – so bleibt es überschaubar

Ihre Zustimmung ist die Grundlage. Lassen Sie sich erklären, wer genau welche Daten zu sehen bekommt und wann reagiert wird. Schützen Sie Ihr Gerät mit PIN oder Face-ID und halten Sie Apps aktuell. Sie können Ihre Einwilligung übrigens auch wieder zurückziehen. Ein Gefühl der Sicherheit ist die Voraussetzung dafür, dass digitale Hilfe wirklich entlastet.

### Typische Stolpersteine – und wie Sie drüber hinwegkommen

Manche hadern mit der Technik. Ein gemeinsamer Starttermin mit der Praxis oder mit einer vertrauten Person nimmt diese Hürde. Andere vergessen Übungen oder Messungen. Dann helfen feste Rituale: Nutzen Sie die App nach dem Zähneputzen, vor dem Frühstück, vor der Lieblingsserie. Wer Datenweitergabe skeptisch sieht, sollte sich Zeit lassen, offene Fragen klären, und erst dann beginnen. Und wenn die Summe der Neuerungen Sie stresst, ist es völlig legitim, mit einem Baustein anzufangen – z. B. nur mit Atemübungen – und später Telemonitoring oder Heim-Spirometrie dazuzunehmen.

## Ein sanfter Einstieg – so könnte Ihre erste Woche aussehen (Abb. unten)

Am Anfang steht Ihr persönliches Ziel. Sprechen Sie es laut aus – »Treppen ohne Panik«, »länger draußen sein« – und halten Sie es fest. Vereinbaren Sie anschließend mit der Praxis einen kurzen Einweisungstermin oder eine Telefon-/Videosprechstunde. Probieren Sie eine erste Atemübung aus und spüren Sie nach, wie sie Ihnen bekommt. Verbinden Sie, wenn vorhanden, Ihr Messgerät mit der App und machen Sie eine Testmessung. Planen Sie eine kurze Trainingseinheit und wiederholen Sie sie zwei- bis dreimal in der Woche. Schreiben Sie abends zwei Sätze in Ihr Symptomtagebuch: Was fiel leicht? Wo wurde es schwer? Nach sieben Tagen geben Sie eine Rückmeldung an Ihr Behandlungsteam – so wird aus einem Anfang schnell eine Routine.

Digitales kann sehr hilfreich sein, wenn es zu Ihnen passt. Manche beginnen mit einer Trainings-App wie Kaia und bleiben so in Bewegung. Andere fühlen sich mit Telemonitoring sicherer, weil jemand regelmäßig auf die Werte schaut. Wieder andere nutzen nur das Symptomtagebuch – und profitieren dadurch von strukturierteren Gesprächen in der Praxis. Es gibt kein »richtig« oder »falsch«. Entscheidend ist, dass Sie sich mit Ihrer Wahl wohlfühlen.

▼ Sanfter Einstieg – die erste Woche mit einer Trainings-App

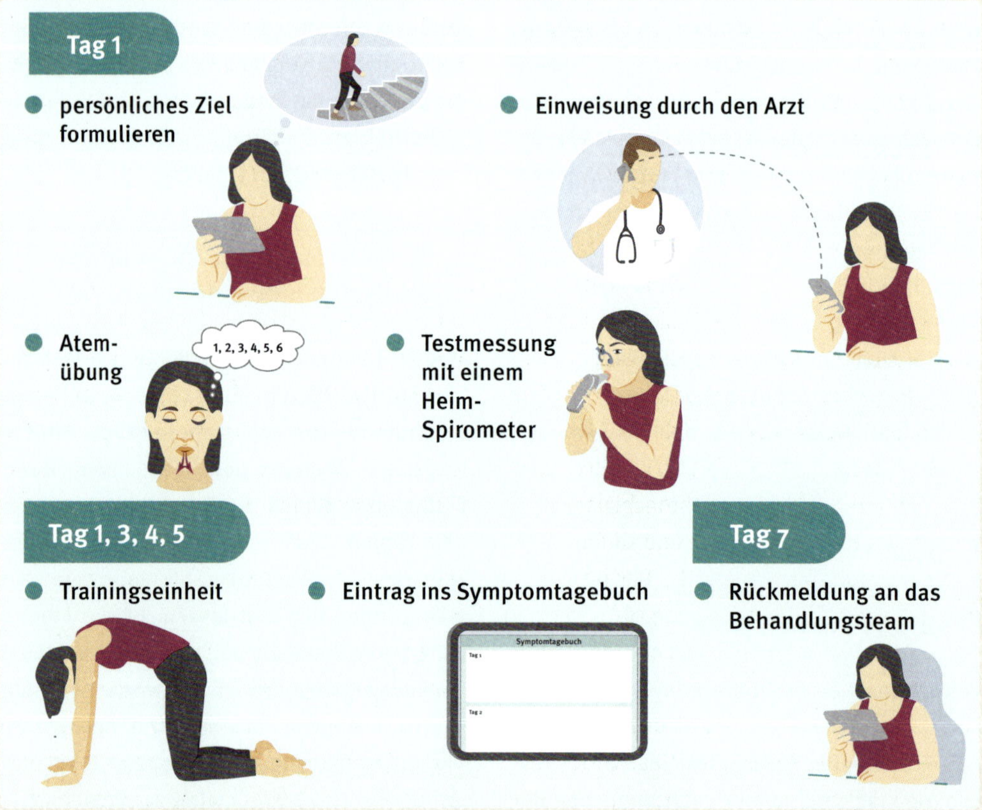

## Was wird im Ausland bereits praktiziert?

In den USA wird nach der FDA-Zulassung 2024 Ensifentrin breit in die Versorgung eingeführt; Dupilumab ist als erstes Biologikum für die eosinophile COPD zugelassen. Viele Zentren koppeln Lungenheilkunde und Digitalmedizin, etwa durch vernetzte Inhaler-Sensoren oder strukturierte Tele-Reha-Programme, mit dem Ziel, Exazerbationen früh zu erkennen und Therapiepläne rasch anzupassen.

In Großbritannien wird der nationale Fokus auf integrierte Versorgung (Hausarztpraxen, Community-Teams, Reha) durch große Früherkennungs- und Präventionsprogramme flankiert. Die Targeted Lung Health Checks (primär zur Lungenkrebs-Früherkennung) schaffen nebenbei Zugänge zu Rauchstopp, Spirometrie und Atemwegsberatung – ein »Fenster der Gelegenheit« für COPD-Früherkennung und Prävention in der Breite.

Niederlande und Skandinavien: Telemonitoring und persönliche Aktionspläne sind hier fest in Versorgungsabläufe eingebettet; Patientinnen und Patienten bekommen klare Handlungsanweisungen (»Was tun bei X Tagen zunehmender Atemnot/mehr Sputum?«) sowie Informationen und Ansprechpartner, damit sie ihre Steroid- oder Antibiotikamedikamente richtig einnehmen – ein Ansatz, der in Metaanalysen günstige Effekte auf Exazerbationen zeigt.

In Österreich und Frankreich beteiligen sich Zentren an Studien zu bronchialer Rheoplastie (Österreich) (S. 166) und differenzierten ICS-Strategien (Frankreich). Das illustriert, dass Europa unterschiedlich vorgeht – mal mit Schwerpunkt Intervention, mal mit Fokus Pharmakotherapie und schrittweiser Absenkung der ICS-Dosis, wo sie keinen Vorteil bringen.

Wie sieht es im Vergleich in Deutschland aus? Die Leitlinien sind hier hochaktuell, strukturierte Reha- und DMP-Angebote (S. 160) etabliert. Bei Digitalmedizin ist die Richtung klar (Telemonitoring, Aktionspläne, digitale Reha), aber der Weg über Erstattungsfähigkeit und harten Wirksamkeitsnachweis ist anspruchsvoll – das Beispiel Kaia COPD zeigt die hohe Hürde.

## Zukünftige Trends: Richtige Therapie für den richtigen Typ

Die Zukunft gehört der Endotypisierung (der Klassifikation nach Krankheitsursachen): Blut-Eosinophile, CT-Muster (z. B. Schleimpfropfen, PRM-Profile), Biomarker und klinische Merkmale werden kombiniert, damit gezielt behandelt werden kann. Dupilumab ist das erste Beispiel: Es wirkt in einer klar definierten Untergruppe. Die nächsten Kandidaten sind weitere gezielt behandelte Zytokine (z. B. IL-33) – wobei die gemischten Daten zu Itepekimab zeigen, dass nicht jede Idee den Zulassungsanforderungen entspricht. Realistisch ist, dass Biologika ergänzend zu Bronchodilatatoren bei ausgewählten Patientinnen und Patienten eingesetzt werden.

**SMARTE FRÜHALARME STATT NOTFALL-EINSATZ:** Wearables, Raumluft-Sensoren und symptomgeführte Apps könnten in den nächsten Jahren verlässlicher vor Exazerbationen warnen. Projekte wie TOLIFE (S. 165) validieren genau das in Zwölf-Monats-Studien; parallel entstehen integrierte Versorgungsmodelle, die Palliativ- und Atemwegsmedizin früher zusammenbringen (EU PAL-COPD) – mit dem Ziel, Lebensqualität zu erhöhen und die Zahl ungeplanter Klinikeinweisungen zu senken.

Ensifentrin hat das Feld der inhalativen Anti-Entzündung neu belebt; weitere Add-on-Optionen werden derzeit in Kombination mit Dual-/Tripletherapien erprobt. Auch CFTR-Modulatoren und Mukus-Zielstrukturen sind in

Entwicklung. CFTR ist vor allem aus der Mukoviszidose bekannt, einer Erkrankung, die mit besonders zähem Schleim einhergeht. Der CFTR-Kanal spielt eine wichtige Rolle beim Salz- und Wassertransport in den Atemwegen und beeinflusst damit die Schleimbeschaffenheit. So kann auch der »bronchitische Anteil« der COPD – Husten, Sputum, Infektneigung – möglicherweise besser adressiert werden. Parallel beobachten wir, ob der neutrophile Entzündungsweg (z. B. über Protease-Modulation, in anderen Indikationen bereits zugelassen) künftig selektiv für COPD nutzbar wird. Die GOLD 2025 berücksichtigt die aktuell in Entwicklung befindlichen Therapieansätze bereits in ihren überarbeiteten Behandlungsempfehlungen.

**INTERVENTIONEN – SELEKTIVER, SICHERER, PERSONALISIERTER:** Die Ventiltherapie bleibt in der Hand erfahrener Zentren. Rheoplastie und TLD (S. 166) liefern wertvolle Signale, müssen aber in klar benannten Subgruppen ihren Platz finden. Künftige Studien werden voraussichtlich Bildgebung, Physiologie und Exazerbationsprofil kombinieren, um vorher abzuschätzen, wer profitiert – und wer nicht.

**KLIMA UND LUFTQUALITÄT ALS FESTE SÄULEN DER VERSORGUNG:** Je nach Region treten Hitzewellen, Feinstaubspitzen oder Saharastaubereignisse häufiger auf – und werden COPD-relevant. Klinische Studien und Reviews verknüpfen akute Luftbelastungen mit erhöhtem Exazerbationsrisiko. Es ist davon auszugehen, dass persönliche Expositionswarnsysteme (App-Warnungen, gekoppelt an Aktionspläne) in naher Zukunft standardisiert werden. Für Patientinnen und Patienten sind einfache Maßnahmen (Innenraum lüften/filtern, Stoßlüften zur richtigen Tageszeit, Vermeiden von Außenluftspitzen) unmittelbar sinnvoll.

## Was heißt das im Alltag?

Die Therapie bleibt ein »Stufenplan« – aber individueller: Die Basis sind Bewegung bzw. Training, Rauchstopp, Inhalationstechnik, die Bronchodilatatoren LABA/LAMA, ggf. ICS. Bei anhaltender Atemnot trotz Doppelbronchodilatation kann Ensifentrin erwogen werden; bei häufigen Exazerbationen und erhöhter Eosinophilenzahl kommt Dupilumab als Zusatz infrage.

Passt der Verlauf nicht zur Spirometrie, können Oszillometrie und – in Zentren – PRM-Analysen helfen, Ursachen einzugrenzen (z. B. Small-Airway-Pattern, Schleimpfropfen). Das ermöglicht eine gezieltere Therapie (z. B. Mukusmanagement, Inhalationsstrategie). Impfungen sind ein wichtiger Exazerbationsschutz: PCV20 gegen Pneumokokken und die RSV-Impfung sind einfache, wirksame Bausteine. Fragen Sie aktiv danach – sie gehören heute zur COPD-Basisversorgung.

Tele-Reha und Sensoren sind als digitale Hilfsmittel sinnvoll, wenn sie ergänzt werden durch einen verständlichen Aktionsplan, klare Ansprechstellen und regelmäßige Rückmeldung. Die reine App-Nutzung ohne Einbindung bringt selten nachhaltige Effekte. In Deutschland erfolgt die Erstattung nur bei einem strengen Evidenznachweis – Angebote können sich daher ändern.

Wir können auch damit rechnen, dass es in naher Zukunft zuverlässigere Exazerbations-Vorhersagen per KI/Wearables, selektivere Biologika-Einsätze und eine personalisierte Auswahl interventioneller Verfahren geben wird. Gleichzeitig bleiben Impfungen und Umweltschutz konkrete, sofort nutzbare Hebel.

All das zeigt: Wenn digitale Innovationen sinnvoll in die Versorgung eingebettet und bewährte Maßnahmen konsequent genutzt werden, eröffnen sich für Sie als Betroffene zunehmend bessere Perspektiven im Umgang mit Ihrer Erkrankung durch individuell zugeschnittene Therapien.

# STICHWORTVERZEICHNIS

# Empfehlungen von Dr. Benjamin Löh

*Wenn Sie Unterstützung benötigen, können Sie sich an folgende Stellen wenden:*

## Selbsthilfe und Patientenorganisationen:

**COPD Deutschland e. V.**
Bundesweite Selbsthilfeorganisation mit regionalen Gruppen
www.copd-deutschland.de

**Deutsche Atemwegsliga e. V.**
Informationen zu Lungensport, Atemphysiotherapie, Patientenschulungen und regionale Unterstützungsangebote
www.atemwegsliga.de

**Atemphysiotherapie**
Atemphysiotherapie kann helfen, Atemnot besser zu kontrollieren und Sekret zu mobilisieren. Informationen zu qualifizierten Angeboten erhalten Sie über:

- Deutsche Atemwegsliga e. V.
- Ihre Pneumologin/Ihren Pneumologen
- Physiotherapiepraxen mit Schwerpunkt Atemtherapie

**Beratung bei sozialrechtlichen Fragen:**

**Sozialverband VdK Deutschland e. V.**
Unterstützung bei Fragen zu Erwerbsminderungsrente, Schwerbehindertenausweis, Pflegegrad, Rehabilitationsanträgen und sozialrechtlichen Ansprüchen:
www.vdk.de

**Deutsche Rentenversicherung**
Rehabilitation, Erwerbsminderung
www.deutsche-rentenversicherung.de

**Stiftung Unabhängige Patientenberatung Deutschland**
www.patientenberatung.de

**Versorgungsamt (zuständige Behörde für den Grad der Behinderung):**

Antragstellung auf Feststellung eines Grades der Behinderung (GdB) sowie Ausstellung eines Schwerbehindertenausweises.

Zuständig ist das jeweilige Landes- oder Kreisversorgungsamt Ihres Wohnortes.

Informationen erhalten Sie über:

- Ihre Stadt- oder Kreisverwaltung
- die Internetseite Ihres Bundeslandes (Suchbegriff: »Versorgungsamt + Bundesland«)

**Unterstützungsgruppen und Organisationen in Deutschland, die sich auf COPD spezialisiert haben:**

**COPD-Deutschland e. V.**
Eine der bekanntesten Selbsthilfeorganisationen für COPD-Patientinnen und -Patienten Deutschland. Bietet Informationen, Veranstaltungen und lokale Selbsthilfegruppen an.
www.copd-deutschland.de

**Deutsche Atemwegsliga e. V.**
Bietet umfassende Informationen zu Lungenerkrankungen, inklusive COPD. Unterhält ein Netzwerk von Lungensportgruppen und bietet Patienteninformationen und Schulungen an.
www.atemwegsliga.de

**Selbsthilfegruppen des Paritätischen Wohlfahrtsverbandes**
Der Paritätische Wohlfahrtsverband bietet eine umfassende Datenbank von Selbsthilfegruppen in Deutschland, einschließlich solcher für COPD-Patienten.
www.der-paritaetische.de

**Internationale Unterstützungsgruppen und Ressourcen:**

**Global Initiative for Chronic Obstructive Lung Disease (GOLD)**
Bietet weltweit anerkannte Richtlinien und Ressourcen für COPD-Patienten und medizinisches Fachpersonal.
www.goldcopd.org

**British Lung Foundation (BLF)**
Beschreibung: Eine führende britische Organisation, die Informationen, Unterstützungsgruppen und Veranstaltungen für Menschen mit Lungenerkrankungen, einschließlich COPD, anbietet.
www.blf.org.uk

**European Lung Foundation (ELF)**
Die ELF bietet Ressourcen und Unterstützung für Menschen mit Lungenerkrankungen in Europa und kooperiert mit verschiedenen nationalen Organisationen.
www.europeanlung.org

**Lokale Luftqualitätsapps:**

**Plume Labs Air Quality App**
Bietet Echtzeit-Straßen-Luftqualitätskarten, detaillierte Infos zu PM2.5/$NO_2$/Ozon, sowie 72-Stunden-Prognosen (ähnlich einer Wetter-App).

**App »Luftqualität« (UBA) – Offizielle App des Umweltbundesamtes**
unter: www.umweltbundesamt.de

Kostenlos, werbefrei, mit stündlich aktualisierten Messwerten von >400 Stationen in Deutschland (z. B. Feinstaub PM10/PM2,5, $NO_2$, Ozon). Zeigt einen Luftqualitätsindex (LQI) sowie Verhaltenstipps und Warnungen bei schlechter Luft.

Den **CAT-Fragebogen**, der dabei hilft, die Gesamtbelastung durch COPD zu messen, finden Sie online unter
www.catestonline.org/patient-site-test-page-german-germany.html

**Der Weg zur fachärztlichen Versorgung**

Bei zunehmenden Beschwerden oder zur spezialisierten Abklärung:

Zunächst Kontaktaufnahme mit Ihrer Hausärztin/Ihrem Hausarzt. Möglichkeit eines sogenannten Hausarztvermittlungsfalls. Alternativ Terminvermittlung über die bundesweite Servicenummer 116 117 mit Überweisungscode.

Hinweis: Bei Terminvermittlung über 116 117 kann die Praxis weiter entfernt liegen und es handelt sich nicht immer um eine dauerhafte pneumologische Betreuung.

**Bildquellen**

S. 8, 74, 120 © Pixora/stock.adobe.com – edited by Thieme; S. 16, 28 Dr. med. Benjamin Löh; S. 22 Aus: Battegay E, Hrsg. Differenzialdiagnose Innerer Krankheiten. 21. Auflage. Thieme; 2017; S. 40 © zhennyzhenny/stock.adobe.com; S. 62 © sokko_natalia/stock.adobe.com; S. 66 © Christoph Walter/stock.adobe.com; S. 69 © freebird7977/stock.adobe.com; S. 79 © brice/stock.adobe.com; S. 4, 88 © ryszard filipowicz/stock.adobe.com; S. 89 © pkazmierczak/stock.adobe.com; S. 91 © Aleh Varanishcha/stock.adobe.com; S. 92 © Richard Semik/stock.adobe.com; S. 99 © K. Oborny/Thieme; S. 101 © Jacek Chabraszewski/stock.adobe.com; S. 128/129/132 Avocado: © bergamont/stock.adobe.com, Nussmus: ©Pixel-Shot/stock.adobe.com, Linsen: ©osoznaniejizni/stock.adobe.com, Lachs, Kurkuma, Leinsamen: © S. Bütow/Thieme, Tee: © akaomayo/stock.adobe.com, Erdbeeren: © ALF photo/stock.adobe.com, Apfel: ©K.Oborny/Thieme, Gurke: © dimakp/stock.adobe.com, Quinoa: © Drevojan/ stock.adobe.com, Bananen: © TeamDaf/stock.adobe.com; S. 130/131 Mangold: © Anna Sedneva/stock.adobe.com, edited by Thieme, Lachs: ©PhotoSG/stock.adobe.com, Walnüsse: © Tim UR/stock.adobe.com, Grapefruit: © supamas/stock.adobe.com, edited by Thieme, Himbeeren: © maria_bk/stock.adobe.com;S. 137, 141 © N. Buroh/Thieme; S. 143 © A.Rogge & J.Jankovic/Thieme

Buchklappen:
Avocado: © bergamont/stock.adobe.com, Walnüsse: © Tim UR/stock.adobe.com, Grapefruit: © supamas/stock.adobe.com, Ingwer: © natthapol/stock.adobe.com, Äpfel: © Natalja Stotika/stock.adobe.com, Bananen: © TeamDaf/stock.adobe.com, Karotten: © angorius/stock.adobe.com

**Bibliografische Information der Deutschen Nationalbibliothek:**
Die Deutsche Nationalbibliothek verzeichnet diese Publikation in der Deutschen Nationalbibliografie; detaillierte bibliografische Daten sind im Internet über dnb.d-nb.de abrufbar.

Programmplanung: Katja Liese
Projektmanagement: Sabine Alvarado
Redaktion: Annette Barth
Bildredaktion: Kirsten Oborny
Covergestaltung: © Thieme
Layout: CYCLUS · Visuelle Kommunikation, Stuttgart

**Bildnachweis:**
Covermotiv und Bild S. 3: Lunge: © Arcady/stock.adobe.com

Autorenfoto: © privat
Inhalt: Bildquellenverzeichnis auf S. 178
Zeichnungen: Christine Lackner, Ittlingen; Susi Schaaf, Bellheim; Martina Bürger, Münster; Andrea Schnitzler, Innsbruck

1. Auflage 2027

TRIAS Verlag in Georg Thieme Verlag KG
Oswald-Hesse-Straße 50, 70469 Stuttgart

Satz und Repro: Medienservice Frauchiger, Kumhausen
Druck: AZ Druck und Datentechnik GmbH, Kempten

Gedruckt auf chlorfrei gebleichtem Papier
Printed in Germany

ISBN 978-3-432-11921-2
eISBN (ePub) 978-3-432-11922-9

1 2 3 4 5 6

MIX
Papier | Fördert gute Waldnutzung
FSC® C008457



**Tarnnamen:** Wo datenschutzrechtlich erforderlich, wurden die Namen und weitere Daten von Personen redaktionell verändert (Tarnnamen). Dies ist grundsätzlich der Fall bei Patient*innen, ihren Angehörigen und Freund*innen, z. T. auch bei weiteren Personen, die z. B. in die Behandlung von Patient*innen eingebunden sind.

**Sprachgebrauch:** Thieme Publikationen streben nach einer fachlich korrekten und unmissverständlichen Sprache. Dabei lehnt Thieme jeden Sprachgebrauch ab, der Menschen beleidigt oder diskriminiert, beispielsweise aufgrund einer Herkunft, Behinderung oder eines Geschlechts. Thieme wendet sich zudem gleichermaßen an Menschen jeder Geschlechtsidentität. Die Thieme Rechtschreibkonvention nennt Autor*innen mittlerweile konkrete Beispiele, wie sie alle Lesenden gleichberechtigt ansprechen können. Die Ansprache aller Menschen ist ausdrücklich auch dort intendiert, wo im Text (etwa aus Gründen der Leseleichtigkeit, des Text-Umfangs oder des situativen Stil-Empfindens) z. B. nur ein generisches Maskulinum verwendet wird.

**Zusammenhang abgebildeter Personen mit Krankheit:** Die abgebildeten Personen haben in keiner Weise etwas mit der Krankheit zu tun.